「考える」外傷整形外科！

土田 芳彦
札幌東徳洲会病院
整形外科外傷センター

医学書院

● 著者略歴

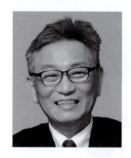

土田芳彦(つちだ・よしひこ)
札幌東徳洲会病院整形外科外傷センター

1988(昭和63)年に北海道大学を卒業．その後，札幌医科大学整形外科に入局し，マイクロサージャリーと出会う．医師10年目から同大救急部で四肢外傷治療を担当，マイクロサージャリーを駆使した重度四肢外傷治療に従事した．
救急部勤務から10年が経過し，外傷治療体制に対する問題認識が外傷整形外科専門施設の構築につながり，既存の教育手法に対する問題認識から数多くのwebセミナーを開催するに至っている．

「考える」外傷整形外科！
発　行　2025年5月1日　第1版第1刷©
著　者　土田芳彦
発行者　株式会社　医学書院
　　　　代表取締役　金原　俊
　　　　〒113-8719　東京都文京区本郷1-28-23
　　　　電話　03-3817-5600(社内案内)
印刷・製本　三報社印刷

本書の複製権・翻訳権・上映権・譲渡権・貸与権・公衆送信権(送信可能化権を含む)は株式会社医学書院が保有します．

ISBN978-4-260-06024-0

本書を無断で複製する行為(複写，スキャン，デジタルデータ化など)は，「私的使用のための複製」など著作権法上の限られた例外を除き禁じられています．大学，病院，診療所，企業などにおいて，業務上使用する目的(診療，研究活動を含む)で上記の行為を行うことは，その使用範囲が内部的であっても，私的使用には該当せず，違法です．また私的使用に該当する場合であっても，代行業者等の第三者に依頼して上記の行為を行うことは違法となります．

JCOPY〈出版者著作権管理機構　委託出版物〉
本書の無断複製は著作権法上での例外を除き禁じられています．複製される場合は，そのつど事前に，出版者著作権管理機構(電話 03-5244-5088，FAX 03-5244-5089，info@jcopy.or.jp)の許諾を得てください．

序

「外傷整形外科」の諸問題を熟考し議論しよう！

　筆者が大学病院の救急部で外傷整形外科治療に本格的に取り組むようになったのは，医師になって10年目の頃でした．その頃は症例に遭遇するたびに論文やテキストで付け焼き刃的に学習して治療にあたっていました．それから数年が経過し，はじめて「AO Traumaコース」を受講したのですが，外傷整形外科治療の理論や原則を系統的に学ぶことで診断と治療の深みが増すことを実感しました．

　その後，いまだ不十分であった外傷整形外科治療の場を構築するために，大学病院から民間病院に場所を移して「整形外科外傷センター」を立ち上げました．そこでの治療経験は，まさに「外傷整形外科」の諸問題を熟考する毎日でした．連日開催した症例検討会に，筆者は多くの時間を費やし，他の医師とたくさんの意見を交換しました．そこでの議論を通じて，知識や理論は理解するだけではなく，いかに実症例に適用させるかが重要なのだと感じました．

　さらに，インターネットを活用した情報交換が盛んになってからは，他施設の医師と議論する機会が増え，しかも会話でのやり取りに加えて文章でも議論するようになりました．この数年間で蓄積された文章は膨大な量になり，それが本書の「土台」となりました．

「議論する外傷整形外科」の羅針盤をつくる

　筆者は，外傷整形外科の治療は個別性が高く，オーダーメイドのアプローチが必要だと考えており，それゆえテキストや論文を実際の状況に合わせて「再考」することが求められると思っています．そのためには「熟考して議論する」ことが外傷整形外科において必須であり，治療に携わる医師はこのことを認識しなければなりません．

　しかし，考える機会はあってもきちんとした「議論の機会」はあまりにも少ないのが現実です．学会のシンポジウムや各種外傷コースに参加しても，そこで深い議論が行われることはほとんどありません．しかも，日本人の「性分」とでも言うべきでしょうか，われわれは突っ込んだ議論を避けがちであり，表面的な質疑応答にとどまることが非常に多いのです．

　このような現状は変えなければなりません．そのため筆者は，これまで積極的に議論の場を設定して，その中で深い洞察が得られるように努めてきました．しかし，残念ながら「議論の重要性」は十分には伝わっていません．これは危険なことです．

　これから外傷整形外科の専門医や指導医になっていく医師は，「外傷整形外科治療」に潜む多くのテーマを熟考し，その本質に迫るために，自ら議論の場を構築していかなければなりません．

　本書は，「議論する外傷整形外科」の羅針盤とすべく執筆しました．本書をもとに，まずは議論を始めたいと思います．その議論の積み重ねが本書の内容を質・量ともに高め，治療の真実を生み出すと考えます．

誰もが頭の中で抱える疑問や矛盾について本当の意味で語り合うことこそが治療の進歩をもたらすのです．

　最後になりますが，本書の発刊にあたり，症例資料をまとめていただいた西沢　剛先生（湘南鎌倉総合病院），そしていつも助けていただいた医学書院の石井美香氏に深く感謝申し上げます．

　2025年，春の札幌にて

土田芳彦

目次

1章 四肢外傷治療の基本的事項

1. インプラントのバイオメカニクス ... 2
2. 骨折のバイオメカニクス ... 4
3. 骨折整復の諸問題 ... 5
4. 骨折の保存治療 ... 6
5. 骨癒合と偽関節 ... 8
6. 骨折分類 ... 10
7. 骨折内固定の考え方 ... 12
8. ロッキングプレート固定 ... 12
9. 最小侵襲プレート固定 ... 15
10. 開放骨折 ... 16
11. 創外固定 ... 17
12. コンパートメント症候群 ... 18
    - Column 手術治療は車の運転とは訳が違う ... 19

2章 肩–上腕の外傷

1. 鎖骨骨幹部骨折 ... 22
2. 鎖骨遠位部骨折 ... 32
   - ちょっと深掘り Non-bridging plate固定の限界はどこにあるのか？フックプレートの適応は？ ... 38
   - ちょっと深掘り 烏口鎖骨靱帯の再建方法の選択は？ ... 38
   - ちょっと深掘り 術後の肩鎖関節脱臼を防ぐためには？ ... 38
   - Column コースやセミナーなるものをどのように開催するのか？ ... 39
3. 鎖骨内側部骨折 ... 40
4. 肩鎖関節脱臼 ... 44
5. 肩甲骨体部骨折 ... 50
   - ちょっと深掘り 手術か保存かの考え方 ... 53
6. 肩甲骨関節窩骨折 ... 54
7. 肩甲骨烏口突起骨折 ... 59
   - ちょっと深掘り 烏口突起基部骨折の手術適応とその方法は？ ... 63

8 上腕骨近位部骨折 … 64
- ちょっと深掘り 肩関節後方脱臼骨折の治療方法は？ … 79

9 上腕骨骨幹部骨折 … 81
- ちょっと深掘り 上腕骨骨幹部骨折 AO分類 Type 12Bにおける外側第3骨片をどう取り扱うか？ … 91
- ちょっと深掘り 上腕骨骨幹部骨折に対する functional brace 固定はなくなったのか … 91
- Column 手術治療は，実はマイナスの作業である … 91

10 上腕骨遠位部骨折 … 92
- ちょっと深掘り 高齢者の上腕骨通顆骨折に対するダブルプレート固定 … 101
- ちょっと深掘り Dubberley分類 Type 3Bに対する拡大Kocherアプローチとolecranon osteotomyアプローチの選択はどのようにして考えるか？ … 102
- Column 深い経験がなければ論文の内容を正しく理解できない … 102

3章 肘-前腕の外傷

11 尺骨肘頭骨折 … 104
- ちょっと深掘り 高齢者の転位型肘頭骨折に対する保存治療か手術かの考え方 … 113
- ちょっと深掘り 肘頭骨折に対する salvage 手術 … 113

12 肘関節脱臼後不安定症 … 114
- ちょっと深掘り 不安定肘関節における MRI の位置づけ … 119
- Column 大学や公的病院に関わる人間に求められるもの … 119

13 肘関節脱臼骨折 … 120
- ちょっと深掘り 肘頭脱臼骨折における亜分類の必要性 … 131
- ちょっと深掘り 尺骨鉤状突起骨折（AMF骨片）に対するアプローチ方法はFCU splitか，over-the-topか？ … 132

14 橈骨頭骨折 … 133

15 前腕骨骨幹部骨折 … 139
- ちょっと深掘り 成人Monteggia骨折における輪状靱帯の損傷形態は「関節包の断裂」なのか，「靱帯の断裂」なのか？ … 147
- ちょっと深掘り Essex-Lopresti骨折の治療戦略 … 147
- ちょっと深掘り 急性期 DRUJ 不安定性に対する治療 … 147

4章 手関節・手の外傷

16 橈骨遠位端骨折 … 150
- ちょっと深掘り 予想以上に結果のよいspanningプレート固定 … 165
- ちょっと深掘り 掌側転位型橈骨遠位端骨折の固定には
遠位設置型プレートで必要十分か？　その被覆率は？ … 166
- ちょっと深掘り Volar tiltの過整復は必要か？ … 166
- ちょっと深掘り 橈骨遠位端骨折に合併する尺骨遠位端骨折は手術か，保存か？ … 166
- ちょっと深掘り 尺骨遠位部骨折の固定方法は，プレート固定か，髄内固定か？ … 166
- Column 予習と復習の大切さ … 167

17 遠位橈尺関節脱臼 … 168
- Column 質問力 … 171

18 舟状骨骨折 … 172

19 中手骨骨折 … 176

20 手指骨骨折 … 181

5章 骨盤の外傷

21 骨盤輪損傷の急性期マネジメント … 188
- Column 学ぶこととその対策は真剣でなくてはならない … 192

22 青壮年骨盤骨折 … 193

23 高齢者脆弱性骨盤骨折 … 197

6章 股関節‐大腿の外傷

24 寛骨臼骨折（前方系） … 206
- ちょっと深掘り 高齢者の寛骨臼脆弱性骨折の治療をどう考える？ … 212
- ちょっと深掘り 高齢者の寛骨臼脆弱性骨折におけるacute THAの方法は？ … 213

25 寛骨臼骨折（後方系） … 214
- Column 討論訓練の機会を増やす！ … 219

26 大腿骨骨頭骨折 … 220
- ちょっと深掘り 骨頭骨折の治療，骨切除と骨接合，そしてそのアプローチ … 227
- Column 外傷整形外科教育におけるコネクティビズム … 227

27 青壮年大腿骨頚部骨折		228
ちょっと深掘り 若年者大腿骨頚部骨折　手術時期は緊急か，準緊急か？		233
ちょっと深掘り 整復法は観血的か，閉鎖的か？		233
ちょっと深掘り 観血的整復のアプローチは Smith-Petersen か，Watson-Jones か？		233
28 高齢者大腿骨頚部骨折		234
29 大腿骨転子部骨折		240
30 大腿骨転子下骨折		247
Column シンポジウム（討論）は小出しに，頻回に行うべき		250
31 非定型大腿骨骨折		251
ちょっと深掘り 非定型大腿骨転子下骨折の整復許容範囲とは？		256
ちょっと深掘り 初回手術から骨移植，additional plate は必要？　有効？		256
32 大腿骨骨幹部骨折		257
33 インプラント周囲骨折（THA）		263

7章 膝関節-下腿の外傷

34 インプラント周囲骨折（TKA）		270
35 大腿骨遠位部骨折		275
ちょっと深掘り 短断端骨折症例に対する逆行性髄内釘		283
ちょっと深掘り 短断端粉砕骨折症例に対して髄内釘プレートとダブルプレートのどちらを選択？		283
36 膝蓋骨骨折		284
Column 討論なくして何の意味があるのか？		292
37 脛骨近位部骨折		293
ちょっと深掘り 脛骨プラトー骨折の治療目標は，解剖学的整復か，関節安定性か？		303
38 脛骨骨幹部骨折		304
39 脛骨遠位部骨折		310
ちょっと深掘り アプローチに対する考察，「前方系＋(後)内側」か，「前方系＋後外側」か？		323
ちょっと深掘り 前方系アプローチは anteromedial か，direct lateral か，Kesagake か？		323

ちょっと深掘り	転位している後外側骨片の最適な整復・固定法は？ その場合のアプローチは？	325
ちょっと深掘り	脛骨遠位部骨折における髄内釘固定， 遠位スクリューは3本必要か，2本で十分か？	325
ちょっと深掘り	遠位スクリューが2本以下の場合， 補助プレート固定は有用な方法か？	325

8章 足の外傷

40	足関節骨折	328
ちょっと深掘り	足関節後果骨折の手術適応は？ Syndesmosis安定化に有効か？	340
ちょっと深掘り	Haraguchi分類 Type 2の後内側骨片は固定すべき？	340
ちょっと深掘り	足関節骨折に伴うTillaux-Chaput骨折は固定する？	341
ちょっと深掘り	足関節 Type C骨折における腓骨骨折の固定方法は？	341
ちょっと深掘り	足関節骨折においてdeltoid ligamentを修復すべき症例とは？	342
41	踵骨骨折	343
ちょっと深掘り	踵骨骨折はどのようなときにプレート固定を選択するべき？	355
Column	AIとシンポジウムをしたい	355
42	距骨骨折	356
ちょっと深掘り	距骨頚部骨折に対する固定法はスクリュー固定か， プレート固定か？	362
ちょっと深掘り	スクリュー固定の際の方向，アプローチは？ APか，PAか，3皮切か？	362
43	Lisfranc関節損傷	363
ちょっと深掘り	Lisfranc脱臼骨折とLisfranc靱帯損傷の相違， そしてその固定法は？	369
Column	失われたままの数十年	370
44	中足骨骨折	371

9章 病的な外傷

45	病的骨折	378
Column	「まだわかっていない」というのは世の中ではなく，あなたです	383

10章 小児の外傷

- **46** 小児鎖骨骨幹部骨折　386
- **47** 小児上腕骨近位部骨折　389
  - Column 独り立ちする気概　391
- **48** 小児上腕骨骨幹部骨折　392
- **49** 小児上腕骨顆上骨折　393
- **50** 小児上腕骨外顆骨折　399
  - Column 系統的に学ぶ意義　402
- **51** 小児上腕骨内上顆骨折　403
- **52** 小児前腕骨骨幹部骨折　406
  - ちょっと深掘り 思春期の前腕骨骨幹部骨折に対するTEN　409
- **53** 小児橈骨遠位部骨折　410
  - ちょっと深掘り 小児橈骨遠位骨幹部骨折における外固定の適応症例と限界　416
  - ちょっと深掘り 鋼線固定の適応症例と限界，プレートで固定すべき症例とは？　416
- **54** 小児大腿骨近位部骨折　418
- **55** 小児大腿骨骨幹部骨折　421
- **56** 小児大腿骨遠位部骨折　426
- **57** 小児脛骨骨幹部骨折　430
  - Column 之を知る者は之を好む者に如かず，
    之を好む者は之を楽しむ者に如かず　432
- **58** 小児足関節周囲骨折　433

索引　439

読者アンケート

本書をお買い求めいただき，誠にありがとうございます．
今後の本づくりの参考といたしたく，アンケートへのご協力をお願いいたします．
本書のご意見・ご感想などをお聞かせください．
（ご回答いただいた方のなかから，抽選で図書カードをプレゼントいたします．なお，
当選者の発表は商品の発送をもってかえさせていただきます）

質問一覧

1章　四肢外傷治療の基本的事項

Q1　「金属の種類」によるインプラントの力学的強度は？　2

Q2　インプラントの厚さや太さによる力学的強度の違いは？　2

Q3　プレートの長さやスクリューを挿入する位置による固定性の違いは？　3

Q4　受傷外力の強さと骨折形態の関係は？　4

Q5　救急処置室において四肢骨折を整復すべきか，それともそのままシーネなどの外固定でよいのか？　5

Q6　骨折を整復する場合の除痛方法は？　5

Q7　骨折整復の大まかな方法とは？　5

Q8　骨折整復後の神経麻痺への対応は？　5

Q9　骨折に対する保存治療の適応と条件とは？　6

Q10　橈骨遠位端骨折における整復固定方法は？ Cotton Loder 肢位は禁忌か？　6

Q11　骨折に対する外固定の範囲は？　7

Q12　キャストとシーネの使い分けは？　8

Q13　骨癒合はどのように起こるのか？　8

Q14　偽関節になるのは大きく何が影響しているのか？　9

Q15　骨折を分類する意義とは？　10

Q16　どのような分類を行うべきか？　10

Q17　同一骨で複数の部位で骨折している場合（たとえば大腿骨転子部骨折と骨幹部骨折，あるいは上腕骨近位部骨折と骨幹部骨折など）は，どのように分類で表現するのか？　11

Q18　骨接合術の種類と大まかな特徴は？　12

Q19　スクリューやプレート固定の名称は？　12

Q20　ロッキングプレートの特徴は？　12

Q21　すべてロッキングスクリューで固定すると，骨折部骨片同士の微妙な動き（micromotion）が起こらずに，かえって化骨形成（二次性骨癒合）が生じにくいということはないのか？　13

Q22　ロッキングプレート固定を行う場合のポイントは？　14

Q23　最小侵襲プレート固定（MIPO）を施行する目的とポイントとは？　15

Q24　最小侵襲プレート固定の整復はどのように行うのか？　16

Q25　開放骨折とはどのような骨折か？　16

Q26　Gustilo 分類 Type Ⅲ の重症開放骨折ですぐには転送できない場合，また，持続陰圧吸引療法（NPWT）装置も常備していない場合の対応は？　17

Q27　抗菌薬投与の方法は？　17

Q28　初期治療における創外固定の留意点は？　17

Q29　診断の仕方は？　18

Q30　筋膜切開の方法は？　18

2章　肩－上腕の外傷

Q1　鎖骨骨幹部骨折の分類は何が適切か？　24

Q2　鎖骨骨幹部骨折に対して保存治療と手術治療はどのように選択するか？　24

Q3　鎖骨骨幹部骨折に対する手術治療にはどのような選択肢があるか？　24

Q4　髄内スクリュー固定の適応は？　25

Q5　プレート固定の適応は？　25

Q6　プレート固定を設置する場所は前方か上方か？　26

Q7　鎖骨骨折偽関節の対応は？　26

Q8　鎖骨遠位端骨折の分類は何が適当か？　33

Q9　鎖骨遠位部骨折における手術適応は？　34

Q10　手術治療の方法は？　34

Q11　鎖骨内側部骨折の分類は何が適当か？　41

Q12　鎖骨内側部骨折の手術適応は？　41

Q13　鎖骨内側部骨折の手術方法は？　41

Q14　肩鎖関節の不安定性の評価方法は？　45

Q15　肩鎖関節脱臼の適切な分類法は？　46

Q16　肩鎖関節脱臼の手術適応は？　47

Q17　肩鎖関節脱臼の手術方法は？　47

Q18　烏口鎖骨靱帯を再建する適応とその方法は？　47

Q19　肩甲骨体部骨折の手術適応は？　51

Q20	肩甲骨体部骨折に対する手術アプローチの推奨は？ 52
Q21	肩甲骨関節窩骨折で汎用される分類は？ 55
Q22	肩甲骨関節窩骨折の手術適応は？ 55
Q23	関節窩骨折の手術方法は？ 55
Q24	烏口突起骨折の分類は？ 60
Q25	手術適応と方法は？ 60
Q26	SSSCの破綻とは，どのような病態か？ 61
Q27	保存治療の適応と方法は？ 66
Q28	骨折の形態から上腕骨頭の血行と壊死をどのように推測できるか？ 66
Q29	手術治療におけるプレートと髄内釘の使い分けは？ 67
Q30	人工物置換の適応は？ 67
Q31	認知症患者への対応で注意すべきことは？ 67
Q32	大結節骨折の手術適応は？ 69
Q33	大結節骨折の手術方法は？ 69
Q34	年齢（骨粗鬆度）による対応の違いは？ 69
Q35	上腕骨骨幹部骨折における保存治療の適応は？ 81
Q36	プレート固定と髄内釘固定の選択は？ 82
Q37	受傷時に橈骨神経麻痺を生じている場合の対処法は？ 82
Q38	術後に橈骨神経麻痺が生じた場合の対処法は？ 82
Q39	上腕骨遠位骨幹らせん骨折に対する治療法は？ 83
Q40	上腕骨遠位部が比較的短い骨折に対する内固定は最小侵襲プレート固定（MIPO）あるいは髄内釘固定か？ 83
Q41	後方からのプレート固定時の展開法は？ 84
Q42	高齢者の上腕骨遠位通顆骨折に対する治療法選択は？ 92
Q43	人工肘関節置換術（TEA）の適応は？ 94
Q44	尺骨神経の剥離処置は？ 94
Q45	プレートの設置位置は直交？ それとも平行？ 95
Q46	展開法の選択はどうすればよい？ 96

3章　肘－前腕の外傷

Q1	肘頭骨折の分類は何が適当か？ 106
Q2	保存治療の適応は？ 107
Q3	手術体位は仰臥位？ それとも側臥位？ 107
Q4	骨接合方法はTBW固定とプレート固定のどちらを選択？ 107
Q5	TBWにおける鋼線挿入は髄内？ それとも対側骨皮質貫通？「岩部法」の効果は？ 108
Q6	靱帯修復の判断は？ 116
Q7	外傷性肘関節脱臼骨折の病態は？ 治療上の特徴は何か？ 125
Q8	保存治療の適応は？ 135
Q9	手術アプローチの選択は？ 135
Q10	手術方法の選択は？ 136
Q11	開放性前腕骨折における初期治療は？ 139
Q12	コンパートメント症候群に対する筋膜切開の方法は？ 140
Q13	骨接合における適切なアプローチは？ 140
Q14	プレートの設置位置は？ 141
Q15	整復のコツは？ 141
Q16	髄内釘の適応は？ 141
Q17	Galeazzi骨折やMonteggia骨折を見逃さないための注意点は？ 143
Q18	遠位橈尺関節（DRUJ）における不安定性の評価方法は？ 143
Q19	DRUJが不安定だった場合の治療方法は？ 144

4章　手関節・手の外傷

Q1	高齢者の橈骨遠位端骨折治療はどう考える？ 150
Q2	若年者の橈骨遠位端骨折治療はどう考える？ 151
Q3	保存治療の適応は？ 151
Q4	鋼線固定，特にKapandji法の適応は？ 151
Q5	掌側ロッキングプレート固定の適応は？ 152
Q6	尺骨の内固定の適応は？ 152
Q7	初期治療で創外固定を施行する適応は？ 153

Q8	Volar lunate facet（VLF）骨片の固定方法は？ 153
Q9	遠位橈尺関節脱臼が整復された場合，されなかった場合の対処は？ 168
Q10	舟状骨骨折の治療方針は？ 172
Q11	第5中手骨頚部骨折の手術治療の適応は？ 176
Q12	Foucher法（髄内鋼線固定）が困難な事例は？ その場合の代替手術は？ 177
Q13	術後の外固定の方法は？ 177
Q14	マレット骨折の標準的治療は？ 181
Q15	基節骨骨折の標準的治療は？ 182
Q16	PIP関節背側脱臼骨折に対する固定方法の選択は？ 183
Q17	後療法のポイントは？ 184

5章　骨盤の外傷

Q1	骨盤輪骨折における高齢者と青壮年の相違は？ 189
Q2	急性期の骨盤輪安定化としての創外固定とC-clampの適応は？ 189
Q3	TAEの適応は？ 191
Q4	ガーゼパッキングの適応は？ 191
Q5	青壮年骨盤骨折の保存治療か，手術的固定かの適応判断は？ 195
Q6	APC型骨折における初期判断としてのEUAのあり方は？ 195
Q7	LC型骨折における初期判断としてのEUAのあり方は？ 195
Q8	FFPにおける適切な分類は？ 200
Q9	FFPの保存治療か手術かの決定は受傷何日目までに行うべきか？ 201
Q10	恥骨スクリューが挿入できない場合の前方固定法は？ 201
Q11	Screw backoutの予防対策は？ 201

6章　股関節−大腿の外傷

Q1	両柱骨折あるいは前柱＋後半横骨折に対するアプローチは？ 208
Q2	整復固定の具体的方法は？ 208
Q3	後方アプローチの体位や方法は？ 216
Q4	後壁骨折の固定方法は？ 217
Q5	股関節脱臼の整復の方法は？ 221
Q6	骨接合までの待機期間における直達牽引は必要？ 222
Q7	後壁骨片に対する治療方針は？ 222
Q8	骨頭骨片に対する治療方針は？ 222
Q9	青壮年非転位型骨折の手術待機期間はベッド上安静指示のみでよいか？ 229
Q10	青壮年転位型頚部骨折に対して緊急手術は必要か？ 229
Q11	非転位型骨折の整復操作はどこまで施行するべきか？ 230
Q12	転位型骨折の整復方法は観血的か？ 230
Q13	手術インプラントの選択は何が適切か？ 230
Q14	術後の全荷重はいつから可能か？ 230
Q15	術後フォローは何年間行うべきか？ またMRI評価は必要か？ 231
Q16	骨接合術が許容される非転位型とはどのような症例か？ 235
Q17	骨接合術を施行し経過中に短縮（telescoping）してきた場合にどのように対応すべきか？ 235
Q18	青壮年・高齢境界年齢における転位型骨折に対する対応は？ 236
Q19	もしも転位型骨折に対して骨接合術を選択した場合にどのような整復法を施行すべきか？ 236
Q20	もしも転位型骨折に対して骨接合術を選択した場合にどのような後療法を施行すべきか？ 237
Q21	転子部骨折治療において適切な分類法は？ 241
Q22	整復方法は？ 242
Q23	小転子の整復は必要か？ 242
Q24	遠位部まで骨折が及んでいる場合や髄腔が広い場合の対応は？ 242
Q25	頚基部骨折は骨接合か，BHAか？ 243
Q26	大腿骨転子下骨折の治療で注意する点は？ 247
Q27	解剖学的整復を得るための手法は？ 248
Q28	エントリーポイントは？ 249

- Q29 側臥位の適応は？ 249
- Q30 非定型大腿骨骨折の診断基準は？ 253
- Q31 王分類とは？ 253
- Q32 どのようなインプラントを選択するべきか？ 254
- Q33 手術で留意すべきことは？ 254
- Q34 術後の骨粗鬆症治療は？ 254
- Q35 大腿骨骨幹部骨折における逆行性髄内釘の適応は？ 259
- Q36 大腿骨遠位骨幹部骨折治療の注意点は？ 259
- Q37 順行性髄内釘施行の際，近位スクリュー挿入方向は reconstruction mode？ それとも static mode？ 259
- Q38 第3骨片整復の必要性は？ 骨片のサイズや転位の程度で必要性が変わる？ 260
- Q39 リーミング施行に際しての注意点は？ 260
- Q40 股関節インプラント周囲骨折の分類について，何を用いるのが適当か？ 264
- Q41 ゆるみの判断はどのように判断すればよいのか？ 266
- Q42 骨接合方法のポイントは？ 266

7章　膝関節－下腿の外傷

- Q1 TKA周囲骨折の適切な分類は？ 272
- Q2 ゆるみの判断は？ 272
- Q3 固定方法の選択は？ 273
- Q4 大腿骨遠位部骨折におけるプレートと髄内釘の使い分けは？ 277
- Q5 大腿骨遠位端骨折に対するダブルプレート固定の適応は？ 277
- Q6 二期的にダブルプレート固定を考慮することはあるか？ 278
- Q7 関節面整復に適当なアプローチは？ 278
- Q8 膝蓋骨横骨折に対するTBW固定のコツは？ 287
- Q9 粉砕骨折の固定方法は？ 288
- Q10 インプラント選択によって後療法は異なるか？ 288
- Q11 下極骨折に対するTBWと周辺締結法の信頼度は？ 確実な方法は？ 288
- Q12 脛骨プラトー骨折の分類法は？ 295
- Q13 外側プラトー骨折に対するアプローチと整復方法は？ 295
- Q14 外側プラトー骨折に対するインプラント選択は？ 295
- Q15 両側プラトー骨折に対するアプローチと整復方法は？ 296
- Q16 両側プラトー骨折に対するインプラント選択は？ 296
- Q17 脛骨骨幹部骨折に対する治療法選択の考え方は？ 305
- Q18 髄内釘を施行する場合のアプローチの選択は supra-patellar？ それとも lateral parapatellar？ 306
- Q19 脛骨骨幹部骨折に伴う後果骨折の診断と治療は？ 306
- Q20 横止めスクリューの本数や挿入方向は？ 306
- Q21 骨折部のギャップはどのように修正する？ 307
- Q22 脛骨遠位骨幹部骨折に対する髄内釘の適応は？ 307
- Q23 脛骨骨幹部骨折における「腓骨内固定」の適応は？ 307
- Q24 Pilon骨折の損傷形態は？ 311
- Q25 初期治療で施行するべきことは？ 311
- Q26 Rüediが提唱した標準的治療戦略とは？ 311
- Q27 アプローチ選択における注意点は？ 312
- Q28 プレート設置の選択は？ 312
- Q29 外反型に対するアプローチ選択の注意点は？ 313
- Q30 Type A 戦略と B 戦略の使い分けは？ 314
- Q31 後外側骨片へのアプローチと整復方法についての考え方は？ 314

8章　足の外傷

- Q1 足関節骨折の分類には何を用いるべき？ 330
- Q2 受傷時の初期治療としては何をすべき？ 330
- Q3 AO分類 Type Bにおける腓骨の固定方法は？ 331
- Q4 AO分類 Type Cにおける腓骨の固定方法は？ 331
- Q5 脛腓間固定の必要性についてどのように判断するとよい？ 331

Q6	後果骨折の固定の必要性は？ 332
Q7	高齢者の足関節骨折はどのように対処するとよい？ 332
Q8	後療法（荷重）はどう考えるべきか？ 333
Q9	受傷時における大本法の位置付けは？ 344
Q10	踵骨骨折の手術適応は？ 344
Q11	Tongue type 骨折の整復法と固定法は？ 345
Q12	Depression type 骨折の整復法と固定法は？ 345
Q13	載距突起スクリュー挿入のコツは？ 346
Q14	骨欠損部には人工骨を留置するべきか？ 346
Q15	スクリューの太さは何 mm が適切か？ 346
Q16	超高齢者の場合，手術適応は変わるか？ 346
Q17	距骨骨折の分類は？ 358
Q18	距骨骨折に特有の X 線画像は？ 359
Q19	緊急手術の必要性は？ 360
Q20	最終的な整復固定方法は？ 360
Q21	Lisfranc 関節損傷の分類は？ 365
Q22	低エネルギー Lisfranc 靱帯損傷の手術適応と方法は？ 366
Q23	高エネルギー Lisfranc 関節脱臼の手術は？ 366
Q24	第 2-4 中足骨骨折の固定法は？ 373
Q25	第 5 中足骨骨折の固定法は？ 374

9章　病的な外傷

Q1	治療方針のために参考にする所見・データ・スコアは？ 379
Q2	切迫骨折における手術の要否は？ そしてそのタイミングと内容は？ 380
Q3	骨折例における骨接合，人工骨頭，腫瘍人工関節の適応は？ 381
Q4	腫瘍整形外科へのコンサルトの要否やタイミングは？ 381

10章　小児の外傷

Q1	小児鎖骨骨幹部骨折の治療選択は？ 387
Q2	手術法の選択は？ 387

Q3	小児上腕骨近位端骨折の保存治療の許容範囲は？ 389
Q4	整復の方法は？ 390
Q5	手術的固定の方法は？ 390
Q6	小児上腕骨顆上骨折で汎用される分類は？ 395
Q7	修正 Gartland 分類 Type Ⅱ の治療は？ 395
Q8	修正 Gartland 分類 Type Ⅲ，Ⅳ における ER での救急処置は？ 395
Q9	神経血管損傷への対処方法は？ 395
Q10	手術の体位と整復方法は？ 396
Q11	鋼線の刺入方法は？ 396
Q12	小児上腕骨外顆骨折で汎用される分類は？ 400
Q13	手術適応は？ 400
Q14	手術アプローチは？ 401
Q15	TBW 固定の必要性は？ 401
Q16	小児上腕骨内上顆骨折の手術適応は？ 404
Q17	手術方法の選択は？ スクリュー固定か，TBW 固定か？ 404
Q18	小児前腕骨骨幹部骨折の手術適応は？ 406
Q19	手術方法の選択は？ 406
Q20	TEN における EPL 断裂を避ける注意点は？ 407
Q21	小児の橈骨遠位部骨折のレベルは，成人（高齢者）のレベルと異なるのか？ 411
Q22	鋼線固定のあり方は？ 411
Q23	術後外固定のあり方は？ 412
Q24	小児大腿骨近位部骨折の汎用される分類は？ 419
Q25	観血的整復は必要？ 419
Q26	血腫除去の効果は？ 419
Q27	固定材料の決定方法は？ 420
Q28	術後の免荷期間は？ 420
Q29	小児大腿骨骨幹部骨折の治療法はどう選択する？ 422
Q30	Elastic nail の種類について，TEN と Ender 釘の選択はどうする？ 423
Q31	Rigid nail の使用は？ 423

- **Q32** プレート固定の適応と方法は？　424
- **Q33** 後療法と follow-up は？　424
- **Q34** 成長軟骨板を損傷しない整復方法は？　427
- **Q35** Salter-Harris 分類 Type II 骨折に対する手術方法は？　427
- **Q36** Salter-Harris 分類 Type II 骨折における成長障害の合併は？　428
- **Q37** 小児脛骨骨幹部骨折の保存治療の適応は？　430
- **Q38** Elastic nail の選択について，Ender 釘か TEN か？　430
- **Q39** 獲得アライメントの許容範囲は？　431
- **Q40** Elastic nail 施行後の荷重時期および follow-up 期間は？　431
- **Q41** 小児足関節 Tillaux-Chaput 骨折の手術適応は？　433
- **Q42** 内固定の際の注意点は？　骨端線を貫いてよいか？　434
- **Q43** Triplane 骨折の分類は？　435
- **Q44** Triplane 骨折の治療方針は？　436
- **Q45** Triplane 骨折の固定方法は？　436
- **Q46** 術後管理について，キャスト固定の必要性，荷重開始は？　436
- **Q47** 抜釘時期および follow-up 期間は？　437

本書の付録Web動画について

本書で動画アイコンのついているものは動画をご覧いただけます．該当の動画アイコンのQRコードもしくは下記URLよりサイトにアクセスしてください．

- 動画はPC，タブレット端末，スマートフォン（iOS，Android）でご覧いただけます．
- 動画再生の際の通信料は読者の方のご負担となります．
- 動画は予告なしに変更・修正が行われること，また配信を停止することがございます．ご了承ください．
- 動画は書籍の付録のため，ユーザーサポートの対象外とさせていただいております．ご了承ください．
- 動画には音声のある場合がございますので，再生する際は周囲の環境にご注意ください．

●動画一覧

動画1 鎖骨内側部骨折に対するダブルプレート固定　43	動画12 Modified ilioinguinalアプローチ　211
動画2 Cadenat変法　48	動画13 Surgical hip dislocation　226
動画3 上腕骨近位部C type骨折に対するORIF　76	動画14 大腿骨骨幹部への内側アプローチ　267
動画4 MIUR法の実際　94	動画15 Froschアプローチ　302
動画5 肘内側側副靭帯の修復　118	動画16 Extended anteriomedial approach　319
動画6 橈骨遠位 掌背側プレート固定　161	動画17 脛骨遠位部骨折spanning髄内釘　322
動画7 手関節掌側靭帯修復　165	動画18 腓骨antiglideプレート固定　335
動画8 Wagner皮切による第1中手骨基部骨折　180	動画19 踵骨スクリュー固定　354
動画9 Bennett骨折のプレート固定　180	動画20 距骨体部骨折に対する内果骨切り　362
動画10 TITS　202	動画21 Lisfranc関節脱臼　367
動画11 寛骨臼骨折 Iliofemoralアプローチ　209	動画22 小児上腕骨骨折に対するTEN　392
	動画23 小児上腕骨外顆骨折に対するTB suture法　402

1章 四肢外傷治療の基本的事項

1 インプラントのバイオメカニクス

Q1 「金属の種類」によるインプラントの力学的強度は？

A ステンレスはチタンに比較して2倍の剛性をもつが，降伏度はチタンがステンレスの4倍である

　四肢骨折に用いられるインプラントの金属材料として，ステンレスとチタンが主として用いられますが，この2つの金属の力学的特性を理解しておくことが大切です．

　「剛性」は曲がりにくさであり，弾性率で表されますが，ステンレスの「剛性（弾性率）」はチタンの2倍です．ですから，一般的にステンレスのほうが強度は高いという言い方をします．

　そして「降伏度」ですが，これは耳慣れない言葉だと思います．元の状態への復元のしやすさを指しますが，チタンの「降伏度」はステンレスの4倍です．すなわち，ステンレスはチタンより強度は高いのですが，いったん曲がると元に戻りにくいということです．

　通常のプレートやネイルでは実感できない特性ですが，Elastic nailではその特性がよくわかります．

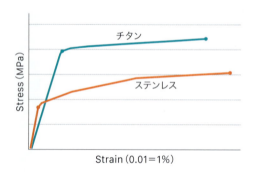

	弾性率(GPa)	降伏強度(MPa)	破断強度(MPa)
皮質骨	17	200	200
チタン	110	800	900
ステンレス	200	250	600

インプラントの剛性強度

Q2 インプラントの厚さや太さによる力学的強度の違いは？

A ピンやスクリューの曲げ強度は直径の4乗に比例する

　ピンやスクリューの曲げ強度は直径の4乗に比例します．すなわち4 mmピン（スクリュー）は3 mmピン（スクリュー）の3倍以上の強度を有するということです（$4^4/3^4=256/81=3.16$）．

　髄内釘の強度は直径や厚さでかなり異なります．厚さ2 mmで直径10 mmの髄内釘は直径8 mmの髄内釘より2倍の強度があります．

　プレートの強度は幅よりも厚さに強く影響を受けます．幅が2倍になっても強度は2倍にしかなりませんが，厚さが2倍になると強度は8倍になります．

● **K-wire, ピン**　曲げ剛性＝π×直径^4/64

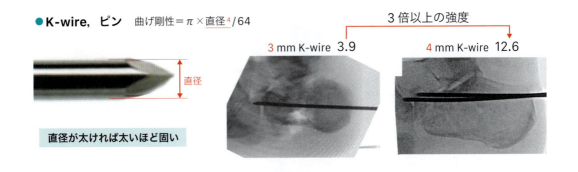

直径が太ければ太いほど固い

3倍以上の強度
3 mm K-wire　3.9　　4 mm K-wire　12.6

● **髄内釘**　曲げ剛性＝π×(外径^4－内径^4)/64

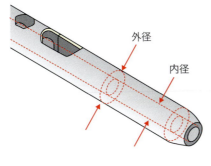
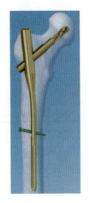

外径　8 mm, 厚み2 mm　137
外径　9 mm, 厚み2 mm　204　　2倍
外径 10 mm, 厚み2 mm　289

厚みが同じネイルなら、外径が大きいほうが強い

● **プレート**　曲げ剛性＝幅×厚み^3

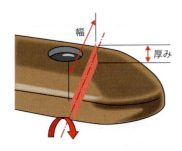
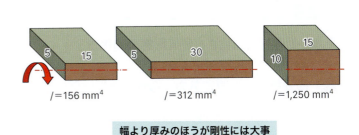

$I=156\ mm^4$　　$I=312\ mm^4$　　$I=1{,}250\ mm^4$

幅より厚みのほうが剛性には大事

Q3　プレートの長さやスクリューを挿入する位置による固定性の違いは？

A　長いプレートを使用し，各骨片のスクリュー間隔が広いほうが固定性がよい

　長いプレートを使用して，かつスクリュー挿入部位が各骨片において間隔を広く保つほうが固定力が強いというのは重要な知見です．すなわち「できるだけ長いプレートを使用したほうがよい」ということになるのですが，術野を開いて設置しなければならないプレート固定の場合はなかなか難しい問題でした．

　しかし，近年の最小侵襲プレート固定（MIPO）の技術がそれを解決しました．小さな術創でプレートを滑り込ませることで，必要十分に長いプレートで固定することが可能になりました．

● レバーアームという考え方

$1\,m \times 20\,N = 2\,m \times 10\,N$

短いレバーアームのほうが釣合いを取るために大きな力が必要

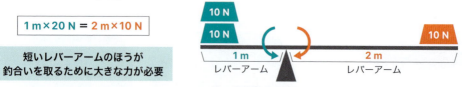

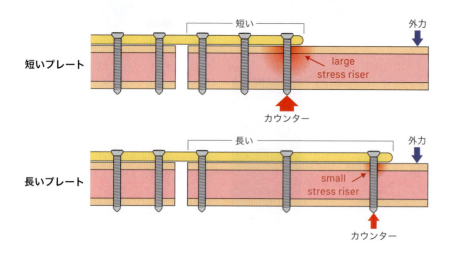

2 骨折のバイオメカニクス

Q4 受傷外力の強さと骨折形態の関係は？

A 横骨折は強い直達外力，らせん骨折は弱い介達ひねり外力で生じる

「高エネルギー損傷」と「低エネルギー損傷」で骨折形態には違いがあります．すなわち，X線画像で骨折の形を見ると，加わった外力がある程度わかるということです．粉砕骨折を見れば高エネルギー外傷であることは容易に想像がつきます．ただし，骨粗鬆が強く脆い骨では，低エネルギー損傷でもガラスのように粉々になる場合があります．

それでは，横骨折とらせん骨折の場合はどうでしょうか？ らせん骨折は低エネルギーの介達ひねり外力で生じることが多く，この骨折型を見れば，軟部損傷が少なく治癒しやすいと想像できるわけです．一方，横骨折は直達外力で生じることが多く，軟部損傷も強い可能性があると身構える必要があります．

3　骨折整復の諸問題

Q5　救急処置室において四肢骨折を整復すべきか，それともそのままシーネなどの外固定でよいのか？

A　骨折部の転位や関節脱臼（亜脱臼）は常に整復する必要がある

　救急処置室における初期治療において，骨折部の整復を行うことはとても大切ですが，その理由を理解することが必要です．それはまず，整復することで「除痛」と「安定化」が得られるからであり，次に「軟部組織」に対する障害が軽減するからです．また，転位したままではなく整復した状態でX線やCT画像を撮影することで，「治療計画」が立てやすくなります．関節脱臼（亜脱臼）をそのままにして，あるいは骨折の著しい転位をそのままにしてシーネ固定などをすることは許されないと考えるべきです．

Q6　骨折を整復する場合の除痛方法は？

A　末梢神経ブロックをルーチンに施行する

　整復のために最も大切なことは除痛を得ることですが，いまの時代は末梢神経ブロックによって容易に除痛が獲得されるのでルーチンに施行してほしいところです．小児ではブロック注射がしにくいので，ケタラール®麻酔が有効です．しかし，ケタラール®投与後の全身管理ができない場合は麻酔科医に依頼する必要があります．もしも全身管理ができない場合は危険ですので，転送するしかありません．

Q7　骨折整復の大まかな方法とは？

A　整復の基本は長軸牽引

　おおよそ90％以上の骨折は，長軸牽引によってある程度整復することができます．ただし，嵌頓している部位があれば，整復の前にそれを解除する必要がありますが，この判断には経験が必要です．なお，通常は長軸牽引した後に屈曲変形や回旋変形を矯正します．

Q8　骨折整復後の神経麻痺への対応は？

A　できるだけ早く骨折部を展開し神経を確認する

　四肢骨折の近傍には重要な神経が走行している可能性があります．そのため，整復した後には直ちに神経所見を確認したいところです．特に「整復操作によって神経の嵌頓が生じる危険性がある場合」に注意を払う必要があります．代表的な部位としては「上腕骨骨

幹部骨折」や「小児上腕骨顆上骨折」などが挙げられます．ですから，これらの骨折に対してはブロック麻酔ではなく，静脈麻酔で行うほうがよいかもしれません．

4 骨折の保存治療

Q9 骨折に対する保存治療の適応と条件とは？

A 小児例や転位が少ない骨折，自己コントロールが良好な患者に適応となる

近年は，手術材料の改良や最小侵襲手術の開発などにより，手術治療の割合が増えてきています．しかし，保存治療が可能な事例にはできる限りそれを選択すべきだと考えます．
保存治療を選択する要因とはどういったものでしょうか？　それは，小児例や転位が小さく軟部損傷が少ない骨折，そして自己コントロールが良好な患者であることなどが挙げられます．逆に下肢骨折，転位が大きく軟部損傷があるもの，そして自己コントロールが不良な事例では手術治療のほうが適しているといえます．

Q10 橈骨遠位端骨折における整復固定方法は？　Cotton-Loder肢位は禁忌か？

A Cotton-Loder肢位固定は禁忌であり，背屈位 Gupta 法を選択する

橈骨遠位端骨折はいまでも保存治療が選択される骨折です．昔は Cotton-Loder 肢位でのキャスト固定が施行されていたこともありましたが，これは不良肢位であり，浮腫や腫脹が助長されやすく，手指の拘縮が生じやすいのでいまでは禁忌とされています．キャスト固定で治療する場合は，背屈位の Gupta キャスト固定が適しているでしょう．
また，初期治療の1つとしての整復位とその固定方法ですが，手術を前提としている場合は，必ずしも正しい整復位は必要ないのですが，Cotton-Loder 肢位のような不良肢位はやはり避けるべきだと考えます．

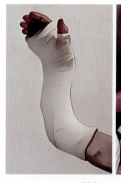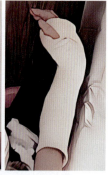

Cotton-Loder肢位

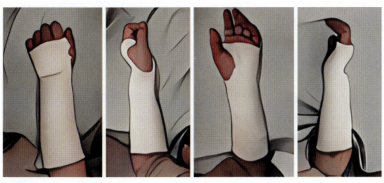

背屈位のGuptaキャスト

Q11 骨折に対する外固定の範囲は？

A 「上下2関節固定の原則」に従う

「骨折に対する外固定の範囲」については，骨折部が「十分に制動される」必要がありますので，上下2関節固定の原則に従う必要があります．ただし，骨幹端部骨折であれば骨折部からの距離が遠いほうの関節の固定は不要です．たとえば，前腕骨中央の骨折では手関節と肘関節を含めて固定する必要がありますが，前腕骨遠位部骨折であれば肘関節の固定は不要です．

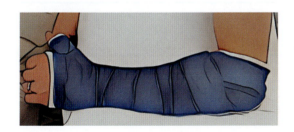

また，Sarmientoによって考案されたfunctional braceは，固定力を維持しながら関節部の固定を回避するようにデザインされています．

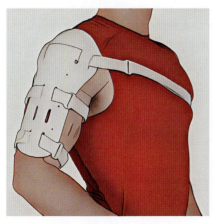 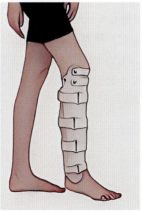

functional brace

Q12 キャストとシーネの使い分けは？

A シーネは一時的であり，キャストは確定的固定と考える

　シーネ固定においても十分な固定が必要ですが，キャストは全周性なので固定性がより高く，モールディングもしやすいので，確定的保存治療に用いやすいものです．

　一方，シーネも1枚ではなく2枚にして用いることで固定性は増強され，確定的保存治療として用いることができるでしょう．

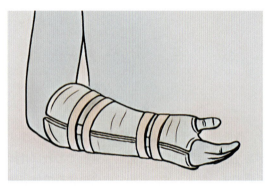

bivalvedシーネ

 骨癒合と偽関節

 骨癒合はどのように起こるのか？

A 一次性骨癒合と二次性骨癒合がある

　一次性骨癒合は人間が考え出したものであり，それに対して仮骨形成を伴う二次性骨癒合は自然の摂理に近い癒合形態です．かつては一次性骨癒合形態が理想的と考えられていた時期もありましたが，いまでは関節内骨折以外は二次性骨癒合が理想的です．

　しかし，「解剖学的に整復して圧迫固定をした」，つまりは「絶対的安定性を獲得した」といっても，人間の技量には，限界というか綻びがあり，少々のギャップが生じたり，骨折部に動きがあったりするものです．その結果として圧迫固定したにもかかわらず仮骨形成を伴うということもよく生じます．つまり多くは二次性骨癒合になっているのです．

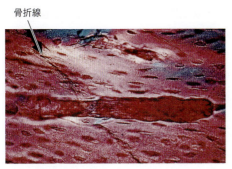

一次性骨癒合の形態

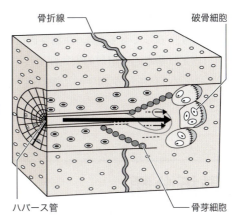

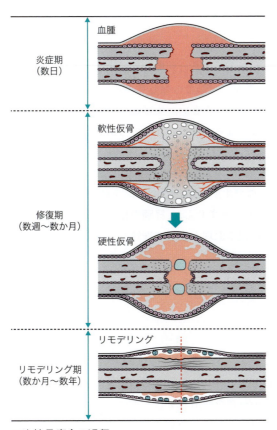

二次性骨癒合の過程

Q14 偽関節になるのは大きく何が影響しているのか？

A 「組織治癒活性の低下」と「固定性の不良」の 2 つが影響している

　　偽関節が生じる原因には，「組織治癒活性の問題」と「固定性の問題」の 2 つがあります．プレートやスクリュー固定で偽関節が発生した場合には，「ギャップの存在が骨性架橋

の能力を超えている」あるいは「ギャップの存在が不安定性につながっている」と考えたほうがよいです．そしてもちろん「生物学的活性が低い」ことも要因になっています．

髄内釘固定は基本的に相対的安定性を目的としたものですが，プレート固定と同じように，「ギャップの存在」「生物学的活性の低下」「骨折部の不安定性」などの複合要因で偽関節となります．

6 骨折分類

Q15 骨折を分類する意義とは？

A 病態を理解することである

骨折を分類することがなぜ必要なのかというと，それは病態を理解することにつながるからです．特に初学者は一定の方法（たとえばAO分類）で分類してみることを推奨します．しかも，その分類の意味を考えながら行ってみてください．実は臨床経験を積み重ねていくと，最終的には分類は不要になります．なぜなら，分類しなくても病態を正しく理解することができるからです．

骨折の分類をすると，それに応じた治療法がテキストに記載されていますので，その治療方法を選択し施行すればおおよそはよいのですが，これですとレシピ（料理本）治療となってしまいます．初学者はやむを得ないかもしれませんが，経験を積んだプロフェッショナルならば，将来的には分類の背景も治療の根本原理もすべて理解したうえで，治療法選択を考えて実践しなければなりません．

Q16 どのような分類を行うべきか？

A AO分類を基本とする

包括的分類としては，何といってもAO分類です．しかし，ある特定の骨折にはAO分類を凌駕する分類がありますので，都度その分類を使用しましょう．

たとえば，大腿骨頸部骨折におけるGarden分類，上腕骨近位部骨折のNeer分類，脛骨プラトー骨折のSchatzker分類，足関節骨折のLauge-Hansen分類，踵骨骨折のSanders分類や，寛骨臼骨折のJudet-Letournel分類，鎖骨骨折のRobinson分類，そして開放骨折のGustilo分類などです．

骨折治療にあたって，分類は必ず行っていただきたいと思います．全国で骨折治療を行っている医師の中でも分類しない人は想像するよりずっと多いと類推します．日本の整形外科医の外傷治療レベルは，まだそれほど高くないのです．

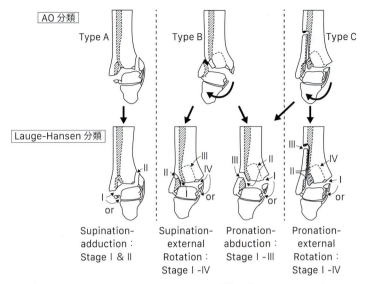

Danis-Weber and Lauge-Hansen classification systems for ankle fractures.
〔Reproduced with permission from Sangeorzan BJ: Ankle and foot: Trauma, in Frymoyer JW (ed): Orthopaedic Knowledge Update 4. Rosemont IL, American Academy of Orthopaedic Surgeons, 1993, pp 635-644 より〕

Q17 同一骨で複数の部位で骨折している場合（たとえば大腿骨転子部骨折と骨幹部骨折，あるいは上腕骨近位部骨折と骨幹部骨折など）は，どのように分類で表現するのか？

A それぞれ個別に分類する

骨折部が「離れている」ものについては，それぞれを分類していきます．すなわち，大腿骨近位部骨折と骨幹部骨折の重複骨折では，AO分類「31-B」と「32-A」などとします．

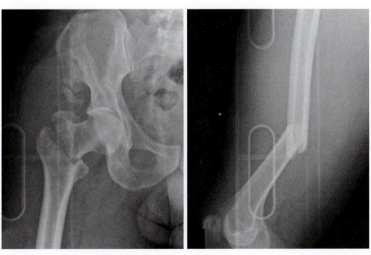

AO分類　31-B＋32-A

7 骨折内固定の考え方

 骨接合術の種類と大まかな特徴は？

 大まかにはプレート固定，髄内釘固定，創外固定の3種類がある

　骨接合術にはプレート固定，髄内釘固定，創外固定などが主なものですが，前2者が内固定術になります．プレート固定は主として関節内骨折や骨幹端部骨折に用い，髄内釘固定は骨幹部骨折に用いると考えるとよいでしょう．ただし，前腕骨骨幹部骨折は，解剖学的整復が求められることと，適切な髄内釘がいまだ開発されていないことから，主にプレート固定がなされています．

　また，内固定術にはテンションバンドワイヤリング法（TBW）という特殊な固定方法がありますが，これは膝蓋骨骨折や肘頭骨折に適応となります．

Q19 スクリューやプレート固定の名称は？

 「構造上の名称」と「機能上の名称」がある

　スクリューやプレートには「構造上の名称」と「機能上の名称」があることを理解することが重要です．たとえば「皮質骨スクリュー，海綿骨スクリュー」や「T型プレート」は構造上の名称ですが，「ラグスクリュー」や「buttressプレート（支持プレート）」は機能上の名称です．このことを理解できれば，骨接合術習得のレベルが一段上がります．

8 ロッキングプレート固定

Q20 ロッキングプレートの特徴は？

 プレートとスクリューが一体化している

　コンベンショナルプレートとロッキングプレートの「固定原理の相違」を理解することは重要です．ロッキングプレートはプレートとスクリューが一体化しているために破断強度が著しく向上します．また，骨膜に対する圧迫がないために，骨膜血行温存という利点もあります．

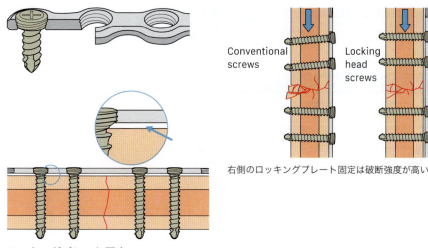

ロッキングプレート固定
プレートが骨膜に圧迫されない

右側のロッキングプレート固定は破断強度が高い

Q21 すべてロッキングスクリューで固定すると，骨折部骨片同士の微妙な動き（micromotion）が起こらずに，かえって化骨形成（二次性骨癒合）が生じにくいということはないのか？

A プレート側の micromotion が起こりにくいため far cortical locking が考案された

　Micromotion が起こらないわけではありませんが，通常のロッキングプレート固定では，プレート設置の反対側には比較的大きな動きが生じますが，手前側の動きは小さくなります．そこで 14 頁図 B，C のようにプレート側の皮質骨がスクリューで固定されないようにする far cortical locking というような構造が考え出されました．

　一方，non locking plate の場合は，微妙な固定性破綻によって骨折部に可動性が生じますが，ときには不安定になってしまいます．

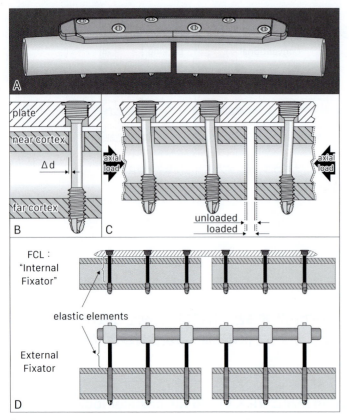

〔Bottlang M, et al. Far cortical locking can improve healing of fractures stabilized with locking plates. J Bone Joint Surg Am 2010; 92（7）: 1652-1660 より〕

Q22 ロッキングプレート固定を行う場合のポイントは？

A プレートの長さ，スクリュー本数と配置に留意する

　プレートとスクリューが一体化するロッキングプレートは，骨幹端部あるいは骨幹部の粉砕骨折に対して小切開（最小侵襲手技）でbridging固定を施行する際に最も効果的ですので，その場合を想定してポイントを述べてみましょう．
①プレートはできるだけ長いもの，粉砕骨折では骨折長の3倍以上のものを選択します．
②それぞれの骨片に対して3～4本のスクリューを挿入するようにし，またスクリューの密度（スクリュー孔に対する割合）は50％程度になるようにします．
③スクリューは偏心性ではなく中央部に挿入するように努め，過剰なトルクがかからないようにして，スクリューヘッドが破壊されないように留意します．

	単純骨折	多骨片骨折
プレートの長さ（骨折部に対して）	8倍以上	3倍以上
主骨片のスクリュー数	3本	3本以上
主骨片の固定皮質数	6皮質	6皮質以上
スクリューの密度（プレートのスクリューホールに対するスクリューの本数）	40％以下	50％以下

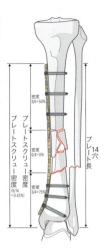

9　最小侵襲プレート固定

最小侵襲プレート固定（MIPO）を施行する目的とポイントとは？

A 軟部組織に対する侵襲を軽減させることが目的であり，プレート設置の前に整復が得られていることが必要である

　　コンベンショナルプレート固定の欠点として軟部組織に対する過大剥離がありましたが，MIPOはこれを解決する画期的手法です．MIPOによって全長に近いプレートを設置することが可能となり，それによって固定性が向上しました．MIPOが成功するための前提として，プレート設置の前に整復が得られていることが必要ですので，非観血的な介達整復の手法を学ばなければなりません．

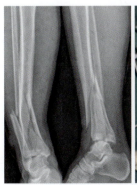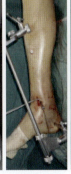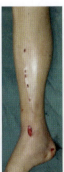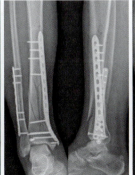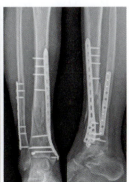

〔Wu HJ, et al. AO distractor and manual traction reduction techniques repair in distal tibial fractures: a comparative study. BMC Musculoskelet Disord 2022; 23（1）: 1081 より〕

最小侵襲プレート固定の整復はどのように行うのか？

 徒手整復に加えて，joy stick，K-wire 仮固定，創外固定などを用いて行うが，小切開整復も許可する

　MIPOにおいてはある程度の転位は許容しなければなりませんが，それは許容範囲のものでなくてはなりません．アライメントにおいては「解剖学的」であることが必要で，骨折部ギャップも 5 mm 以内であることが望まれます．5 mm 以上のギャップが生じることが予想される場合は，MIPO よりも小切開を用いた整復固定に切り替えたほうがよい場合が散見されます．「転位のある MIPO は転位のない ORIF に及ばない」といえます．

10　開放骨折

 開放骨折とはどのような骨折か？

 軟部組織が破綻して外界と交通している骨折である

　開放骨折は「骨折に伴って軟部組織が破綻して外界と交通した」という状態の損傷ですが，その程度はさまざまです．開放骨折だから問題なのではなく，ある一定レベル以上の開放骨折が問題なのです．それを見分けるのは初期治療医の仕事ですし，見分けることができなければ患者を不幸にしてしまいます．Gustilo 分類が汎用されていますので，熟知しておきましょう．

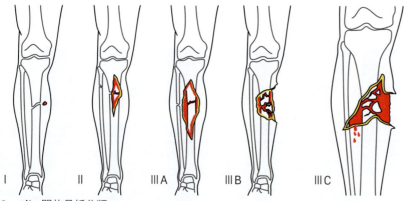

Gustilo 開放骨折分類

（Lasanianos NG, et al. "Open Fractures." Trauma and Orthopaedic Classifications. A Comprehensive Overview 2015; Springer, pp487-493 より）

Q26 Gustilo分類 Type Ⅲの重症開放骨折ですぐには転送できない場合，また，持続陰圧吸引療法（NPWT）装置も常備していない場合の対応は？

A 翌日にはしかるべき施設に転送する

　NPWTは創部管理法として必須ではありませんし，NPWTがあれば創部管理が容易であるという程度のものです．もしも，阻血状態でなければ，麻酔下に洗浄処置をしてウェットドレッシングで被覆し，翌日に転送することで十分です．

　ただし，「翌日に転送する」という時間感覚が重要です．そのままの状態で数日経過すると，取り返しのつかない状態になっていることはよくありますので，注意してください．

Q27 抗菌薬投与の方法は？

A 受傷6時間以内にCEZを投与

　Gustilo分類 Type Ⅲに対する初回抗菌薬投与は受傷時の汚染菌を対象としており，それはグラム陽性球菌とグラム陰性桿菌です．グラム陰性桿菌に対するカバーは不要であり，陽性球菌に対するCEZ（セファゾリンナトリウム水和物）で十分であるという見解もあります．洗浄とデブリドマンという物理的治療が最も重要なのです．

11　創外固定

Q28 初期治療における創外固定の留意点は？

A 神経血管領域を避けたピン刺入，ピンの刺入間隔，骨折部からの距離，ロッドと骨との距離に留意する

　創外固定は確定的な治療までの期間において，一時的に整復位を保持する役割として使用することがほとんどです．その際に，どの部位にピンを刺入し固定することが「安全」かつ「効果的」なのかを学んでおく必要があります．

　神経血管領域を避けた刺入が必要ですが，このためにはcross sectional anatomyを理解することが必要です．安定性を保つためには，ピンの刺入間隔，骨折部からの距離，ロッドと骨との距離の関係を認識する必要があります．

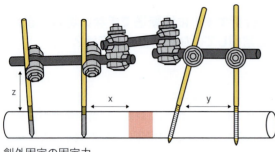

x：骨折部とピンの距離：近いほど強い
y：各骨片に入れたピン同士の距離：広いほど強い
z：バーと骨との距離：近いほど強い

創外固定の固定力

12 コンパートメント症候群

診断の仕方は？

 臨床所見が主体であり，内圧測定は補助的に施行する

　診断は「緊満感」「強い疼痛」「知覚障害」「運動障害」などの臨床所見で行い，コンパートメント内圧測定を補助的診断として用いるのがよいでしょう．まずは臨床所見で疑い，内圧が 40 mmHg 以上か，拡張期血圧との差が 30 mmHg 以内であれば筋膜切開の適応と考えます．

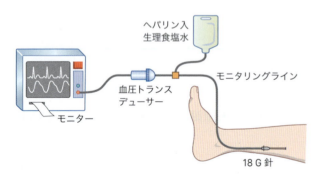

動脈圧モニターを使用したコンパート内圧測定

筋膜切開の方法は？

 下腿では 2 つの切開で 4 つのコンパートメントを開放する

　筋膜切開は 4 つのコンパートメントに対して施行し，完全に開放されなければなりません．外側からの 1 つの切開で施行する方法もありますが，内外側 2 つの切開を用いるほうが確実です．また，4 つの中で特に下腿後方深部区画の開放は初学者には難しいので，訓練しておきたいところです．

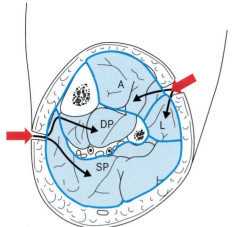

外側からのSingle incisionよりも，内外側からのDual incisionのほうが確実である．
A：前方コンパートメント
L：外側コンパートメント
DP：深後方コンパートメント
SP：浅後方コンパートメント

下腿筋膜切開アプローチ

Column　手術治療は車の運転とは訳が違う

　医療現場においては「安全」を確保するために，本当にさまざまな手続きを踏んでいます．バスや鉄道，飛行機などの安全運行と同じように考えられているかもしれませんが，手術治療には馴染まないと昔から感じていました．

　難しい外傷整形外科手術があるとします．綿密な術前計画はもちろんのこと，術中の俊敏な判断も必要となってきますし，そもそも術者の「技量」が成功の最も大きな鍵となります．さらに手術中は状況や局面が目まぐるしく変化し，マニュアル通りにはいかないものです．

　しかし，多くの医師スタッフ，看護スタッフは「訓練」に乏しく，術中の状況変化に追いつけません．そのうえ，そこに「安全確認」という手続きが入るものですから，ますます，手術の足を引っ張ることになります．

　手術治療の本質はF1レーシングスタッフのように「ハードトレーニング」を積むことが必須条件になるのですが，誰もそのことに気づかないか，気づかないふりをしています．

2章 肩−上腕の外傷

　鎖骨骨幹部骨折

症例1　**鎖骨骨幹部骨折（50代女性）**

受傷時 Robinson 分類 Type 2A2

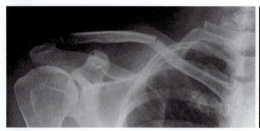
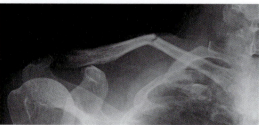

髄内 K-wire 固定

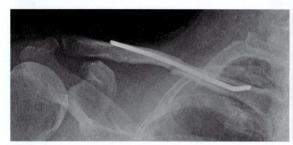
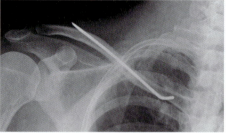

術後3か月，骨癒合

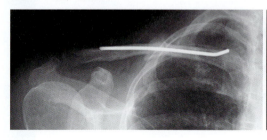
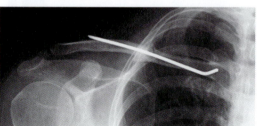

症例2　**鎖骨骨幹部骨折（30代男性）**

受傷時 Robinson 分類 Type 2B1

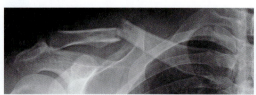
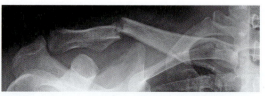

髄内スクリュー固定

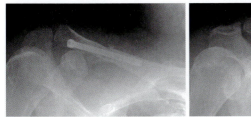
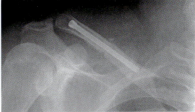

術後3か月，骨癒合

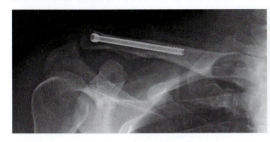
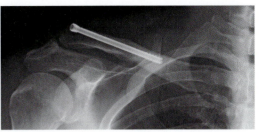

症例3　鎖骨骨幹部骨折（30代男性）

受傷時 Robinson分類 Type 2B2

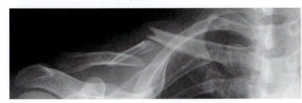
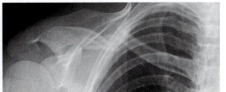

最小侵襲プレート固定（MIPO）

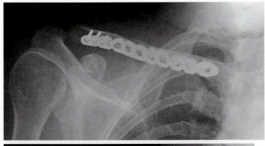
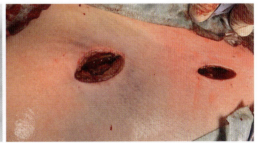

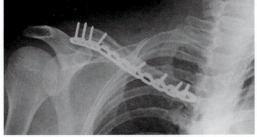

術後3か月，骨癒合

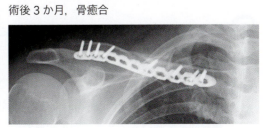

Q1 鎖骨骨幹部骨折の分類は何が適切か？

A Robinson分類が有用である

　骨折全般的にはAO分類が包括的分類として汎用されていますが，鎖骨骨幹部骨折においては治療法に結びつく分類法として，AO分類よりも転位の程度を考慮したRobinson分類が有用であると考えます．

Robinson Cortical Alignment Fracture (Type 2A)

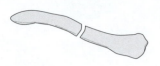

Undisplaced（Type 2A1）

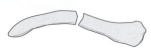

Angulated（Type 2A2）

Robinson Displaced Fractures (Type 2B)

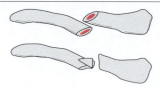

Simple or single butterfly（Type 2B1）

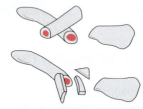

Segmental or comminuted（Type 2B2）

〔Robinson classification of clavicle fracture（Lazarus MD. Fractures of the Clavicle. Chapter-26-Rockwood and Green's fractures in adults, 5th edition, Philadelphia: Lippincott Williams and Wilkins, 2001; 1041-1078）より〕

Q2 鎖骨骨幹部骨折に対して保存治療と手術治療はどのように選択するか？

A 近年は転位が強い骨折には手術治療を選択する傾向にある

　過去，1960年代にNeer[1]やRow[2]があまりにも低い偽関節率（1%以下）を報告したため，鎖骨骨幹部骨折は保存治療が標準的治療であるという時代がありました．しかしその後，偽関節や後遺障害は決して少なくないという多くの報告[3-5]がなされ，100%転位例や，1.5〜2.0cm以上の短縮例，20°以上の角状変形，粉砕例などは手術治療の傾向にあります．転位や短縮が大きければ偽関節の危険性が高くなるからです．

Q3 鎖骨骨幹部骨折に対する手術治療にはどのような選択肢があるか？

A 髄内鋼線固定，髄内スクリュー固定，プレート固定などがある

　いまのところプレート固定が主体ですが，若年者（10〜20代）や単純横骨折例には髄内鋼線固定や髄内スクリュー固定が適応になることもあります．ただし，スクリュー固定や

ピン固定には回旋安定性はないので，仮骨形成までは肩関節の可動域を制限することが必要です．

Q4 髄内スクリュー固定の適応は？

A Robinson分類 Type 2B1 に属する横骨折は髄内 K-wire やスクリュー固定のよい適応となる

　プレートを用いた観血的骨接合術は整復位や固定性の面ではよいのですが侵襲が大きく，長い手術創は整容的に醜悪です．そのため筆者はできる限り「髄内ピン固定」や「スクリュー固定」を選択したいと考えています．

　Robinson分類 Type 2B1 に属する横骨折は髄内 K-wire やスクリュー固定のよい適応です．しかし残念ながら Type 2B2 の粉砕例に対して髄内スクリュー固定で制動性を獲得するのは難しく，プレート固定の適応になってしまいます．文献では Type 2B2 に対しても Herbert スクリューなどでよい成績をあげています[6]が，筆者の臨床経験ではうまくいきません．今後，適切な鎖骨用髄内釘が開発され Type 2B2 に対して適応できることが臨床家の願いです．

Q5 プレート固定の適応は？

A Robinson分類 Type 2B1 の斜骨折，Type 2B2 がプレート固定の適応となる

　Type 2B2 に対して，やむを得ずプレート固定を施行するとなると，できるだけ手術創を小さくするために最小侵襲プレート固定（MIPO）を施行したいところです．MIPOの場合はギャップを残さないように整復固定することが成功のポイントです．プレート固定は基本的には術直後より可動域制限をしなくてもよいほどの固定性が得られます．

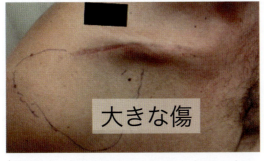

〔Chechik O, et al. Surgical approach for open reduction and internal fixation of clavicle fractures: a comparison of vertical and horizontal incisions. Int Orthop 2019; 43（8）: 1977-1982 より〕

Q6 プレート固定を設置する場所は前方か上方か？

A プレート設置部位は前方設置を推奨する

　プレート固定の設置場所には前方と上方があります．どちらも臨床成績には大きな相違はないようです[7]．上方設置は手技的に容易ですがインプラント隆起が目立ち，スクリュー挿入の際に神経血管損傷に気をつける必要[8,9]があります．一方，前方設置はインプラント隆起が目立たず抜釘率が低い，長いスクリューを挿入できるなどの利点があります[9]．

　以上のことを総合的に考えて，筆者は固定性と整容性に優れた前方設置を第一選択にしています．

　上方設置を選択するのは，「遠位部」あるいは「近位部」の骨折で，前方設置のプレートを選択すると挿入できるスクリューの本数が3本以下になってしまうような事例の場合です．

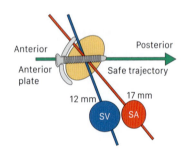

前方設置のほうが神経血管に直接向かわない
〔Sinha A, et al. A radiological study to define safe zones for drilling during plating of clavicle fractures. J Bone Joint Surg Br 2011; 93（9）: 1247-52 より〕

Q7 鎖骨骨折偽関節の対応は？

A 通常の偽関節対応を推奨する

　鎖骨骨折はたとえ偽関節になったとしても臨床症状を呈さない場合も多く，「症状がないものは放置」でよいとする意見もあるかもしれませんが，ADLの低い高齢者以外は，偽関節のままにすることは選択しにくいです．通常は偽関節部を搔爬し十分な骨移植とプレート固定を行うことが多いです[10]．

筆者が推奨する治療方法

Robinson分類	治療方法
Type 2B1 (45°以上の短斜骨折)	髄内スクリュー固定 (4.5 あるいは 6.5 mm HCSを使用)
Type 2B1 (30〜40°以下の長斜骨折)	ラグスクリュー固定＋保護プレート固定 プレートは原則的に前方設置
Type 2B2 (主骨片が接触しない粉砕骨折)	MIPOによる架橋プレート固定 プレートは原則的に前方設置
10代後半から20代前半におけるすべての骨折型	K-wire髄内ピン固定 (K-wireは髄腔径に合わせて最も太いものを選択)

解説1　髄内スクリュー固定方法

　Robinson分類 Type 2B1の中でも45°以上の短斜骨折は髄内スクリュー固定の適応としています．髄内スクリュー挿入に際しては，遠位・近位骨片ともに最低35〜40 mm以上の髄腔占拠が可能なことが必要です．また，術後の一定期間，肩関節の可動制限が必要なので，患者の理解力が良好なことも条件になります．また，多発骨折例，肩甲骨体部骨折合併例は適応外となります．

　手術手技にはいくつかのポイントがあります．
①術前CTで髄腔径を計測し，4.5 mm径か6.5 mm径のどちらかを選択しますが，可能な限り，より太い6.5 mm径を選択します．
②スクリュー挿入長は遠位骨片，近位骨片とも可能な限り均等（すなわち1：1）となるように調整します．
③骨折部を小切開し，骨折部から遠位骨片および近位骨片の髄腔内へガイドワイヤーを刺入し，それぞれ5 cmほどドリリングします．この際，近位へのドリリングは髄腔内にとどまるようにします．
④骨折部から遠位骨片にガイドワイヤーを挿入して遠位方向に引き出し，骨折部を整復した後に近位骨片に誘導します．
⑤その後，長さを計測してスクリューを挿入しますが，遠位骨片は十分に皮質骨を把持するようにして，近位骨片は髄腔内に留置させます．

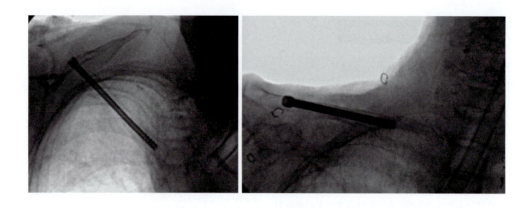

後療法は，肩関節可動で骨折部に少しでも異常可動性（れき音）がある間は挙上90°制限とし，術後，れき音の減少に応じて肩関節可動域の拡大を行います．

解説2　ラグスクリュー＋保護プレート固定

Robinson分類Type 2B1の中でも40°以下の長斜骨折に対しては，ラグスクリュー＋保護プレート固定を選択します．

2.7 mmラグスクリューを用いて，前方から後方へ原則的に2本挿入固定しますが，できるだけ間隔を空けて（10 mmほど）挿入します．保護プレートは原則的に前方設置とし，遠位骨片および近位骨片に3本以上のスクリューが挿入されるように，骨折部におけるプレートのvacant holesは基本的に3孔以内とします．

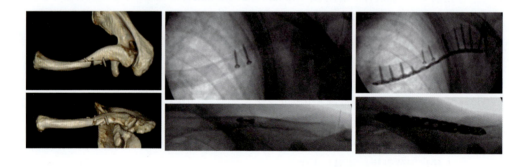

解説3　最小侵襲プレート固定（MIPO）

Robinson分類Type 2B2の主骨片が接触しないタイプに対してMIPOを適応としており，インプラントは前方プレートを選択します．まず術前準備として健側鎖骨の3D-CTを撮影し，前方プレート設置面を垂直に見下ろせるように調整，左右反転させ縮尺が等倍になるようにして，トレーシングペーパーでなぞったものを前日夜までに手術室に提出し滅菌しておきます．

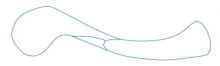
実寸大サイズで作成する

手術手技にはいくつかのポイントがあります．
①MIPO施行には骨折部のアライメント保持が必要ですが，筆者は髄内鋼線刺入でコントロールするようにしています．

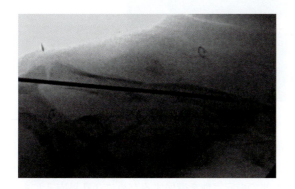

②第3骨片はできるだけ整復することが必要です．しかし，MIPOは粉砕骨折に適応していますので，観血的整復は基本的には行いません．したがって第3骨片の整復は，遠位と近位の皮切部を利用して遠隔操作で行いますが，骨膜などは剥がさないように低侵襲を心がけます．なお，筆者の臨床経験では，骨折部のギャップを2～3 mm以内にとどめる必要があり（4 mm以上は遷延骨癒合となる），それが適わない場合には，迷わず観血的に整復しています．
③滅菌しておいた健側の画像を用いてプレートをベンディングします．
④鎖骨の近位部と遠位部にそれぞれ2～3 cmの切開を加え，骨膜上にトンネルを作成してプレートを挿入します．

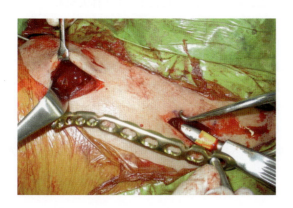

⑤鎖骨を前下方から見上げ一直線になるイメージビューでプレートを鎖骨に押し当て位置を調節し，その両端を1.2 mm K-wireで固定します．鎖骨遠位部は扁平ですので，スク

リューが長く挿入できるように調整します．設置位置がよければ両端から2穴目にpositionalスクリューを挿入しプレートを固定します．そしてロッキングスクリューが鎖骨軸の中心に挿入できることを確認し，両端からロッキングスクリューを挿入していきます．この際，最近位へのスクリュー挿入は，髄内ピンが干渉しないように抜去しながら挿入します．

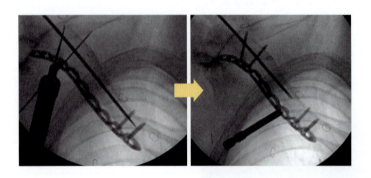

⑥以上で骨折部のアライメントは確定します．あとは遠位，近位とも追加のロッキングスクリューを挿入して終了します（遠位へのスクリュー挿入は通常4本 近位は3〜4本）．なお骨折部の vacant holes は骨折部での安定性を確保するために3孔以内とします．

解説4　K-wire髄内ピン固定

10代の若年者では転位が認められても保存治療が可能ですが，経皮鋼線固定が速やかに適切に施行されればADL上の利点がかなり高くなると考えます．そこで10代後半から20代前半における若年患者では骨折型にかかわらずK-wire髄内ピン固定を適応としています．

手術手技のポイントを以下に列挙します．
①鋼線は髄腔径に従ってできるだけ太いもの（2.5〜3.0 mm）を1本挿入する．
②遠位と近位の両骨片を鋭のクランプで保持し，骨折部が整復できることを確認する．
③骨折部に小切開を加え，近位骨片の髄腔へ鋼線を挿入し近位側へ引き出す．
④骨折部をクランプ整復し，先に挿入した鋼線を遠位髄腔へ誘導（switch back）し，遠位へ引き出す．この際，遠位骨片にできるだけ長く挿入できるように調整する．
⑤皮膚障害を予防するため，近位部の突出はほぼ0 mmとなるようにするが，遠位部は数mm程度突出させて曲げておく（抜去を容易にするため）．
⑥髄腔径が狭い場合には，太い鋼線を挿入するために徐々にK-wireの直径を太くすることを考慮する．

◆文献◆
1） Neer CS 2nd. Nonunion of the clavicle. JAMA 1960; 172: 1006-1011
2） Rowe CR. An atlas of anatomy and treatment of midclavicular fractures. Clin Orthop Relat Res 1968; 58: 29-

42

3) Liu W, et al. Intrinsic and extrinsic risk factors for nonunion after nonoperative treatment of midshaft clavicle fractures. Orthop Traumatol Surg Res 2015; 101（2）: 197-200
4) Murray IR, et al. Risk factors for nonunion after nonoperative treatment of displaced midshaft fractures of the clavicle. J Bone Joint Surg Am 2013; 95（13）: 1153-1158
5) Altamimi SA, et al. Canadian Orthopaedic Trauma Society. Nonoperative treatment compared with plate fixation of displaced midshaft clavicular fractures. Surgical technique J Bone Joint Surg Am 2008; 90 Suppl 2 Pt 1: 1-8
6) Richardson M, et al. Delayed surgical treatment of displaced midshaft clavicle fracture using Herbert cannulated screw with intramedullary bone graft. Eur J Orthop Surg Traumatol 2012; 22（8）: 647-653
7) Ai J, et al. Anterior inferior plating versus superior plating for clavicle fracture: a meta-analysis. BMC Musculoskelet Disord 2017 18; 18（1）: 159
8) Sinha A, et al. A radiological study to define safe zones for drilling during plating of clavicle fractures. J Bone Joint Surg Br 2011; 93（9）: 1247-1252
9) Hussey MM, et al. Analysis of neurovascular safety between superior and anterior plating techniques of clavicle fractures. J Orthop Trauma 2013; 27（11）: 627-632
10) Martetschläger F, et al. Management of clavicle nonunion and malunion. J Shoulder Elbow Surg 2013; 22（6）: 862-868

2 鎖骨遠位部骨折

症例1 鎖骨遠位部骨折（40代男性）

受傷時　Craig-田久保分類 Type Ⅰ

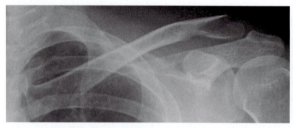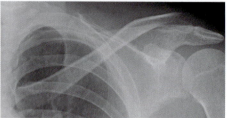

手術 Scorpion plate固定，CC再建なし

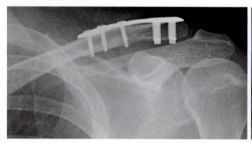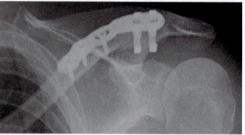

術後3か月，骨癒合

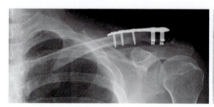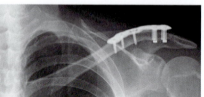

症例2 鎖骨遠位部骨折（50代男性）

受傷時　Craig-田久保分類 Type ⅡB

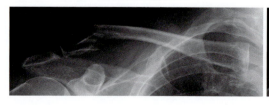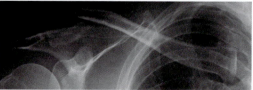

手術　Scorpion plate固定, CC再建

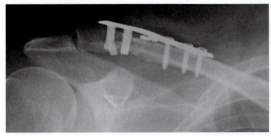
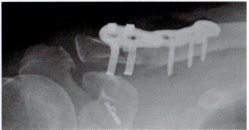

術後5か月

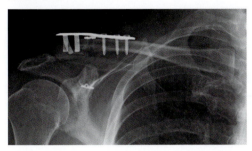

Q8 鎖骨遠位端骨折の分類は何が適当か？

A Craig-田久保分類が有用である

　鎖骨遠位端骨折は不安定で偽関節が生じやすいため、手術治療が選択されることの多い骨折ですが、この骨折はCraig-田久保分類を用いて手術適応を考えるとわかりやすいです。

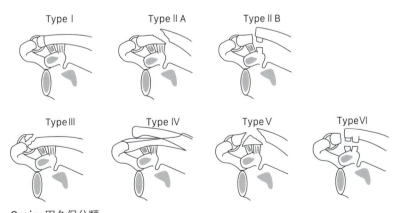

Craig-田久保分類
〔田久保興徳, 他. 鎖骨遠位端骨折の治療成績. 整形外科 2003; 54（2）: 125-129 より〕

Q9 鎖骨遠位部骨折における手術適応は？

A 転位のある Craig-田久保分類 Type ⅡA，ⅡB，Ⅴ，Ⅵ

　　Type ⅡA，ⅡB，Ⅴ，Ⅵにおいては，烏口鎖骨靱帯の機能が破綻しているので不安定性が強く偽関節率が高いことから，転位のある骨折で青壮年の場合は手術治療が選択されることが多い[1]と考えます．ただし肩鎖関節を固定しない方法を選択したいところです．また，高齢者や low demand（活動性が低い）例は保存治療で十分[2]だと考えます．

 Q10 手術治療の方法は？

A 烏口鎖骨靱帯の制動と骨折部のプレート固定を推奨する

　　鎖骨遠位端骨折治療の目的は，烏口鎖骨靱帯（CC）機能を再建し鎖骨遠位部の不安定性を改善すること，さらに骨癒合を獲得することにあります．すなわち，遠位骨片が大きい（CCが温存されている）Type ⅡAの場合は鎖骨遠位端用上方プレート固定が適当です．そして，CC機能が破綻している Type ⅡB，Ⅴ，Ⅵは，CCの機能再建のために suture buttonなどで制動し，さらに骨折部をプレートなどで固定するのがよいと考えます[3]．

　　肩鎖関節を制動するフックプレート固定などは手術も簡単で制動力も高いのですが，肩鎖関節固定による肩関節機能障害やフックプレートによる肩峰骨のエロージョンは看過できないので，筆者は推奨しません．

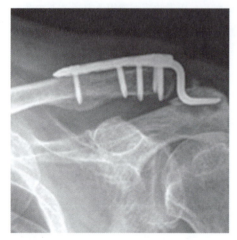

肩峰部にエロージョンが生じている

筆者が推奨する治療方法

Craig-田久保分類	治療方法
Type ⅡA	骨接合術（VA clavicle 外側プレート使用，DePuy Synthes 社）
Type ⅡB，Ⅴ，Ⅵ 鎖骨遠位部が前後幅とも 10 数 mm 以上残存 遠位部粉砕が強い Zip tight 刺入部の破壊あり	CC の制動（Zip tight あるいは Tight rope）＋骨接合術 Scorpion plate（Aimedic 社） CW Plate（Nakashima メディカル） NOW-J（Nakashima メディカル）
Type Ⅵ（鎖骨遠位部 10 mm 以下）	CC の制動＋TBW による骨接合＋肩鎖関節固定（Phemister 法）

解説 1　Craig-田久保分類 Type ⅡB，Ⅴ，Ⅵに対する考え方

　Craig-田久保分類の Type ⅡB，Ⅴ，Ⅵは烏口鎖骨靱帯機能が破綻し鎖骨近位部が上方に転位しているものです．この骨折群において，近位骨片に対する上方への制動を烏口鎖骨靱帯間固定（CC 制動）で行い，骨折部を鎖骨遠位端用プレートで固定することが治療の目的になります[3]．

　鎖骨遠位端用プレート固定だけでは上方転位に対する制動が不十分であり，またフックプレートでは肩鎖関節を固定してしまうので用いていません．

　さて具体的には，CC 制動はすべて Zip tight（あるいは Tight rope）を用いて施行します．このとき，CC 靱帯（特に conoid 靱帯）は可及的に縫合するようにします．

　骨折部の固定方法は，骨折部の状態で変わります．
①鎖骨遠位部が前後上下幅とも 10 数 mm 以上残存し，粉砕度が低いものは Scorpion plate を使用します．
②鎖骨遠位部の粉砕が強く Scorpion plate では制動できないものには，CW（clavicle wiring）plate（Nakashima メディカル）を使用します．
③鎖骨遠位部が 10 mm 程度以下のものに対しては，肩鎖関節脱臼治療に準じて肩鎖関節の一時的鋼線固定（Phemister 法）を施行しますが，骨折部自体に対しては TBW 法を施行します．
④内側への骨折波及が認められるものは VA clavicle 外側用など長いプレートを使用します．

解説 2　Zip tight 固定＋Scorpion plate 固定の手術手技

　筆者が最も標準的に用いている「Zip tight 固定＋Scorpion plate 固定」の具体的手技について解説します．
①鎖骨遠位部を展開し骨折部を直視下に整復し，acromion から K-wire を刺入して仮固定します．この際 CC 間距離がやや短くなるように「過整復」とします．

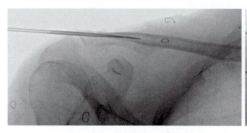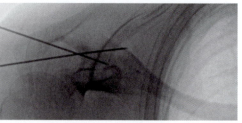

②鎖骨遠位骨幹部から烏口突起基部に向かって，イメージ下に骨孔を作成します．骨孔はtrapezoid靱帯とconoid靱帯の間（conoid tubercleの遠位）に作成しますが，その位置は鎖骨遠位端から「ほぼ30 mm」です．

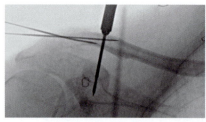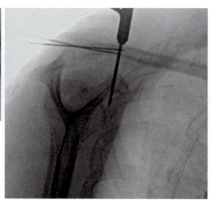

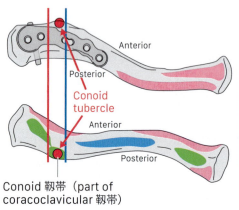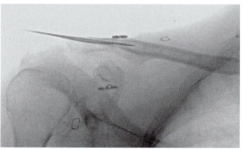

Conoid 靱帯（part of coracoclavicular 靱帯）

Zip tightの挿入位置は
1. trapezoidとconoidの間（赤線）
2. 近位に偏位してもconoid付着部まで（青線）

③続いてScorpion plateを用いて固定しますが，肩鎖関節包を温存するためにプレートは肩鎖関節から少なくとも5 mm内側に設置します．遠位骨片に対するスクリュー固定は不要ですが，近位固定には3本のスクリューを用います．

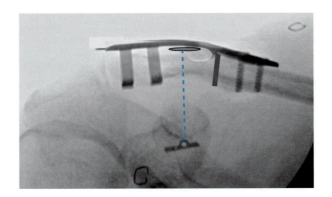

| 解説 3 | **CW plate**を使用する場合とは？|

　遠位骨片に粉砕がある場合には，cerclage wire（fiber wire使用）などでまとめ，Scorpion plateで保持するようにしていますが，fiber wireでのcerclage wireで対応できないほど粉砕が強い事例に対してはCW plate（Nakashimaメディカル）を使用しています．

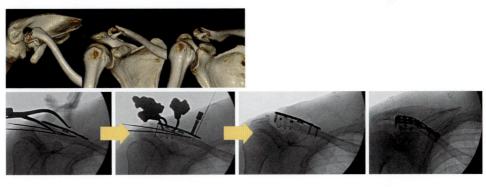

| 解説 4 | **Zip tight**刺入周囲が破壊されている事例への対応 |

　Zip tight挿入部は鎖骨遠位端から「ほぼ30 mm」であると述べました．同部位周囲の骨破壊が認められるものはNOW-J（Nakashimaメディカル）を使用し，Bosworth screwを挿入する穴を使用してZip tightを留置します．

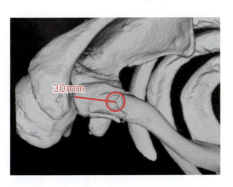

◆文献◆

1) Kim DW, et al. Current concepts for classification and treatment of distal clavicle fractures. Clin Orthop Surg 2020; 12(2): 135-144
2) Banerjee R, et al. Management of distal clavicle fractures. J Am Acad Orthop Surg 2011; 19(7): 392-401
3) Hua X, et al. Comparison of the efficacy of a distal clavicular locking plate with and without a suture anchor in the treatment of Neer Ⅱb distal clavicle fractures. BMC Musculoskelet Disord 2019; 20(1): 503

ちょっと深掘り

Non-bridging plate固定の限界はどこにあるのか？ フックプレートの適応は？

　Non-bridging plateのみで対応できるのは「遠位骨片がかなり大きい場合」という非科学的な表現になりますが，具体的にはCraig-田久保分類 TypeⅡAというところでしょう．

　フックプレートの適応ははっきり申し上げて「ない」と考えますが，強いてあげるとすればZip tight固定などが不成功に終わった場合のsalvage手術です．

　昔々，フックプレートが世に出たときに，実は筆者も好んで使用していました．フックプレート固定は確かに「過整復」+「長期固定」の効果により抜去後の肩鎖関節アライメント保持能力は高かったのですが，合併症（acromion erosionや長期肩鎖関節固定による肩可動制限）が多く発生するためやめてしまいました．

　遠位骨片が10 mm以内のとても短いものはScorpion plateやその他の鎖骨遠位端プレートは使用できませんが，かといってフックプレートも使用しません．Phemister法的な固定と骨片に対するTBW固定，そしてZip tight固定がよいのではないかと考えています．とにかく肩鎖関節は長期固定したくありません．

烏口鎖骨靱帯の再建方法の選択は？

　CC再建にはいろいろと「手の込んだもの」もありますが，落とし所は，①CCのZip tight制動と②CC（conoid靱帯）の可及的縫合です．Zip tight挿入が適さない事例とは，挿入部（鎖骨遠位端からほぼ30 mmの部位）が破壊されている事例です．そういった場合はNow-Jを使用してBosworthスクリューの代わりにZip tightを使用するのがよいと考えています．

　またCCの可及的縫合についてですが，多くの鎖骨遠位部骨折事例で「上方制動に最も寄与する」といわれているconoid靱帯は骨から破綻していますので，これを可及的に修復しておき瘢痕化させる意義はあると考えます．

術後の肩鎖関節脱臼を防ぐためには？

　Non-bridging plateによる固定とCCのZip tight制動の2つですと，どうしても術後に肩鎖関節の亜脱臼が生じてきます．これは自験例でも観察されていますが，臨床症状にあまり関与していないので容認しています．

亜脱臼を容認しないとなると，CC再建の精度を上げるしかありません．個人的にはCCの瘢痕治癒を促すためにZip tightに加えて「CCの可及的縫合」を推奨しますが，それ以上はあまり必要ではないと感じています．

Column　コースやセミナーなるものをどのように開催するのか？

コースやセミナーには「ベーシック」「アドバンス」「マスター」といった各種レベルがあります．世の中で開催されているものを見渡してみますと，ベーシックレベルのものが最も多く，アドバンスレベルは少なく，マスターレベルになるとほとんどありません．

その「理由」は，レベルが高くなるにしたがい開催が難しくなるからです．マスターレベルは誰にでも開催できるものではありません．一方，ベーシックコースはちょっと勉強した医師なら誰にでも開催できます．

そこで考えました．ベーシックコースは地域の医師に任せるのがよく，マスターコースこそ学会などの公的機関がしっかりと開催すべきなのです．指導的立場にある専門家はベーシックコースに関与せずマスターコースに労力を集中させることが望ましいと考えます．

3 鎖骨内側部骨折

症例1　鎖骨内側部骨折（60代男性）

受傷時　Robinson分類 Type 1B2

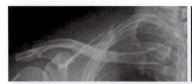
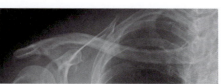
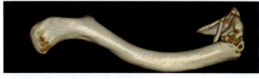

手術（ダブルプレート固定）

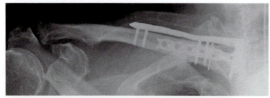
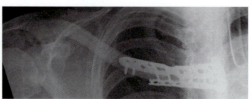
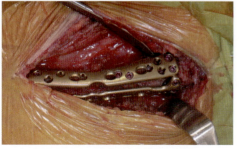

術後6か月

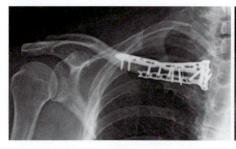
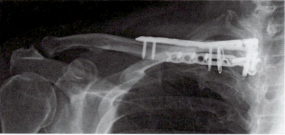

Q11 鎖骨内側部骨折の分類は何が適当か？

A Throckmortonの基準が有用である

鎖骨内側部骨折は転位の程度によって治療法が決定されます．Robinson分類は転位のあるなしで分類していますが，その程度を表現していません．そこで転位の程度に着目したThrockmortonの基準に従うのがよいと考えます．ちなみに転位の程度はX線画像では過小評価されますので，CT画像で計測するのがよいです．

Throckmortonの基準
- ＜2 mm　　　Minimally displaced
- 2〜10 mm　Moderately displaced
- ＞10 mm　　Severely displaced

Q12 鎖骨内側部骨折の手術適応は？

A 骨折部転位が10 mmを超えるもの

鎖骨内側部の骨折は頻度も少なく，多くの医師は保存的に経過をみることが多いように思います．しかし，100％の転位例では変形や偽関節などが愁訴となり得るので，手術を施行したほうがよいでしょう[1,2]．

具体的には，Throckmortonの基準に従い，転位程度が10 mmを超えるものは観血的に整復してプレート固定を施行する方針にしています[2]．

Q13 鎖骨内側部骨折の手術方法は？

A 鎖骨内側部専用プレートを使用した骨接合術，あるいはダブルプレート固定

専用プレートがなかった時代は足部用のプレートを2枚使用して固定するダブルプレート法を施行していましたが，現在は内側の専用プレートが開発されていますので，多くの事例はそれを用いて固定しています．ただし，骨片が小さくシングルプレートでは固定に不安がある場合にはいまでもダブルプレートを用います[3]．

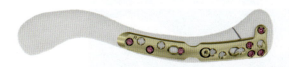

内側部は神経血管束に対する特別の配慮が必要です．すなわち，鎖骨近位端後方には，内頸静脈，総頸動脈などが骨に接するように位置しているため，前方プレートを施行した場合，近位骨片へのドリリングは深さ10 mm程度にとどめるのが安全です．上方プレートの場合には，対側骨皮質の先は通常，第1肋骨なので，AP方向のドリリングより危険性は少ないですが，頭部に邪魔されて後方へ逸れると危険です．

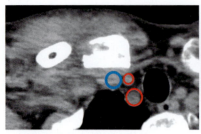
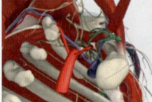
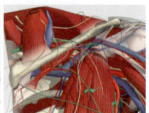

○：動脈　○：静脈

筆者が推奨する治療方法

Throckmortonの基準	治療方法
転位：2〜10 mm以下	保存治療
転位：10 mm以上（100％の完全転位例）	65歳未満はプレート固定 65歳以上で高活動性患者ではプレート固定，低活動性患者では保存治療 プレートの選択は 　VA Clavicle Plate 2.7 内側（DePuy Synthes 社） 　近位骨片が小さい場合にはダブルプレート（VA Foot，DePuy Synthes 社）

解説1　ダブルプレートを考慮する場合とその方法

　現在は鎖骨内側部専用プレート（VA Clavicle Plate 2.7，DePuy Synthes社）が使用できますので，このプレート単独で固定することが可能となりました．しかし，近位骨片が「小さい」あるいは「粉砕している」など，専用プレートといえども固定性に不安がある場合があります．そのような場合はサブプレート（VA Foot Fusion T-plate 2.4/2.7，DePuy Synthes社）を前方に設置すると固定力不足の懸念が解決されます．

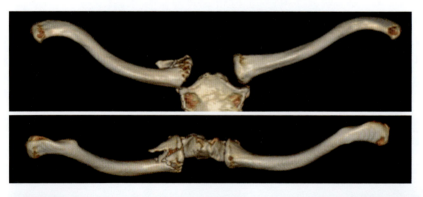
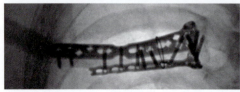
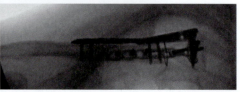

● **動画 1**
鎖骨内側部骨折に対するダブルプレート固定

◆ 文献 ◆

1) Asadollahi S, et al. Acute medial clavicle fracture in adults: a systematic review of demographics, clinical features and treatment outcomes in 220 patients. J Orthop Traumatol 2019; 20(1): 24
2) Throckmorton T, et al. Fractures of the medial end of the clavicle. J Shoulder Elbow Surg. 2007; 16(1): 49-54
3) Liu H, et al. Single-center experience in the treatment of extremely medial clavicle fractures with vertical fixation of double-plate: A retrospective study. Medicine (Baltimore) 2020; 99(14): e19605

4 肩鎖関節脱臼

症例1　左肩鎖関節脱臼（60代男性）

受傷時　Rockwood分類 Type ⅢB

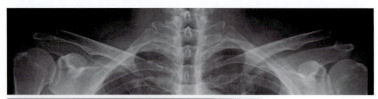

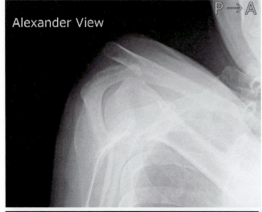

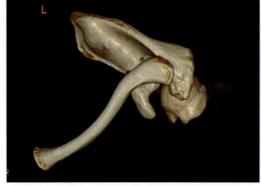
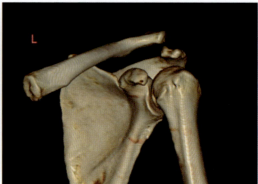

手術 CC再建＋，肩鎖関節仮固定

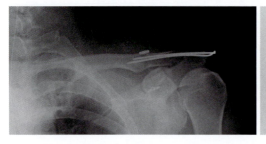
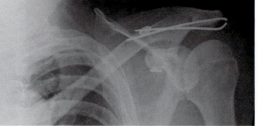

術後6か月

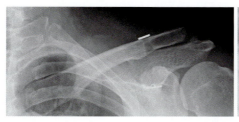
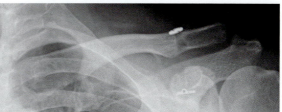

Q14 肩鎖関節の不安定性の評価方法は？

A 立位で両上肢を下垂させた状態での理学所見とX線撮影で評価する

　まず理学所見ですが，立位で鎖骨遠位部が近位に突出している理学所見が得られます．またピアノキーサインという鎖骨遠位部を圧迫することで整復される所見も特徴的とされていますが，受傷早期では腫脹と疼痛により明確な理学所見の採取は難しいです．

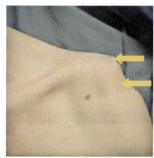
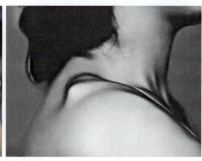

鎖骨遠位部の上方への突出が認められる．

　そこで，次に立位のZanca viewを撮影します．上肢の重さで十分という話もありますが，両側に同等の錘を吊るす（持ってもらうのではありません）ことで，より健側差がはっきりとするでしょう．

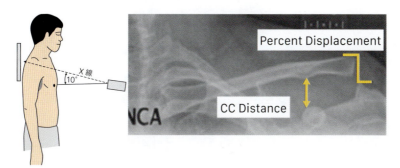

Zanca view

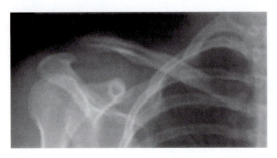

立位 stress view (4.5 kg)

転位の程度は下図のような数値を記載して比率で計算します〔下図では (21−8)/8＝163％〕

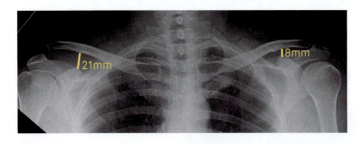

Q15 肩鎖関節脱臼の適切な分類法は？

A 最も汎用されているのは Rockwood 分類である

過去には Tossy 分類を用いていましたが，現在最も汎用されているのは Rockwood 分類だと思います．

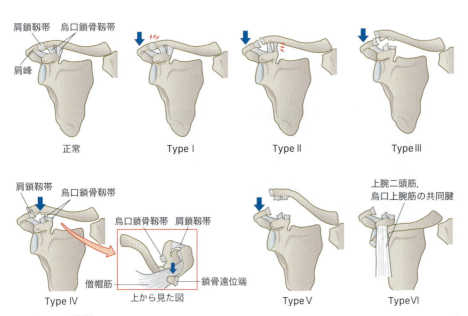

Rockwood 分類
〔Gorbaty JD, et al. Classifications in Brief: Rockwood Classification of Acromioclavicular Joint Separations. Clin Orthop Relat Res 2017; 475（1）: 283-287 より〕

そして，近年は Rockwood 分類 Type Ⅲ を，後方不安定性のないⅢAと，あるⅢBに分けるようになってきています[1]．これは Alexander 肢位によって鎖骨遠位部が後方へ突出する理学所見と同肢位によるX線画像を撮影することで診断できます．

Q16 肩鎖関節脱臼の手術適応は？

A 不安定性の強い Rockwood 分類 Type Ⅳ，Ⅴおよび，動的後方不安定性のある Type ⅢB を手術適応にしている

不安定性のない Type Ⅰ，Ⅱは保存治療，不安定性の強い Type Ⅳ，Ⅴは手術治療を行うというのは異論のないところでしょう．問題は Type Ⅲ です．

Type ⅢA は controvertial です．Type ⅢA では活動性の高い事例以外は保存治療が主流です[2]が，いま話題となっているのは動的後方不安定性のある Type ⅢB です．Type ⅢB 以上は積極的手術適応とする傾向にあると思います[3]．

Q17 肩鎖関節脱臼の手術方法は？

A 烏口鎖骨靱帯間を Suture-button で制動する

以前はよくフックプレート固定を用いていましたが，肩関節の可動制限や acromion のエロージョンが多発することより選択しなくなりました．いまは，もっぱら suture button 法だと思います．

Suture-button 法で烏口鎖骨靱帯間（CC）を制動した際には，靱帯の修復も同時に施行しておきたいところです．修復することで瘢痕治癒が促進されると考えるからです．肩鎖関節は K-wire で一時的に固定しますが，その期間は3〜4週間を目処にしています．

また，肩鎖関節靱帯や断裂した deltotrapezoid fascia も可及的に修復します．その際に直接縫合やアンカーを用いて縫着しています．

Q18 烏口鎖骨靱帯を再建する適応とその方法は？

A 新鮮例では再建ではなく修復にとどめているが，陳旧例では再建が必要となる

新鮮例では CC は可及的修復にとどめ再建まではしていません．そのためか術後数か月すると肩鎖関節の上方亜脱臼が生じてきますが，あまり症状はありません．

Type ⅢB に対しても Type Ⅴ と同様の治療，すなわち CC 間に対して suture button 法を用いて制動し，肩鎖関節に対して一時的 K-wire 固定，そして deltotrapezoid fascia の鎖骨への縫着を施行します．Type ⅢB における後方不安定性は主に deltotrapezoid fascia の破綻で生じており，それが治癒し CC，AC が瘢痕化すれば，上方に少し転位したとしても後方不安定性自体はなくなると考えています．

ただし，陳旧例になるとCCの再建が必要になります．筆者はCadenat変法を好んで施行しています．

●動画2
Cadenat変法

筆者が推奨する治療方法

Rockwood分類	治療方法
Type Ⅰ，Ⅱ	保存治療
Type ⅢA	高活動事例にはAC関節の修復とCC間の制動 1．AC関節の整復仮固定（K-wire）とAC靱帯の修復 2．CC間はZip tight固定とCC靱帯の可及的縫合
Type ⅢB Type Ⅳ，Ⅴ	AC関節の修復とCC間の制動はType ⅢAと同じ 加えて断裂したdeltotrapezoid fasciaを鎖骨遠位部に縫着

解説1　Rockwood分類 Type ⅢBの診断と治療

　上方転位が100％程度でaxillary viewでは後方転位が認められないのですが，Alexander view（内ぶん回しストレスでのY view）では後方転位が生じることがあります．

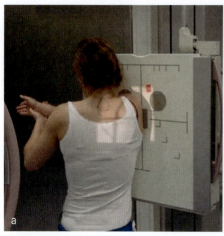
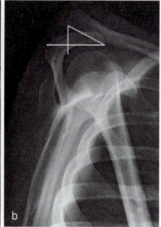

Alexander view
〔Wellmann M, et al. Instabilitätsmuster bei Akromioklavikulargelenkverletzungen vom Typ Rockwood Ⅲ. Orthopade 2013; 42（4）: 271-277 より〕

　このようにストレスによって転位が生じるものをType ⅢBとして転位のないⅢAと区別します．そしてⅢBではdeltotrapezoid fasciaが損傷され不安定性が強く，保存治療では愁訴が残るため手術治療を適応としています．

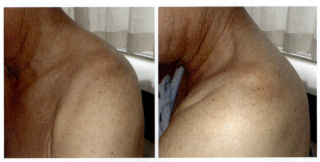

内ぶん回しストレスで鎖骨遠位部が後方に変位する

　ちなみに，Type ⅢBと診断したとしても実際はType ⅢAであったという偽陽性例があります．そこで術中にdeltotrapezoid fasciaの損傷程度，すなわち筋体が鎖骨からどれくらい剝離されているかを評価し，肩鎖関節からの鎖骨露出距離を計測し記録しておきます．また，内ぶん回しストレスをかけたときの実際の不安定性を評価・記録しておきます．

解説2　Rockwood分類 Type Ⅳ，Ⅴに対する治療

　Type Ⅳとは上方転位が100％程度で，axillary viewで後方転位のあるものです．しかし，非ストレス下で後方に変位している事例は稀であり，画像での同定も不明瞭です．実際は麻酔下診察で後方への動的不安定性が同定できるType ⅢBの範疇に含まれる事例が多いように思います．

　Type Ⅴは上方転位が100％を超えるもので，通常は200〜300％程度です．Type Ⅴではdeltotrapezoid fasciaが確実に損傷されています．術中は「損傷範囲」と実際の不安定性を確認し記録しておきます．

◆文献◆

1) Pei Y, et al. Clinical and radiological outcomes of acute Rookwood type ⅢB acromioclavicular joint dislocation: Mini-open tightrope technique versus hook plate. Injury 2023; 54 Suppl 2: S63-S69
2) Tang G, et al. Comparison of surgical and conservative treatment of Rockwood type-Ⅲ acromioclavicular dislocation: A meta-analysis. Medicine (Baltimore) 2018; 97 (4): e9690
3) Berthold DP, et al. Current concepts in acromioclavicular joint (AC) instability-a proposed treatment algorithm for acute and chronic AC-joint surgery. BMC Musculoskelet Disord 2022; 23 (1): 1078

5 肩甲骨体部骨折

症例1　肩甲骨体部骨折　鎖骨骨幹部骨折（30代男性）

受傷時　肩甲骨骨折 AO分類 14B1

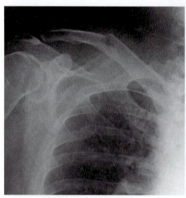
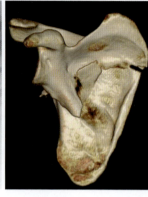
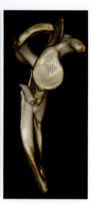

手術　鎖骨骨接合およびBrodskyアプローチで肩甲骨骨接合

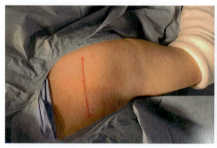
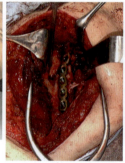
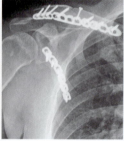
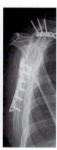

術後1年，肩関節機能障害なし

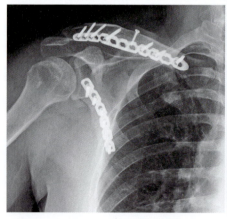
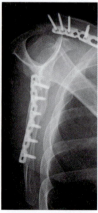

Q.19 肩甲骨体部骨折の手術適応は？

A 「GPA 22°以下, angulation 45°以上, lateral border offset 20 mm以上」のCole基準に従う

　肩甲骨体部骨折は保存治療でも成績はよいので, 大きな転位でなければ手術適応にはなりません.

　手術適応の指標としては, Cole先生が提唱している「GPA (glenopolar angle) 22°以下, angulation 45°以上, lateral border offset 20 mm以上」の3つの基準に従うのがよいです[1]が, 最もよい指標はGPAの低下 (22°以下) による肩下垂です. 肩下垂を重要視する理由は「肩甲上腕関節リズム」が崩れるからです. しかしながら, GPAと実際の肩下垂とは必ずしも相関しないので, 筆者は立位正面の両肩X線画像を参考にするのがよいと考えています.

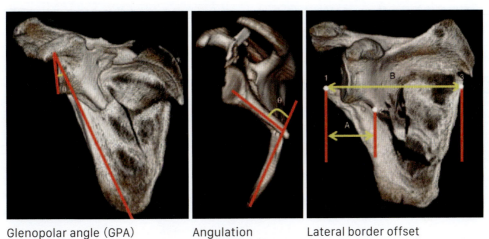

Glenopolar angle (GPA)　　　Angulation　　　Lateral border offset

〔Cole PA, et al. Management of scapular fractures. J Am Acad Orthop Surg 2012; 20 (3): 130-141 より〕

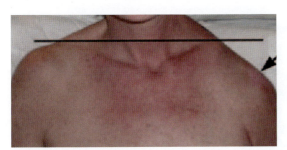

肩甲骨折による肩下垂
〔Cole PA, et al. Management of scapular fractures. J Am Acad Orthop Surg 2012; 20 (3): 130-141 より〕

Q20 肩甲骨体部骨折に対する手術アプローチの推奨は？

A 多くの体部骨折は外側縁の整復固定で十分であり，Brodskyアプローチを推奨する

　肩甲骨体部骨折の外側縁だけを整復固定するのであればBrodskyアプローチが最も低侵襲です[2]．そして内側縁も整復固定する場合は，内側を含めたdouble incisionを選択します[3]．

　Judetあるいはmodified Judetアプローチは展開が容易で手術野が広い[4]ので，肩甲骨骨接合の経験が乏しい場合には有効かもしれませんが，侵襲が大きいため，現在用いられるとすれば陳旧例に対してでしょう．

筆者が推奨する治療方法

　肩甲骨体部骨折については特定の分類によって手術適応や方法を決めていません．手術適応は症例におけるQ19（→51頁）で提示したようにColeの3基準に従っています．

解説1　Coleの基準を判断するための画像撮影

　両肩関節立位正面撮影を基準としますが，胸部画像の代用は禁止しています．この画像において計測ならびに肩関節の不良位置を判断します．さらに両肩・肩甲骨CTを撮影し，手術決定の参考にします．

解説2　手術体位

　伏臥位を基本としますが，術中上肢は下垂位からゼロポジションまで自由に取れるようにします．また，術中のX線イメージ装置は健側から入れるようにします．

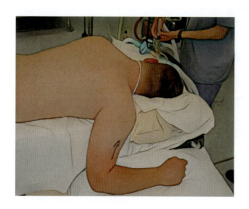

> **解説 3**　**手術アプローチの選択**

　内側部の転位が 1 cm 程度であり，また転位部が開大していない場合は，外側縁のみの整復固定でよいので Brodsky 法を選択します[2]．

　しかし，内側部の転位が 1 cm 以上で，さらに転位部が開大している場合は Brodsky 法に内側の切開を加えるダブルアプローチ[3]を選択します．

　肩甲骨棘の骨折があり整復が必要な場合，あるいは 2〜3 週間以上経過した亜急性〜陳旧性の場合は，Judet あるいは Modified Judet アプローチを選択します[4]．

◆文献◆

1) Cole PA, et al. Scapula fractures. Curr Rev Musculoskelet Med 2013; 6 (1): 79-87
2) Brodsky JW, et al. Simplified posterior approach to the shoulder joint. A technical note. J Bone Joint Surg Am 1987; 69 (5): 773-774
3) Gauger EM, et al. Surgical technique: a minimally invasive approach to scapula neck and body fractures. Clin Orthop Relat Res 2011; 469 (12): 3390-3399
4) Obremskey WT, et al. A modified judet approach to the scapula. J Orthop Trauma 2004; 18 (10): 696-699

> **ちょっと深掘り**

手術か保存かの考え方

　肩甲骨体部骨折については，ほぼ Cole の 3 基準（GPA 22°以下，lateral border offset 20 mm 以上，angulation 45°以上）に従って手術適応を決めているのが現状ですが，特に GPA が 22°以下，lateral border offset 20 mm 以上を重視しています．これは肩甲上腕関節リズムを維持するためであり，誰もが手術治療を選択する基準としているでしょう．ちなみに，この基準値の意味するところは体幹における「glenoid の位置関係」にあると考えられるので，立位両肩関節 X 線と 3D-CT で計測して評価するのがよいと思います．

　この Cole 基準を用いる妥当性についてですが，Cole 先生自身が講演で「いままで保存的に治療された結果生じた機能的不具合例の要因がどこにあったのか？　を検討して基準を作った」と述べており，J Orthop Trauma 2011 の論文でも「肩甲骨体部骨折変形の 5 例で GPA が 22/29/28/25/19/25°であったものが，矯正手術により正常化し機能も回復した」と記載されています．

　筆者自身の経験においても，GPA 20°程度の変形と偽関節が有症状であったために矯正手術をしたところ愁訴が改善したという経験が数例ありますので，Cole 基準は妥当ではないかと実感しています．

6 肩甲骨関節窩骨折

症例 1 肩甲骨関節窩骨折（40代女性）

受傷時　肩甲骨関節窩骨折 Ideberg 分類 Type Ⅰa，烏口突起骨折 Ogawa 分類 Type Ⅰ

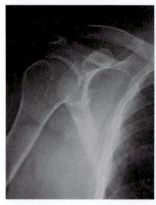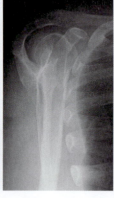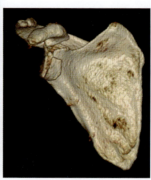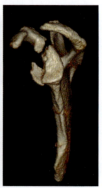

手術治療　烏口突起と関節窩の骨接合術

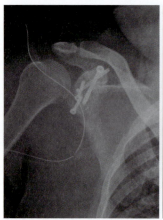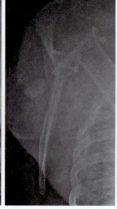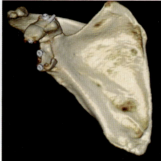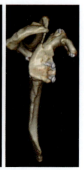

術後6か月，肩関節機能障害なし

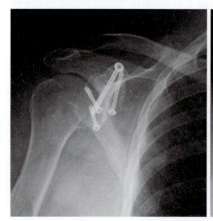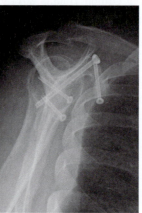

肩甲骨関節窩骨折で汎用される分類は？

 Ideberg分類が汎用されている

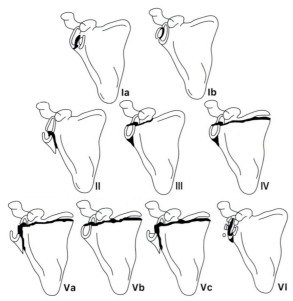

〔Ideberg R, et al. Epidemiology of scapular fractures. Incidence and classification of 338 fractures. Acta Orthop Scand 1995; 66(5): 395-397 より〕

 肩甲骨関節窩骨折の手術適応は？

 Ideberg分類 Type Iaは「肩関節の前方不安定性」の観点から手術適応，下方成分の骨折は5 mm以上の転位，上方成分の骨折はSSSCの破綻で手術適応とする

　関節窩骨折の治療はIdeberg分類を基に考えます．粉砕例は最も治療が難しい損傷の1つですが，関節面段差の許容範囲が広いことが寛骨臼骨折と大きく異なる点です．それゆえに厳密には整復固定がなされなくても許容としています．
　Ideberg分類 Type Iaは「肩関節の前方不安定性」の観点から手術適応の最たるものです．下方成分の破綻は安定性に寄与するので，5 mm以上の転位があれば手術適応になるでしょう[1]．そして上方成分の破綻については superior shoulder suspensory complex (SSSC) が破綻していれば手術適応とします[2]．

 関節窩骨折の手術方法は？

 Ideberg分類 Type Iaは可能なら関節鏡視下手術，骨折片が大きければORIF

　Ideberg分類 Type Iaに対する観血的整復固定はかなり侵襲的ですので，可能ならば関

節鏡視下手術が望ましいです[3]が，関節鏡視下の骨接合術は関節唇修復と異なり，かなりの技量を要します．骨折片がスクリュー固定の適応となるほど大きければ，観血的治療のほうが確実性は高いでしょう．

筆者が推奨する治療方法

Ideberg分類	治療方法
Type Ⅰa	骨片小（20％以下）では関節鏡視下修復 骨片大（20％以上）では前方アプローチでの骨接合術
Type Ⅱ	後方アプローチでの骨接合術
Type Ⅲ，Ⅳ	SSSCの2か所破綻が手術適応，上方アプローチで骨接合術
Type Ⅳ，Ⅴ	前方・後方ダブルアプローチで骨接合術

解説1　Ideberg分類 Type Ⅰaにおける骨片長計測方法

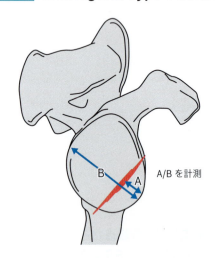

3D CT画像で図のように関節面の占拠率を測定します

解説2　手術アプローチ

　最も頻度の高いIdeberg分類 Type Ⅰaに対してはdeltopectoralアプローチを用います．肩甲下筋を切離して肩甲骨関節窩前面を展開します．この際にcoracoidは切離しないでも展開は可能です．後方アプローチとしてはBrodsky法を選択します．

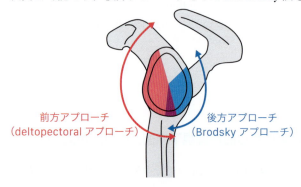

前方アプローチと後方アプローチで展開できる範囲を示しています．

解説3　Ideberg分類 Type Ⅰaに対するスクリュー固定

Glenoidから45°傾斜して挿入すると適切に固定されます．

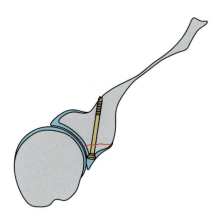

解説4　Ideberg分類 Type Ⅲに対する上方アプローチ

　図のように関節窩上方部と烏口突起が骨折している Ideberg分類 Type Ⅲに肩峰骨折が伴うような SSSC 2か所破綻で不安定性が強いものが手術適応です．関節窩上方骨片の整復と肩峰骨折の整復にはサーベルカット様切開を用いた上方アプローチと前方アプローチが有用です．

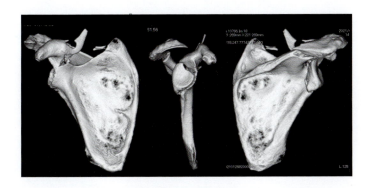

　上方アプローチは僧帽筋を肩峰から剥離し棘上筋が露出させ，その前方から烏口突起周囲を展開します．この際，肩甲上神経を剥離確保しておくことは言うまでもありません．前方アプローチは通常の deltopectoral（DP）アプローチで烏口突起を展開します．

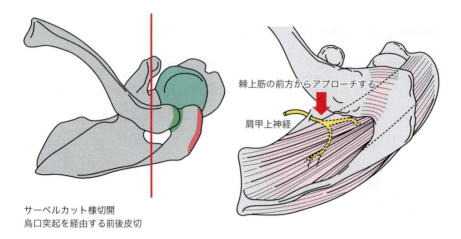

サーベルカット様切開
烏口突起を経由する前後皮切

棘上筋の前方からアプローチする
肩甲上神経

◆文献◆

1) Giordano V, et al. Open reduction and internal fixation of Ideberg type ⅠA glenoid fractures: Tricks, pearls, and potential pitfalls based on a retrospective cohort of 33 patients focusing on the rehabilitation protocol. Eur J Orthop Surg Traumatol 2023; 33(3): 571-580
2) Bonczek SJ, et al. An innovative method of fracture reduction in an arthroscopically assisted cannulated screw fixation of an Ideberg type Ⅲ glenoid fracture. Int J Shoulder Surg 2015; 9(2): 56-59
3) Chalidis B, et al. The role of arthroscopy in contemporary glenoid fossa fracture fixation. Diagnostics (Basel) 2024; 14(9): 908

7 肩甲骨烏口突起骨折

> **症例1** 肩甲骨烏口突起骨折 （60代男性，転倒受傷）

受傷時　右烏口突起骨折 Ogawa 分類 Type Ⅰ，肩鎖関節脱臼 Rockwood 分類 Type Ⅲ

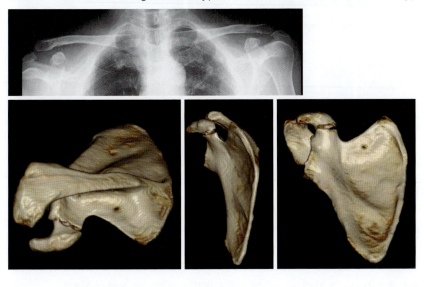

手術治療　烏口突起骨接合，肩鎖関節仮固定

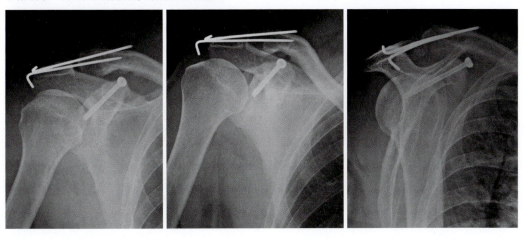

術後5か月，肩関節可動障害なし

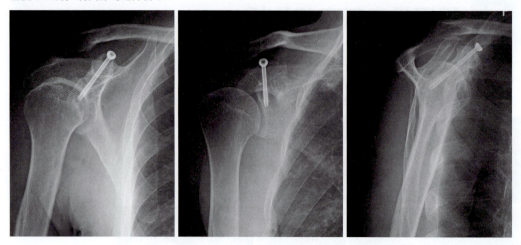

Q24 烏口突起骨折の分類は？

A Ogawa分類が汎用される

日本の小川先生が，Coracoid process部が骨折するType IIと，その基部が骨折するType Iに分類しましたが，このOgawa分類が最も汎用されていると思います[1]．

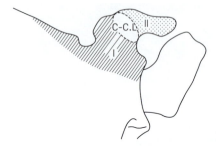

〔Ogawa K, et al. Fractures of the coracoid process. J Bone Joint Surg Br 1997; 79（1）: 17-9 より〕

Q25 手術適応と方法は？

A Type Iが手術適応である

Ogawa分類 Type IはSSSCの2か所破綻を伴うことがほとんどであるため手術適応としていますが，Type IIは通常は保存的（放置）している人が多いと思います[2]．

Q26 SSSCの破綻とは，どのような病態か？

A 肩関節懸垂機構の破綻であり，SSSCが2か所以上で破綻すると不安定であると判断する

　Superior shoulder suspensory complex（SSSC）とは肩関節の懸垂機構のことであり，この機構が破綻するということは肩関節を上方に維持することができないということです．通常の肩甲骨体部骨折に適応される概念ではありません．

　少し難しい概念ですが，下図のようにGoss先生がglenoidを保持する機構として考え出しました．この機構が2か所以上で破綻すると不安定であるとして手術適応と判断します[3]．

　SSSCの2か所以上破綻（以下SSSC破綻）と似たような病態にfloating shoulderがありますが，これは鎖骨骨幹部に肩甲骨頚部骨折が合併した場合のように，肩関節が体幹から乖離しているものです．このfloating shoulderはSSSC破綻とは別物です．Floating shoulderはSSSC破綻といえますが，SSSC破綻であるからといってfloating shoulderではあるとは限りません．Type Ⅲの肩鎖関節脱臼もSSSC破綻であることを認識しましょう．

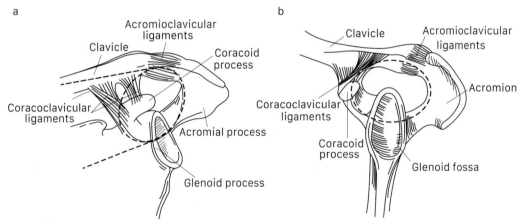

〔Goss TP. Double disruptions of the superior shoulder suspensory complex. J Orthop Trauma 1993; 7（2）: 99-106 より〕

筆者が推奨する治療方法

Ogawa分類		治療方法
Type Ⅰ	転位小（5 mm以下）	整復せずに経皮的スクリュー固定（5.0 CCS）
	転位中（5〜10 mm）	Joy stickで整復し経皮的スクリュー固定
	転位大（10 mm以上）	観血的に整復しスクリュー固定
Type Ⅱ	転位大（5 mm以上）	観血的に整復しスクリュー固定（4.0 CCS）

解説 1　Ogawa分類 Type I の基部骨折に対する経皮的スクリュー固定

まずは「適切なイメージング」が重要ですが，そのポイントは以下のとおりです．
①対側からX線透視装置（C-arm）を設置する．
②鎖骨前方に烏口突起基部が楕円形に見え，その楕円が肩甲骨頸部と重なり，透視像が肩甲骨窩に平行になる位置にC-arm画像を合わせ，その位置を確認する．
③楕円部の内側には肩甲上神経，外側には関節面，腹側には神経血管束が走行しているので注意する．

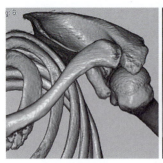 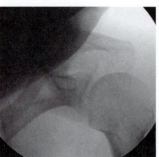

スクリューは以下の要領で挿入します．
①ガイドワイヤー刺入点は烏口突起基部垂直部と先端水平部の移行部とする．
②肩甲骨AP-viewで関節窩に平行か，やや外側へ向けて挿入する．
③Y-viewではできるだけ長く挿入する．
④スクリューは5.0 CCSを用い，長さはおおよそ50〜60 mmである（術前CT画像で確認）．

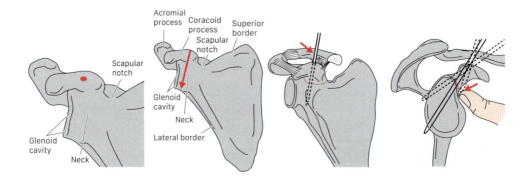

解説 2　Ogawa分類 Type I の基部骨折に対する観血的整復術

転位が大きいもの（10 mm〜）は観血的な整復が望ましいですが，その方法は以下のとおりです．
①Deltopectoralアプローチ（通常よりやや内側）で展開する．
②Thoracoacromial arteryの分枝は切離する．

③Pectoralis minor および subscapularis を下方へ牽引する．
④Neurovascular を愛護的にリトラクトし烏口突起基部を展開する．
⑤直視下に整復し，ガイドワイヤーを glenoid 下縁後方に向けて挿入する．
⑥原則的に 5.0 CCS 2 本で固定する．

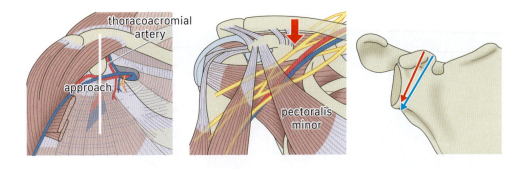

◆文献◆

1) Ogawa K, et al. Fractures of the coracoid process. J Bone Joint Surg Br 1997; 79（1）: 17-19
2) van Doesburg PG. Treatment of coracoid process fractures: a systematic review. Arch Orthop Trauma Surg 2021; 141（7）: 1091-1100
3) Goss TP. Double disruptions of the superior shoulder suspensory complex. J Orthop Trauma 1993; 7（2）: 99-106

ちょっと深掘り

烏口突起基部骨折の手術適応とその方法は？

　通常は鎖骨骨折や肩鎖関節脱臼を合併する SSSC の 2 か所破綻例を手術適応としますが，鎖骨骨折や肩鎖関節脱臼の治療を行えば，理論的には SSSC の 1 か所の破綻になるので，烏口突起基部骨折の固定は不要との考えもあるかもしれません．

　しかし，烏口突起の転位が少ない場合は放置でよいかもしれませんが，経皮スクリュー固定は容易ですので結局は施行していますし，転位が 10 mm 以上と大きければ看過しがたく骨接合しているのが現実です．あと 10 年は controversy ではないかと思います．

　さて，骨接合の方法ですが，もちろん転位の程度で変える必要があります．まず前提として，鎖骨骨折や肩鎖関節脱臼は解剖学的に整復し固定します．そのうえで，烏口突起基部が 5 mm 以内の転位では *in situ* screw 固定でよく，5〜10 mm の転位では joy stick で整復しスクリュー固定，そして 10 mm 以上の転位があれば観血的に整復し，スクリュー固定としています．

　観血的整復における烏口突起基部へのアプローチには「外側法」と「内側法」がありますが，転位は通常，内側のほうが強いので「内側法」のほうが理にかなっています．「内側法」施行には慣れが必要ですが，経験を積めば「胸肩峰動脈の同定」や「小胸筋の剥離」は容易に感じられることでしょう．

8 上腕骨近位部骨折

症例1 上腕近位部骨折 2 parts（50代男性，慢性腎不全　血液透析　転倒受傷）

受傷時　AO分類 11A2.1，2 parts 外科頚骨折

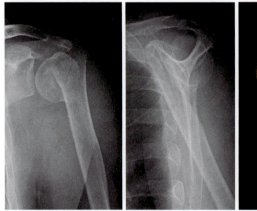
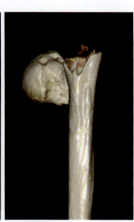

手術治療　髄内釘固定　　　　　術後3か月，肩関節機能障害なし

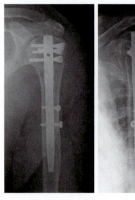
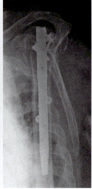
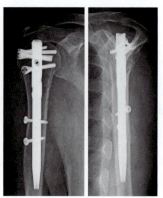

症例2　上腕近位部骨折 3 parts（60代女性，転倒受傷）

受傷時　AO分類 11B1.1，3 parts

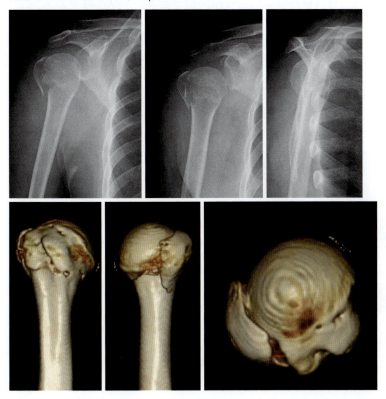

手術治療　プレート固定

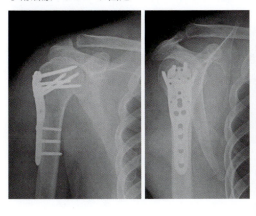

術後6か月

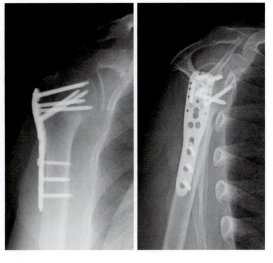

Q27 保存治療の適応と方法は？

A 骨折部の安定性があり，リハビリテーションが理解できることが条件である

上腕骨近位部骨折は保存治療によって屈曲変形45°以内，大結節転位10 mm以内の許容変形内に骨癒合が獲得されれば，良好な肩関節機能が期待できます．受傷早期の診察時に骨頭と骨幹部が他動可動で一緒に動くようであれば，そしてリハビリテーションの方法を理解できれば，保存治療が可能です．ただし，保存治療は管理がやや難しいので，主治医の熟練も必要です．リハビリテーションの方法としては，石黒法が汎用されています[1]．

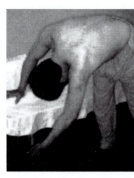
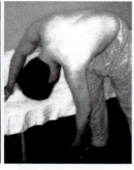

早期運動療法
・受傷1週から下垂位での積極的振り子運動
・6週後から自動挙上を許可
※骨癒合状況をみながら
(石黒隆．上位骨近位端骨折に対する保存的治療．下垂位での早期運動療法について．MB Orthop 2010; 23(2): 9-17 より)

Q28 骨折の形態から上腕骨頭の血行と壊死をどのように推測できるか？

A Hertelのクライテリアで判断する

近年は「前上腕回旋動脈上行枝」よりも「後上腕回旋動脈上行枝」のほうが上腕骨頭の栄養血管として優位であるとされています．この血管を重視して「Hertelのクライテリア」が提唱されました[2]．

解剖頸骨折で骨頭骨片の内側骨皮質の長さが8 mm以下で，頸部内側の連続性が破綻しているものは97%以上の確率で骨頭壊死を起こすとされています．筆者はこの基準を用いて壊死の危険性を判断しています．

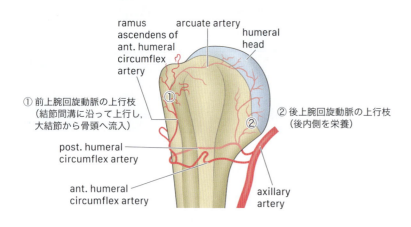

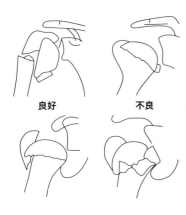

Hertelのクライテリア
①骨頭骨片の内側骨皮質の長さが 8 mm 以下
②骨頭骨片と骨幹部内側の連続性（medial hinge）がない
③解剖頚骨折
〔Hertel R, et al. Predictors of humeral head ischemia after intra-capsular fracture of the proximal humerus. J shoulder Elbow Surg 2004; 13（4）: 427-433 より〕

Q29 手術治療におけるプレートと髄内釘の使い分けは？

A 上腕骨 2-3 parts 骨折は髄内釘固定，3-4 parts 骨折はプレート固定

　髄内釘の骨頭刺入部近傍に骨折があり，head anchoring（髄内釘による骨頭の把持力）が不十分になる可能性があるもの以外は，髄内釘で治療が可能です．上腕骨 2-3 parts 骨折は髄内釘固定，3-4 parts 骨折はプレート固定が選択されることが多いです[3,4]が，いまのところ，プレートか髄内釘かについては術者の判断に委ねられているというのが現状です．

Q30 人工物置換の適応は？

A 70 歳以上で骨頭壊死率が高い事例（4 parts 骨折，脱臼骨折）

　骨頭壊死率が高い事例（4 parts 骨折，脱臼骨折）においては，患者の年齢が 70 歳以上であればリバース型人工肩関節置換術（RSA）の成績が良好なのでそれを選択するのがよいでしょう[5]．
　しかし，比較的若年患者（65 歳以下）ですと，壊死する確率が高くても骨接合術を選択したいところです．人工関節の耐用年数が 10 数年程度であることと，たとえ壊死したとしても臨床成績はそれほど悪くないからです．
　人工骨頭置換術（HA）を選択するのは，結節部の再建に確実性がある場合か，単に除痛を目的とした ADL の低い高齢患者の場合でしょう．人工物置換術で「よい成績（可動性）」を獲得しようと思えば，RSA を施行するべきであると考えます．

Q31 認知症患者への対応で注意すべきことは？

A 骨折型が保存治療適応でも骨接合術を選択する

　「コントロール不良な認知症を合併」ということは，リハビリテーションを必要とする保存治療は難しいと考えるべきです．このような状況では，骨折型が保存治療の適応でも骨接合をして骨折部の管理を容易にすることが望まれます．

症例3　上腕骨大結節骨折（60代男性）

受傷時　肩関節脱臼後大結節骨折（AO分類 11A1.1）

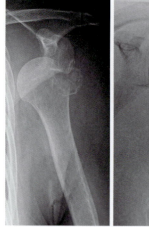 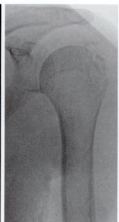 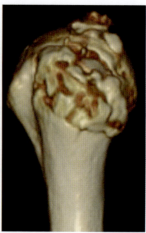

手術治療，プレート固定術

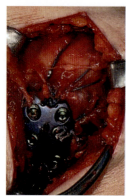 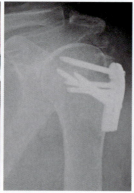 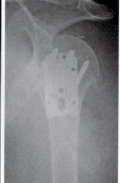

術後3か月，肩関節可動障害なし

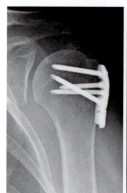 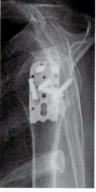

Q32 大結節骨折の手術適応は？

A 上方 5 mm，後方 10 mm の転位例，脱臼例・骨粗鬆例は転位増大の危険性が高いため手術治療を推奨する

　通常のテキストには転位の程度が上方 5 mm，後方 10 mm を手術適応としていますが，骨頭の外反によって相対的に上方転位しているように見えることがあるため注意したいところです．一方，脱臼例かつ骨粗鬆例では転位増大の危険因子性が高いので，そのような場合には，たとえ初期には転位が軽度でも，早期の内固定術を推奨します[6]．

Q33 大結節骨折の手術方法は？

A 骨質がよければスクリュー固定やテンションバンド固定，骨質が悪ければ suture bridge 法を選択する

　骨質がよければスクリュー固定やスクリュー固定＋テンションバンド固定を，骨質が悪ければ suture bridge 法[7]を選択するのがよいと一般的に考えられていると思います．

　しかしながら，この suture bridge 法はよい方法なのですが，アンカーの効きが不良な場合には，再転位の危険性があります．筆者も suture bridge 法には悩まされました．そのため筆者はミニプレート法を汎用性が高い優れた方法として推奨しています[8]．

Q34 年齢（骨粗鬆度）による対応の違いは？

A 青壮年より高齢者に手術適応あり

　ADL が低い高齢者より，ADL が高い青壮年のほうが手術適応範囲は広いと考える人がいるかもしれませんが，高齢者骨折は転位増大の危険性が大きく，保存治療に抵抗性があります．特に脱臼例では早期の内固定術を推奨しています．

筆者が推奨する治療方法

AO 分類	治療方法
Type A1.1（手術適応は上方転位 5 mm 以上，後方転位 10 mm 以上）	ミニプレート固定 高齢者脱臼例は転位がなくとも積極的固定
Type A2，3	安定型は保存治療，不安定型は髄内釘固定を基本とする 骨質のよい青年/若年（30 代以下）は Ender 釘固定
Type A3（Shield type）	拡大前外側アプローチによる整復プレート固定
Type B1．C	MIPO あるいは拡大前外側アプローチによる整復プレート固定
高齢者 Type C3（70 代以上）	肩関節脱臼骨折で ADL の比較的高い患者は RSA（Reverse Shoulder Arthroplasty） ADL が低い，除痛目的の患者は HA（hemiarthroplasty）

解説1 大結節骨折における保存治療

大結節骨折は，非脱臼例・若年症例で転位が少ない場合（上方転位5 mm，後方転位10 mm以内）は保存治療を選択してよいでしょう．一方，脱臼例・高齢者では転位が少なくても増大する危険性が高いので，手術治療を選択することにしています．

解説2 大結節骨折におけるミニプレート固定

大結節骨折の手術治療法として，スクリュー固定やテンションバンド固定，suture bridge法などがよく知られていますが，筆者はミニプレート法を選択しています．すべての大結節骨折に応用可能な汎用性の高い方法です．

手術手技を以下に示します．

①大結節骨片の整復仮固定
通常の外側切開で展開，大結節骨片を直視下に整復しK-wireで仮固定します．

②プレートの選択
日本には大結節骨折用の専用プレートがありません．そこで，上腕骨近位骨折用プレートの近位部分を切離して使用します．

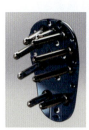 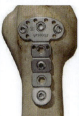 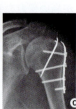 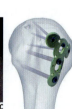 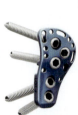 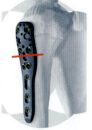

③最終固定
近位部分を切離した上腕骨近位骨折用プレートを使用しますが，棘上筋腱（SSP）と棘下筋腱（ISP）にそれぞれ2本のfiber wireをかけ，それぞれplate holeに通しておきます．プレートの高さは大結節近位端から3〜5 mmの部位に設置します．プレートをスクリュー固定し，最後に糸を締結して終了となります．

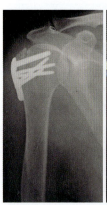 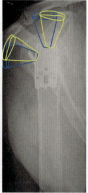 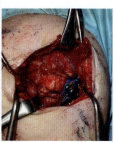

SSPとISPにそれぞれ2重縫合を行う

④**大結節骨片が小さい，あるいは粉砕している場合の対処**

プレートによる骨片固定には期待できない場合，プレートを足場としてcuffを再建するようにします．SSP/ISPにそれぞれ2本（合計4本）で2重縫合する固定法，あるいはsuture bridge法の手法を導入します．

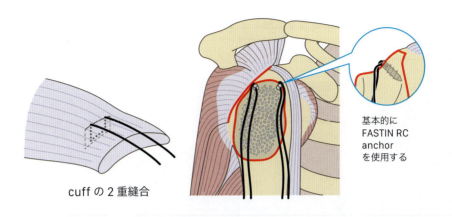

cuffの2重縫合

基本的にFASTIN RC anchorを使用する

解説3　上腕骨頚部骨折における保存治療

　上腕骨近位部骨折に対して，日本では手術治療が選択されることが多いですが，文献上は多くの事例（60〜80％）で保存治療が選択されています[9]．筆者も本骨折の保存治療は手術治療と同等以上の成績が獲得されると考えています．

　本治療の適応は，「振り子運動で骨頭と骨幹部がおおよそ一緒に可動する，骨接触が75％以上，外反転位例，そのまま癒合しても許容範囲（屈曲転移45°以下，大結節転移1cm以内）の転位」というように安定型とみなすことができる事例で，リハビリテーションの注意事項を理解できれば，原則的に「保存治療」を選択します．逆に言えば，①透視下他動運動で骨折部が不安定，②ゼロポジションまでもっていくことができない（石黒法によるリハができない），③自己管理能力に乏しいなどの事例は手術適応とするほうがよいでしょう．

　保存治療の後療法は以下のとおりです．
- 〜1週：三角巾・バストバンド固定
- 1週〜：下垂位振り子運動（昼間は三角巾固定，夜間は三角巾・バストバンド固定）
- 6週〜：骨癒合の進行確認後に肩挙上訓練

解説 4 　髄内釘固定手技

骨頭骨片が大きく温存されている 2–3 parts 不安定型骨折は髄内釘固定の適応です．

まずはゼロポジション牽引で徒手整復することが効果的です．展開は通常の前外側展開となりますが，骨頭骨片が露出されたら，SSP/ISP に糸をかけ手綱整復を行います．内反が残存していれば joy stick 整復を追加しますが，正常よりもやや外反位整復にするとよいでしょう．

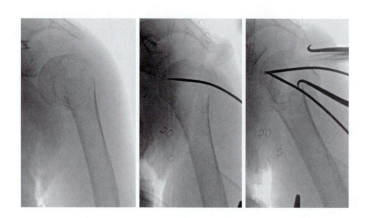

大結節の前方 1/3 より 25°程度後方近位に向かって cuff を切開し骨頭関節面と上腕二頭筋腱長頭を露出しますが，近位骨片の適切な整復にかかわらず髄内釘の挿入孔展開が不良な場合は肩峰先端あるいは烏口肩峰靱帯を切除（切離）します．

骨頭部が適切に展開されれば，骨頭頂部（骨幹部軸延長上）からガイドワイヤーを挿入するとともにアライメントを調整します．Straight nail における理想的な挿入ポイント（骨頭頂部）は骨頭中心から外側 8 mm，前方 3 mm と考えてください．

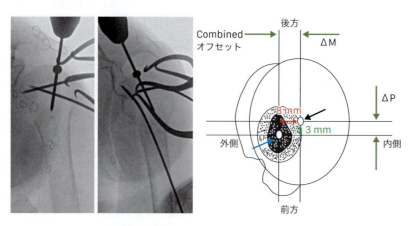

ガイドワイヤーが適切に刺入されたらリーミングを施行しますが，この時，刺入孔の破壊（開大）と外側変位に注意しなければなりません．それは骨粗鬆が強い場合や acromion がせり出している場合に生じやすいです．リーミングの際に，骨孔の外側縁と大結節 footprint との距離が 5 mm 以上確保できればよいと考えます．

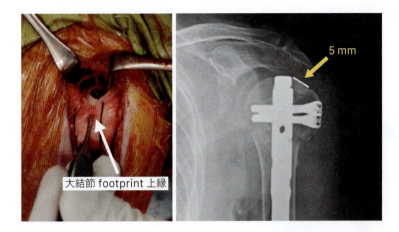

遠位骨片の変位修正には polar ピンを使用するのが効果的です．

髄内釘を挿入しますが，varus type では全例 hot balloon technique を施行します．また，内側にギャップが生じないように，骨頭内に骨幹部が若干入り込むように心がけます．

最後に術中の内旋，外旋角を確認して終了します．

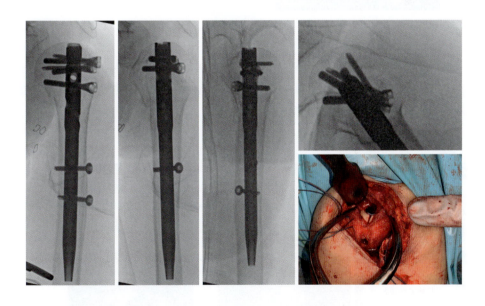

解説 5 プレート固定手技

大結節が転位している 3 parts（AO 分類 B1.1）骨折は最小侵襲プレート固定（MIPO）を施行します．

4 parts 骨折（C3）については，青壮年は基本的にプレートによる ORIF を施行します．65 歳以上の高齢者で骨頭骨片が半円以上の大きさを有していて 5 本のスクリューが挿入可能な場合も ORIF を施行します．70 歳以上で Hertel の基準に当てはまるものは RSA を適応としています．

整復がやや難しいものは基本的に拡大前外側アプローチを用います．その理由は，整復と仮固定の位置が中間位で可能となり，多くの術者にとってコントロールが容易であるた

めです.

　筆者は，まず肩甲下筋腱 (SSP)，棘下筋腱 (ISP) にそれぞれ糸を 2 本ずつかけ，棘上筋腱 (SSP) には 1 本かけており，これを筆者は 5 strings strategy と呼んでいます.

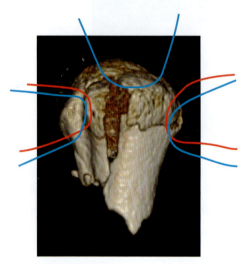

5 strings strategy

　骨頭骨片をエレバトリウムで整復した後に SSP, ISP にかけた糸を締結し 2 parts 化します．これで，結節骨片と骨頭はほぼ一体化しますが，結節部から骨頭へ仮固定ピンを挿入して固定性を高めるのもよいです.

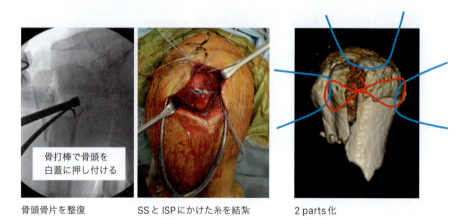

骨頭骨片を整復　　　　SS と ISP にかけた糸を結紮　　　　2 parts 化

　2 parts 化した後，骨頭部と骨幹部を整復し，骨頭から K-wire を髄内に刺入し軸固定します．この際，内側ギャップが生じないように，そして offset を形成するように骨頭内に骨幹部が若干入り込むようにします．もしも void 形成のために骨頭の外方化が生じるような場合は，offset を保持するように人工骨ブロックを充填（基本的に 1 cm 大×2 個）します.

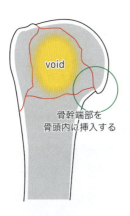 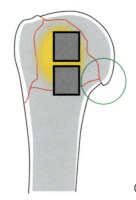

骨幹端部を
骨頭内に挿入する

Offsetの矯正

　残りの3本の糸をプレートの仮固定孔に通し，プレートを設置しプレートと骨を仮固定します．近位スクリューの本数は5本を原則としています．

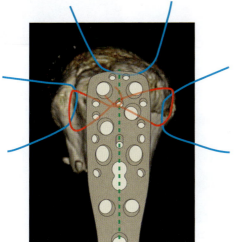

Hot balloon technique

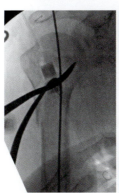 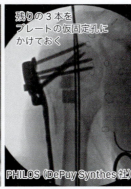 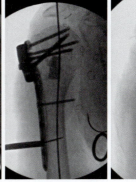 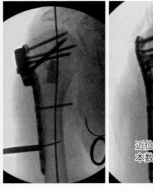

残りの3本を
プレートの仮固定孔に
かけておく

PHILOS (DePuy Synthes 社)

近位スクリューの
本数は原則5本

骨頭から鋼線仮固定　　骨頭firstでプレート固定　　offsetとアライメントに注意してpositioning screwを挿入

若年者（青壮年）4 parts骨折で壊死が懸念される場合は，軟骨下骨から10 mmほど短いスクリューを選択します．一方，高齢者は固定性を重視し軟骨下骨から5 mmほど短いスクリューを選択します．最後にfiber wireを締結し終了になります．
　プレート固定を成功させるには，いくつかの指標をクリアする必要があります．下図を参照してください．

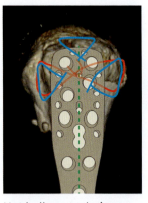
Hot balloon technique

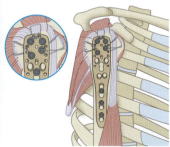

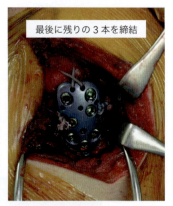
最後に残りの3本を締結

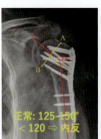
neck shaft angle　骨頭高位　内側骨皮質のギャップ

手術完成度の指標
①neck shaft angle＞125°
②骨頭高位＞0 mm
③内側骨皮質のギャップ＜3 mm
④軟骨下5 mm以内に5本以上のスクリューが挿入

● 動画3
上腕骨近位部C type骨折に対するORIF

解説6　Vertical fracture (shield fragment)

　これは「骨頭のsplit骨折」であり，大結節と小結節が「（ほぼ）一塊」となっていることが特徴です．

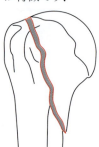

「効果的なアプローチの選択」と「効果的整復法」が治療のポイントであり，筆者は拡大前外側アプローチを用いていますが，肩峰から三角筋前方線維を剥離してより広い視野を確保します．

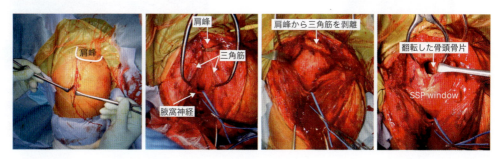

整復のために「前方はSSPの縦切開」「後方はISPとTeres minor（小円筋）の間（三角筋後方を肩峰から骨膜ごと剥離）」の2 windowが効果的と考えます．

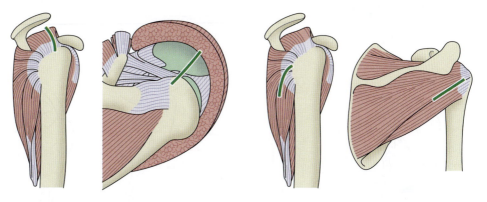

整復の確認はSSP経由　　　　　　　　　骨頭へのアクセスはISP-Teres minor

エレバトリウムで骨頭部を挙上し，さらにjoy stick法を用いて整復しますが，整復の質評価はSSP切開部から骨頭部を直視して行います．

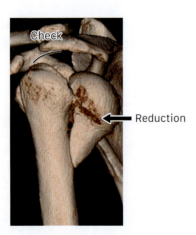
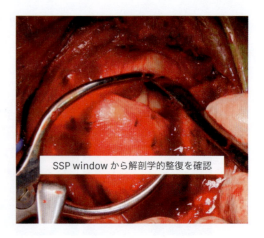

整復後は K-wire で仮固定したあと，プレート固定し終了になります．

解説7 高齢者 4 parts 骨折

70 歳代以上で Hertel の基準に当てはまるものは RSA を考慮しています．

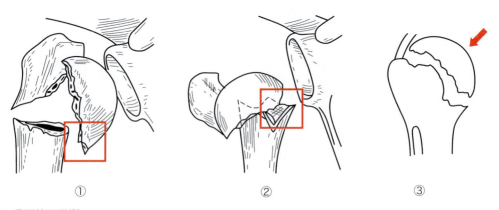

骨頭壊死予測
①骨頭骨片の内側骨皮質の長さが 8 mm 以下
②骨頭骨片と骨幹部内側の連続性 (medial hinge) がない
③解剖頚骨折

◆文献◆

1) 石黒隆. 上腕骨近位端骨折に対する保存的治療. 下垂位での早期運動療法について. MB Orthop 2010; 23（2）: 9-17
2) Hertel R, et al. Predictors of humeral head ischemia after intracapsular fracture of the proximal humerus. J shoulder Elbow Surg 2004; 13（4）: 427-433
3) Gracitelli ME, et al. Locking intramedullary nails compared with locking plates for two- and three-part proximal humeral surgical neck fractures: a randomized controlled trial. J Shoulder Elbow Surg 2016; 25（5）: 695-703
4) Wong J, et al. Outcomes of intramedullary nailing for acute proximal humerus fractures: a systematic review. J Orthop Traumatol 2016; 17（2）: 113-122
5) Vall M, et al. Reverse shoulder replacement versus hemiarthroplasty for proximal humeral fracture in elderly patients: a systematic review. Musculoskelet Surg 2022; 106（4）: 357-367
6) Su F, et al. Management of greater tuberosity fracture dislocations of the shoulder. JSES Rev Rep Tech 2023; 4（3）: 578-587
7) Kong LP, et al. Minimally invasive open reduction of greater tuberosity fractures by a modified suture bridge procedure. World J Clin Cases 2022; 10（1）: 117-127
8) Zeng LQ, et al. A new low-profile anatomic locking plate for fixation of comminuted, displaced greater tuberosity fractures of the proximal humerus. J Shoulder Elbow Surg 2021; 30（6）: 1402-1409
9) Rangan A, et al. Surgical vs nonsurgical treatment of adults with displaced fractures of the proximal humerus: the PROFHER randomized clinical trial. JAMA 2015; 313（10）: 1037-1047

ちょっと深掘り

肩関節後方脱臼骨折の治療方法は？

Konradsは本骨折の治療アルゴリズムを示してくれています．

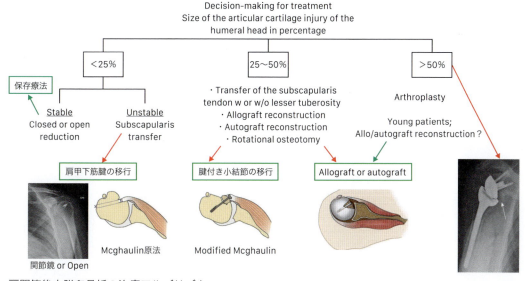

肩関節後方脱臼骨折の治療アルゴリズム

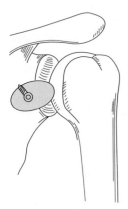
Hindenach法

　前方脱臼では Bankart 修復を行い Hill-Sachs 部は修復対象ではありませんが，後方脱臼では，reverse Hill-Sachs 部を修復対象にします．後方脱臼においては肩甲下筋腱付着部損傷の程度が後方制動の要因になっているからだと考えます．
　ちなみに，筆者は過去に，前方修復を施行しても（亜）脱臼が制動できなかった事例を経験しており，その場合は後方に骨移植を追加して制動しましたが有効でした．

9 上腕骨骨幹部骨折

症例1 骨幹部斜骨折治療（80代女性）

受傷時　AO分類 12A1b　　　手術治療　髄内釘固定　　　術後3か月，骨癒合　患肢機能障害なし

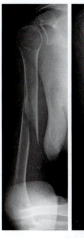
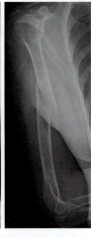
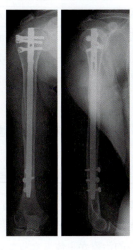
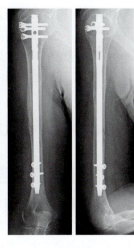

Q35 上腕骨骨幹部骨折における保存治療の適応は？

A 比較的若い患者の低エネルギーらせん骨折が適応となる

　上腕骨骨幹部骨折に対して，Sarmientoの functional brace を用いた保存治療は有用な方法です[1]．この治療を行うには「アライメントが保持できること」「骨癒合すること」，そして「リハビリテーションに耐えられること」などが必要であり，その適応は比較的若い患者で，低エネルギーらせん骨折（斜骨折），また中央から遠位にかけての骨幹部骨折などです．

　昨今，手術治療が主体となり保存治療の割合が減ってきています．治療技術を要する保存治療はますます避けられ，できる医師が少なくなってきています．Uスプリントを用いた初期の骨折管理から functional brace 治療の注意点については，『整形外科 骨折ギプスマニュアル』〔日本骨折治療学会教育委員会（編），メジカルビュー社〕に筆者が記載しています．参考にしていただければ幸いです．

Q36 プレート固定と髄内釘固定の選択は？

A 若年者には最小侵襲プレート固定（MIPO）が，高齢者や横骨折は髄内釘固定が標準的治療法である

　骨幹部骨折において髄内釘固定は侵襲的にも力学的にも理にかなっています．しかし，最大の問題は肩腱板を切開して挿入しなければならず，そのための肩関節痛や可動障害などの問題が生じることです．低侵襲の展開やrotator intervalアプローチで解決する可能性はあるものの，若年者に対しては最小侵襲プレート固定（MIPO）を選択する医師が少なくありません．高齢者，横骨折は髄内釘固定がgold standardだといえるでしょう[2]．

Q37 受傷時に橈骨神経麻痺を生じている場合の対処法は？

A 手術治療が主体となっている現在では積極的に神経を確認する傾向にある

　以前は，受傷時に橈骨神経麻痺があっても90％以上は自然回復するため，「まずは経過観察してよい」という話がされてきました．しかしこれは，保存治療の対象となるような低エネルギー損傷の場合です．手術的治療が主体となっている現在では，積極的に神経を確認する傾向にあります[3,4]．

　具体的には，骨折部位が骨幹部遠位1/3のHolstein–Lewis型は低エネルギー損傷であり，橈骨神経が骨折部に嵌頓していないことを確認するにとどめます．一方，開放損傷，筋体損傷合併などの高エネルギー損傷では神経修復が必要な可能性もあり，損傷部の広範囲展開が必要です．

Q38 術後に橈骨神経麻痺が生じた場合の対処法は？

A 可及的早期に再手術で神経展開が必要である

　術前に橈骨神経麻痺がないものが術後に生じたということは，手術操作によってダメージが神経に加わった証拠です．それは，整復による牽引なのか？　骨折部による圧迫なのか？　骨折部への引き込みなのか，さまざまな可能性があります．骨片間の陥入など，最悪の状況を回避するために早急に再手術をするべきだと考えます．

症例2　遠位骨幹部骨折（20代男性，投球で受傷）

受傷時　AO分類 12B3c　　　手術治療　前方MIPO　　　術後4か月，骨癒合

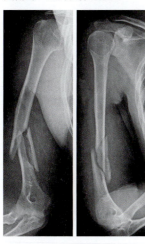
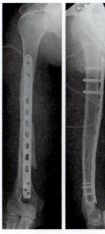
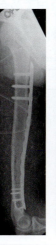
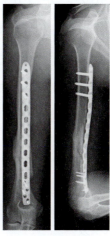

Q39 上腕骨遠位骨幹部らせん骨折に対する治療法は？

A 若年者の低エネルギー外傷であれば保存治療が可能だが，近年は社会背景や早期復帰のために手術治療を選択することが多い

　上腕骨遠位骨幹部らせん骨折は腕相撲や投球などによって生じることが多い骨折です．若年者の低エネルギー外傷であり骨癒合しやすいので，functional braceによる保存治療が可能です．この具体的方法は，急性期には2週間程度U字スプリント固定し，その後functional braceを用いて機能的訓練を開始します．

　しかし，近年は社会背景や早期復帰のために手術治療を選択することが多いですし，手術をするならばできるだけ低侵襲な方法を選択したいところです．その場合はanterior MIPOか，Ender釘にfunctional braceを併用する方法がよいと考えています．

Q40 上腕骨遠位部が比較的短い骨折に対する内固定は最小侵襲プレート固定（MIPO）あるいは髄内釘固定か？

A 前方プレート固定が選択される傾向にある

　MIPOでも髄内釘でもどちらでも治療が可能です．Anterior MIPOは肩関節，肘関節への影響が少なく，軟部組織侵襲も少ないです[5]．プレートは遠位骨が十分に固定されるものを選択しますが，narrow LCP，broad metaphysealあるいはreversed Philos long plateのいずれかを作図のうえで選択します[6]．

　また，遠位骨幹部骨折に対する髄内釘の適応ですが，横止めスクリューを3本以上挿入できることが必要ですから，肘頭窩から3〜4cmは必要です．肩関節障害を避ける観点から若年〜青年では髄内釘は避けたほうがよいでしょう．

Q41 後方からのプレート固定時の展開法は？

A Triceps sparingアプローチが有用である

　前方からのMIPOでは，遠位骨片に対する固定性が不十分になる場合，後方からのプレート固定が選択されますが，そのときに必要なプレートの長さやプレートの配置によって展開方法は異なります．

　三頭筋の縦割法ではなく，三頭筋に切り込まずに外側から剥離挙上する triceps sparing アプローチを習得しておくと汎用性が高いです．

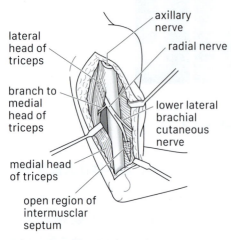

Triceps Sparing アプローチ

筆者が推奨する治療方法

AO分類	治療方法
Type A1，2，3	若年（〜30歳）はMIPOあるいはelastic nail固定 青壮年（30歳〜）は髄内釘固定あるいはMIPO
Type B，C	若年（〜20歳）はelastic nail固定 青年（〜40歳）はMIPO 壮年（40歳〜）は髄内釘固定あるいはMIPO
遠位1/4	青年（〜40歳）はMIPO 壮年（40歳〜）は髄内釘固定あるいはMIPO

解説1　若年者（20代以下）への対応

　Type A3の骨幹部横骨折に対しては基本的に髄内釘固定が望ましいのですが，極力MIPOを選択して肩関節への侵襲は避けたいところです．また，Type B，Cに対してはElastic nailを第一選択としています．

解説2　Type B，Cに対する治療

　MIPOにしても髄内釘にしても，骨折部のギャップは5 mm以内としたいところです．必要十分な整復のためには観血的手法をためらわないようにしましょう．

　髄内釘施行においては常にガイドワイヤーを先行挿入し，ギャップが5 mm以上になる場合はcerclage wiringを施行しますが，大きくシンプルな第3骨片に対してもギャップが生じないように同様に対応します．

　橈骨神経麻痺合併例では，神経が骨片間に陥入されていないことを常に観血的に確認します．そうなると必然的にopen reductionとなり，骨折がらせん型の場合はwiringを併用します．

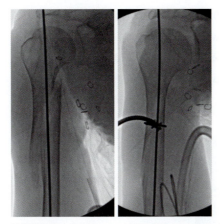

骨折部のギャップが5 mm以下になるようにcerclage wiringを施行している

解説3　骨幹部骨折における髄内釘固定のポイント

①適切な刺入ポイントを，通常の腱板切開アプローチで施行したうえで決定する．
②閉鎖的にアライメント整復を行い，ガイドワイヤーを挿入する．
③整復位が不良（5 mm以上のギャップ）なら，観血的にclampやcerclage wireを用いて整復する．
④基本的にlong nailを選択するが，安定性向上と遠位スクリューが橈骨神経を損傷しないために，上腕骨遠位まで挿入できる長さを選ぶ．
⑤髄内釘の挿入深度については，骨幹部遠位寄り（遠位1/3の場合）の骨折ではできるだけ肘頭窩近傍まで挿入して骨片把持力を上げる．
⑥その場合は野々宮法を選択するが，肘頭窩に骨孔を開け，同部位にガイドワイヤーを誘導する．

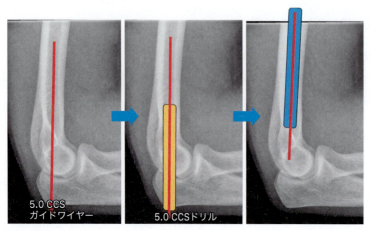

野々宮法

解説4 骨幹部骨折に対する MIPO 施行のポイント

①MIPO は最初に整復ありきであると考える．
②特に Type A2/3 では完全整復が必要であり，創外固定で整復する．
③Type A1/2 oblique では低侵襲の cerclage wire も考慮する．
④Type B/C では可及的整復でよいが，できる限り骨片間転位は 5 mm 以内とする．
⑤その際の整復には髄内ガイドワイヤーや joy stick technique（あるいは創外固定）を使用する．

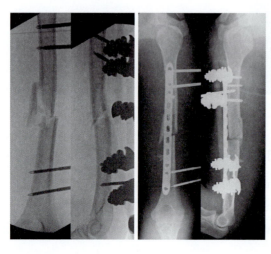

Type B の骨折を創外固定を使用して整復している

● **MIPO の作法**

①近位部の展開：三角筋と上腕二頭筋の間から進入する．5〜7 cm 程度を展開し，後方の橈骨神経に注意する．
②遠位部の展開：上腕遠位前外側でプレート遠位部分に相当する領域を展開する．上腕二頭筋外側から入り，筋皮神経を確認して，上腕筋をスプリットする．
③トンネルの作成：三角筋停止部前方はコブでよく剥がす．

④橈骨神経麻痺合併例では神経を直視下に確認する．

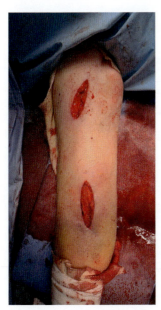

上腕骨 MIPO 施行の際の展開

| 解説 5 | 遠位 1/4 骨折に対する髄内釘固定 |

　髄内釘を施行するには，遠位骨片に横止めスクリューが 3 本以上挿入できることが必要条件です．有効遠位骨長が 3～4 cm 以上ある場合は T2 ネイル（上腕骨ネイル近位骨折用，Stryker 社）で固定できるかもしれませんので，CT 画像を使用して正確にシミュレーションします．

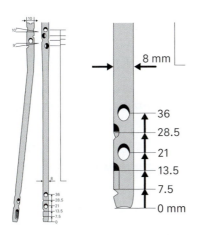

　遠位骨片が 4 cm＜の場合は通常の野々宮法を用いて髄内釘を挿入してよいと考えますが，遠位骨片 4 cm 以下あるいは遠位形状が後方凸などで遠位への髄内釘挿入に調整が必要な場合は，肘頭窩を展開して直視下に挿入することを推奨します．

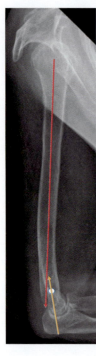
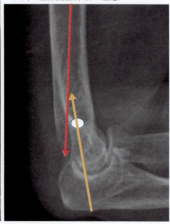

肘頭窩骨孔と上腕軸に discrepancy あり．遠位髄腔作成に注意

●髄内釘手術施行のポイント

①2 mm K-wire を肘関節 90°屈曲で肘頭から上腕骨髄腔へ刺入し，5.0 CCS ドリルで骨孔を作成する（野々宮法）．
②近位より経腱板的にガイドワイヤーを髄腔へ刺入する．
③徒手整復を行いながら，遠位骨片までガイドを進め，先に作成した肘頭窩骨孔から肘頭を通過させる．
④遠位への髄内釘挿入に調整が必要な場合は，後方から肘頭窩を剥離展開することを考慮する．
⑤骨折部の観血的整復が必要な場合は前方あるいは後方展開を用いる．
⑥7.5 mm リーマーで肘頭窩底の皮質骨まで骨孔をつくる（8 mm 径のネイル先端が stuck するようにする）．
⑦次いで 9 mm リーマーで髄腔を掘り，ネイルを挿入する．
⑧ネイルを挿入し先端を fossa へ stuck させアンカリングとするが，肘が十分に伸展できることを確認する．
⑨最後に横止めスクリューを刺入し，刺入部の皮質骨を破壊しないように注意する．

遠位スクリューは基本的に AP，LM で行いますが，最遠位にスクリューを挿入する場合に背側皮質部が菲薄化していることがあります．その際には PA スクリューとしますが，その判断は直視下でしかできません．

> 解説 6 遠位 1/4 骨折に対する前方プレート固定の作法

①橈骨神経を保護するために上腕筋を縦割する（橈骨神経は確認しなくてもよい）．
②整復仮固定は髄内 K-wire を外顆からもしくは骨頭から髄内に挿入して行うが，整復が

不十分な場合は創外固定を使用する．
③粉砕例（第3骨片合併例）にはプレート整復法を用いる．

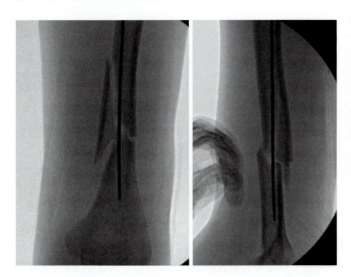

　有効遠位骨長5～6 cm以上の場合はnarrow LCPあるいはmetaphyseal plate 3.5/4.5/5.0を使用します．
　有効遠位骨長が3～5 cmの場合はreverse Philos long plateを用いた固定を行います．

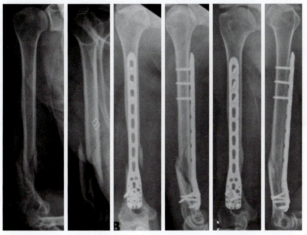

遠位骨長が短い（3 cm程度）ため，reverse PHILOS long plateを用いて固定

解説7　Ender釘＋functional brace

●Ender釘施行のポイント
①Ender釘固定はfunctional braceの併用が必要であり，治療協力が得られる患者の適応になる．開放骨折は適応外である．偽関節率は4％，癒合遅延率は16％とされる．
②腕相撲骨折，投球などのらせん骨折はEnder釘のよい適応である．
③基本的に遠位の内外側顆部から刺入するが，内側カラムが3 cm以上保たれていることが必要である．

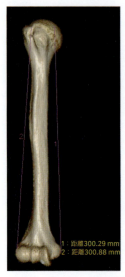

30 cmのEnder釘を選択

④遠位部固定性の増強のためにscrew augmentationの使用も考慮する．
⑤3D-CTで，刺入部と大結節上縁との直線距離からEnder釘の長さを決定する（この症例の場合は30 cmを選択）．
⑥待機期間は下図のようにU字スプリント固定を行い，整復位を保持するようにする．

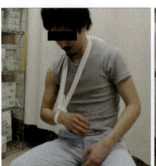
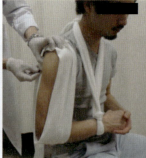

ストッキネットで頚部から手関節を保持

U字スプリントは前後に配置する

◆文献◆

1) Sarmiento A, et al. Functional bracing of fractures of the shaft of the humerus. J Bone Joint Surg Am 1977; 59(5): 596-601
2) Beeres FJP, et al. Open plate fixation versus nailing for humeral shaft fractures: a meta-analysis and systematic review of randomised clinical trials and observational studies. Eur J Trauma Emerg Surg 2022; 48(4): 2667-2682
3) Laulan J. High radial nerve palsy. Hand Surg Rehabil 2019; 38(1): 2-13
4) Entezari V, et al. Predictors of traumatic nerve injury and nerve recovery following humeral shaft fracture. J Shoulder Elbow Surg 2021; 30(12): 2711-2719
5) Zhiquan A, et al. Minimally invasive plating osteosynthesis (MIPO) of middle and distal third humeral shaft fractures. J Orthop Trauma 2007; 21(9): 628-633
6) Jitprapaikulsarn S, et al. Anterior minimally invasive plating osteosynthesis using reversed proximal humeral internal locking system plate for distal humeral shaft fractures. Eur J Orthop Surg Traumatol 2020; 30(8): 1515-1521

> **ちょっと深掘り**

上腕骨骨幹部骨折AO分類Type 12Bにおける外側第3骨片をどう取り扱うか？

　文献で言及されているように骨幹部での「1 cmの転位」は骨癒合に不利であり，多くの臨床家が「第3骨片を整復する」ことに同意していると思います．

　筆者は，すべからく5 mm程度にはギャップコントロールすべきであり，その方法はcerclage wiringがよいと考えています．Cerclage wiringは，どこのレベルであろうと，他のどの方法よりも「容易」に施行できます．もちろん小切開でのMIPO passerなどは使用してはなりません．エレバトリウムその他でスペースを確保したうえでwireを通すと橈骨神経損傷などは生じないでしょう．

　ちなみに，軟部組織が厚い上腕骨や大腿骨では転位はある程度許容され，逆に軟部組織の薄い下腿骨の場合はその許容範囲は狭いと想定できますが，臨床経験上からいまはどちらも5 mm程度以内のギャップにとどめる方針にしています．筆者が過去，大学救急部時代に，山本真先生の『髄内釘による骨折手術』を読んで，大腿骨粉砕例において上下関節のアライメントだけに注意して骨幹部の第3，4骨片の転位をそのままにしていたところ，偽関節や遷延癒合が多発し苦労したことを経験しています．それ以来「ある程度（1 cm以内？）」整復しておく方針に変更しましたが，その結果は良好でした．

上腕骨骨幹部骨折に対するfunctional brace固定はなくなったのか

　20～30代の若年者で，腕相撲骨折や投球骨折などの「らせん型骨折」であれば皮下軟部損傷が少なく，functional braceによる保存治療は十分に可能であると考えます．

　遠位1/4～1/3の骨幹部骨折においても，受傷早期の1～2週間のアライメント保持が適切に行えるか否かがfunctional braceが成功する鍵となります．特に骨折部の内反変形治癒が懸念されますが，程度問題であり，10°以内であれば十分に受け入れられます．

　ただし難しいので，elastic nailを施行したうえでのfunctional braceがより確実なのは確かでしょう．

Column　手術治療は，実はマイナスの作業である

　手術治療はよく考えてみると「傷害行為」ですので，これをいかに患者の利益につなげられるかが問題になります．利益につなげなければ犯罪行為になってしまいます．

　「計画・準備ができていない手術」「そもそも施行能力に乏しい医師による手術」などは犯罪に他なりません．

　「この手術をやってみたい」という小学生的発想の医者を見かけると，悲しくなります．

10 上腕骨遠位部骨折

症例1 高齢者の上腕骨遠位通顆骨折（70代男性）

受傷時　上腕骨遠位関節外骨折 AO分類 13A2.3

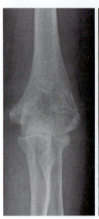
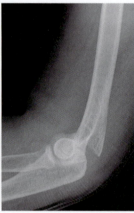
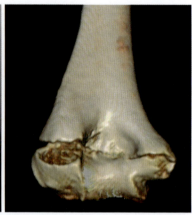

手術治療　ダブルプレート固定　　　　術後4か月，骨癒合　肘関節可動障害なし

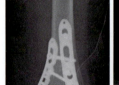
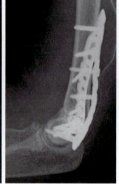
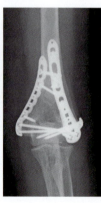
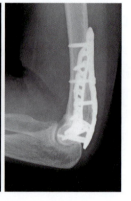

 高齢者の上腕骨遠位通顆骨折に対する治療法選択は？

A 手術治療（骨接合術）が必要であり，低侵襲手術が望まれる

　　高齢者の上腕骨遠位通顆骨折は，受傷時は転位していなくとも時間の経過とともに転位をきたしてくるため，保存治療は「全身状態が悪い患者」以外には選択しません．基本的には骨接合術が必要であり，それもダブルプレートがスタンダードだと考えます．
　　しかし，侵襲が大きいのが問題です[1]．筆者は過去に外側だけロッキングプレートとし（condylar screw は挿入する），内側をスクリュー固定にしていた時代がありました．文献的には良好成績が報告されているのかもしれません[2]が，個人的経験では back out トラブ

ルが多く発生しており，骨粗鬆の強い事例には注意が必要であると思われました．この方法は骨質がある程度よいことが必要条件なのでしょう．両側の交差スクリュー固定は固定性に乏しく，よい成績の報告もあるかもしれません[3)]が賛同できません．

下図のようなTBWを応用した固定は新しい治療法であり，手術時間，侵襲はシングルプレート（＋スクリュー）とは比較になりません．しかし，筆者の治療経験では back out トラブルが散見しており，再考が必要であると思っていました．

そこで筆者は現在，AI ピンを使用した TBW を標準的治療とするようにしています．

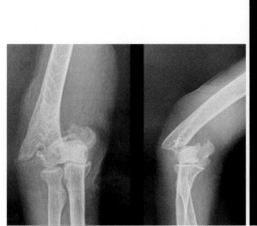
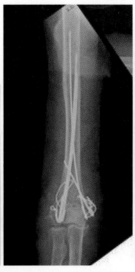
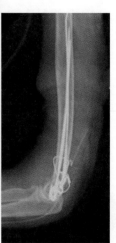

髄内鋼線固定と TBW 固定

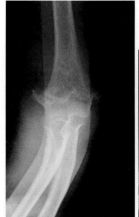
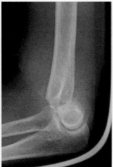
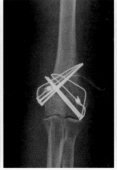
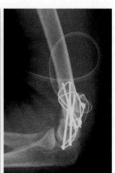

AI ピンを用いた TBW 固定

Q43 人工肘関節置換術（TEA）の適応は？

A RAなどの背景がない限り施行しない

既往にRAがあるなど，受傷前からTEAの適応となっていた事例が骨折した場合にはTEAの適応となるでしょうが，既往症のない骨折であれば適応はないと考えます．

Q44 尺骨神経の剥離処置は？

A MIUR法がスタンダード

尺骨神経の前方移所は基本的に必要ありません．前方移所により，かえって神経症状を惹起するという報告もありますし，いまはMIUR (minimum invasive ulnar nerve release) 法をスタンダードにしています．

MIUR法はMIUT (minimum invasive ulnar nerve transposition) 法[4]にならって尺骨神経の剥離は施行するのですが，尺骨神経の移動は行わず，元位置に戻します．筆者は，このMIUR法を施行していますが，術後尺骨神経症状はほとんどありません．

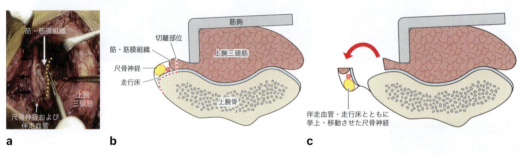

最小侵襲尺骨神経処置法（MIUT法）
a：内側上顆近位レベルで上腕三頭筋を外側へよけ，尺骨神経へ連続する筋・筋膜組織を切離する．
b：尺骨神経・伴走血管・走行床を一塊として剥離・挙上する．
c：内側プレート設置に干渉しない位置まで移動させる．
〔森谷史朗，他．上腕骨遠位端骨折の手術における最小侵襲尺骨神経移動法．医原性尺骨神経障害の防止を目指して．骨折 2017; 39（2）: 455-459 より〕

●動画4
MIUR法の実際

症例 2　上腕骨遠位部関節内骨折（60代男性）

受傷時　上腕骨遠位端骨折 AO 分類 13C3.3　　　　創外固定後

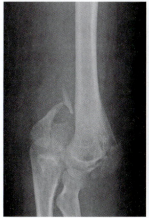
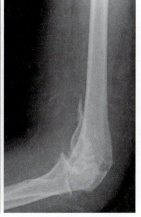
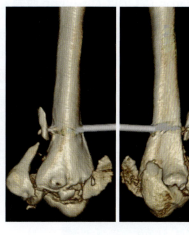

手術治療　肘頭骨切り/ダブルプレート固定　　　術後6か月，骨癒合　肘関節可動域　−20/130

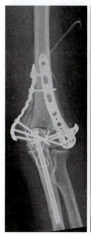
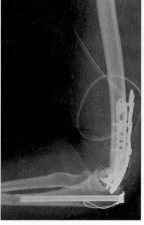
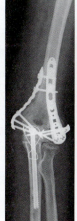
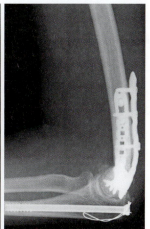

Q45　プレートの設置位置は直交？　それとも平行？

A　臨床的には直交設置で十分である

　AO分類 Type Cの関節内骨折の場合，基本的にはダブルプレート法を選択しますが，かなり侵襲的なのが悩みの種です．
　さて，ダブルプレート固定の場合は平行設置のほうが力学的強度が高いのは事実です[5]が，臨床的には直交設置で十分だと考えます．また，lateralとmedialのどちらを長くするか，すなわちメインプレートにするかという問題については，「遠位骨が長く残存しているほうをメイン側とする」とする考えが多数を占めますが，筆者は展開の容易さからはlateralを常にメイン側にしています．

展開法の選択はどうすればよい？

A Type C3 では Chevron 肘頭骨切り展開が基本である

　AO 分類 Type C1 で関節面や骨幹端部の単純骨折ですと paratricipital アプローチでの整復が可能です．しかし，Type C3 では関節内骨折の視野が必要ですので，paratricipital アプローチではなく Chevron 肘頭骨切りが必要になることが多いです．ただし侵襲的であることが大きな問題です．

　関節内骨折部が上腕骨小頭近傍の場合ですと lateral paraolecranon アプローチで視野が得られます[6]が，滑車の視野は得られません．また，triceps を挙上する Bryan-Morrey アプローチを選択することがありますが，その場合は olecranon osteotomy に移行できなくなるので注意が必要です．

筆者が推奨する治療方法

AO 分類	治療方法
Type A（青壮年）	シングルあるいはダブルプレート固定
Type A（高齢者通顆骨折）	AI ピンを使用した TBW 固定
Type B1/2	損傷側からのサイドプレート固定
Type B3	Dubberley 分類によってさまざま（➡98 頁参照）
Type C1，C2	ダブルプレート固定
Type C3	ダブルプレート固定（元々 RA などによる関節症があれば TEA）

解説 1　初期治療

　アライメント保持ができず，軟部状態の悪化が懸念される場合は「肘頭からの鋼線固定」あるいは「創外固定」で管理します．

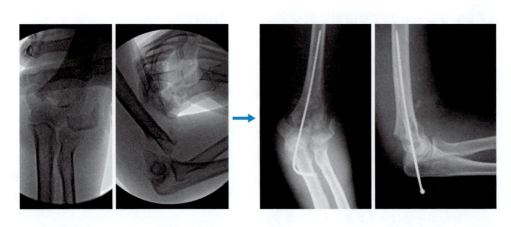

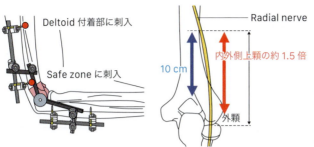

創外固定ピン刺入
側方刺入：上腕骨外側上顆から 4 cm〜9.2 cm はやや危険領域，4 cm 以内は安全領域 後方刺入：肘頭窩から約 10 cm 以内
（内側上顆幅の約 1.5 倍）は安全領域

> 解説 2 　**青壮年 AO 分類 Type A2/3 の治療**

　Type A2 は外側プレートおよび medial スクリュー固定で対応し，Type A3 は para tricipital アプローチでダブルプレート固定を施行します．外側プレートは condylar スクリューの挿入が可能なサポート付きのものを選択します．またダブルプレートの場合は基本的に外側プレートを長くします．

> 解説 3 　**高齢者通顆骨折の治療**

　低侵襲手術を目指して，AI ピンを使用した TBW 固定を標準的治療としています．
　通常の paratricipital アプローチで展開する整復は容易です．整復が得られれば，内外顆の遠位部から 2 本の AI ピンを 45〜55°程度の角度で刺入し wiring 固定しますが，wiring の設置は下図のように工夫します．

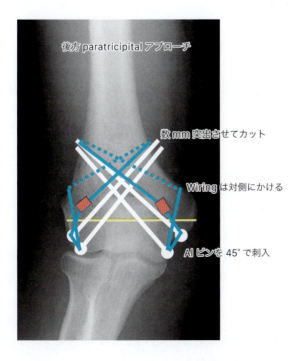

解説 4 　AO 分類 Type B3 の治療

Type B3 の Shearing fracture には Dubberley 分類を用いています．

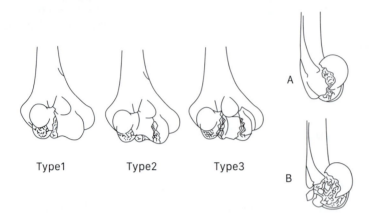

　典型的なタイプは Type 1/2A ですが，その場合は Kaplan アプローチで整復し，Herbert type のスクリューで固定できます．外顆後方にも骨折が及ぶ Type 1/2B になりますと Kocher アプローチを用いて posterolateral プレートによる固定が必要になります．

　さらに，内側に及ぶ Type 3A，B になると，肘関節を脱臼させ広い視野を得ることが有効です．その際は拡大 Kocher アプローチを用います．

解説 5 　Type C1/C2 の治療

　Type C1/C2 といっても，いくつかのパターンがあります．
①関節面転位，骨幹端部転位が軽度の場合は para triceps (Alonso-Llames) アプローチを用いた Type B 戦略を選択する．
②関節面転位が中等度以上で骨折線が外側に位置する場合は lateral para-Olecranon アプローチを用いた Type A 戦略を選択する．
③関節面転位が中等度以上で骨折線が内側に位置する場合は Olecranon osteotomy を用いた Type A 戦略を選択する．

　また，手術施行にはいくつかのポイントがあります．
①プレートは原則的に 180 度法より設置手技が容易な 90-90 度法を選択する．
②外側プレートは外側サポート付きとし condylar スクリューを挿入する．
③ダブルプレートの選択では基本的に外側プレートを長くする．その理由は外側のほうが確実に condylar スクリューを挿入でき，近位への展開が外側のほうが容易であることである．
④外側プレートは長くなるほどに橈骨神経に干渉するおそれがある．橈骨神経の危険領域は上腕骨の遠位 1/3 より近位（30% 以上あるいは顆間の 1.5 倍以上）であり，これを超える展開では橈骨神経を確認し剥離する必要がある．

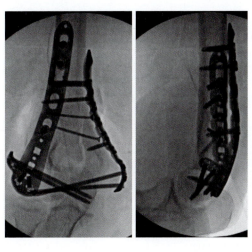

ダブルプレート固定では，基本的に
外側を長くしている

| 解説 6 | **Lateral para—olecranon アプローチ** |

Lateral para-olecranon アプローチでは，上腕骨小頭部の展開は良好ですが，滑車部の展開が不良です．

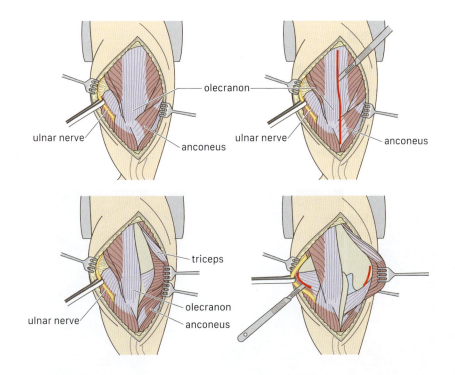

| 解説 7 | **MIUR 法** |

筆者が施行している MIUR 法のポイントを記載します．
①Cubital tunnel 領域で尺骨神経を 1〜2 cm ほど剝離する．
②尺骨神経は三頭筋筋膜ごと挙上する（神経が透見できる程度に筋膜をつけるだけでよ

い）．
③内顆レベルでは尺骨神経のoriginalなfloorを丁寧に骨から剥離し，固定後でプレートとの間に介在させるようにする．

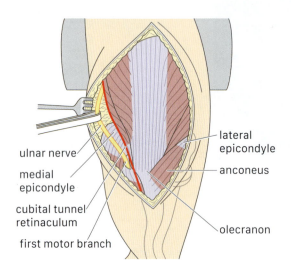

解説 8　Type C3 の治療

●筆者らの Type C3 に対する基本的作法
①基本的には Type A 戦略を選択する（骨幹端骨折部が simple で解剖学的整復が可能な場合は Type B 戦法も考慮される）．
②関節内骨片のスクリュー固定は決して先行しないようにする．プレート経由のスクリュー挿入を優先するため，関節内骨片は鋼線仮固定にとどめておく．

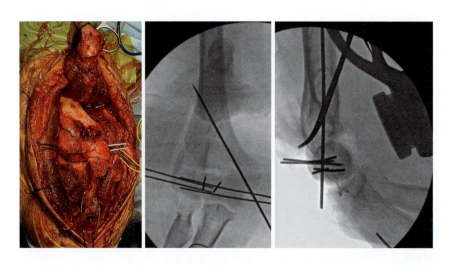

③関節面整復が終了後に骨幹端部と整復し，内外顆より鋼線を刺入し仮固定する．
④両側プレート設置は，まず外側プレート，そして内側プレートの順序とする．骨折型に

よらず，外側を長く，内側を短くする．
⑤外側プレートの設置位置が適切になるように，後外側において関節部を露出し関節面から3～5 mm近位の部位に設置するようにする．
⑥外側プレートのbendingは基本的に不要である．必要になる場合は，malalignmentやmalpositionが原因でないかを再確認する．
⑦内側プレートの遠位condylar screwは，外側からのスクリューと競合しない限り長く挿入する．
⑧プレート固定後に関節内骨片の追加固定を施行する．
⑨Chevron骨切り後の骨接合は，スクリュー（Φ6.5 mmの100 mm長）＋wiringで行う．

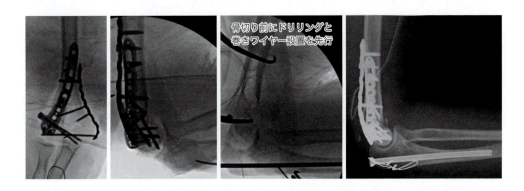

骨切り前にドリリングと巻きワイヤー設置を先行

◆文献◆

1) Park SG, et al. Bi-columnar locking plate fixation through a combined medial and lateral approach for the treatment of low transcondylar fractures of the distal humerus in the elderly. BMC Musculoskelet Disord 2022; 23（1）: 764
2) Tanaka K, et al. A less invasive operative method using a medial cannulated cancellous screw and single plate fixation for the treatment of transcondylar fracture of the humerus in elderly patients in multicenter（TRON group）study. Eur J Orthop Surg Traumatol 2023; 33（6）: 2481-2487
3) Park JS, et al. Crisscross-type screw fixation for transcondylar fractures of distal humerus in elderly patients. Arch Orthop Trauma Surg 2015; 135（1）: 1-7
4) 森谷史朗，他．最小侵襲尺骨神経移動法（MIUT法）を併用した上腕骨遠位端骨折術後抜釘時における尺骨神経の肉眼所見の検討．日本肘関節学会雑誌 2021; 28: 87-89
5) Lan X, et al. Comparative study of perpendicular versus parallel double plating methods for type C distal humeral fractures. Chinese Medical J 2013; 126（12）: 2337-2342
6) Iwamoto T, et al. Lateral para-olecranon approach for the treatment of distal humeral fracture. J Hand Surg Am 2017; 42（5）: 344-350

ちょっと深掘り

高齢者の上腕骨通顆骨折に対するダブルプレート固定

過去，骨粗鬆で遠位骨片が小さい場合には，常に固定破綻が懸念されていました．現在はダブルプレート固定が第一選択になっています．これはかなり侵襲が大きいのですが，

誰がやっても固定破綻が生じないという理由で選択されていると考えます．ただし，高齢者低エネルギー骨折に対する治療としては侵襲が大きすぎますので，「再検討」が必要なのではないかと筆者は考えています．

外側シングルプレート＋内側スクリュー固定については，根本的にはダブルプレート固定と同じ範疇の固定法であると考えます．術後の固定法保持は骨質と骨折病態（レベル）によるため，条件がよければ成功し，悪ければ内側スクリューが back out して固定性が破綻してしまいます．

外側プレートとして「ONI-プレート」は遠位スクリューがかなり遠位に挿入できるので固定性保持に有利なのですが，DePuy Synthes 社のプレートと五十歩百歩の印象です．筆者は以前，「ONIプレート＋4.0 CCS」で固定していたことがありますが，CCSが back out した例が2例続き，やめてしまいました．

現在筆者は，低侵襲手術を目指して，AIピンを使用したTBW固定を用いており，少ない症例数ですが経過は良好です．近い将来その臨床成績を報告します．

Dubberley 分類 Type 3B に対する拡大 Kocher アプローチと olecranon osteotomy アプローチの選択はどのようにして考えるか？

Coronal shear fracture は橈側の前方が最も損傷が重く，それに比較して尺側前方の損傷程度は軽く，尺側後方はさらに軽いのが一般的です．尺側損傷が軽い coronal shear であれば，拡大 Kocher アプローチで問題なく治療できますが，尺側部損傷が強くなり Type C 骨折に近くなると olecranon osteotomy による後方アプローチが必要になることがあります．しかし，Type C に近似した Dubberley 分類 Type 3B は稀であり，olecranon osteotomy の出番はこの損傷ではほとんどないと考えます．しかも，拡大 Kocher アプローチのほうが簡便で手術時間も短いです．Coronal shear fracture は前方が治療の主体であり，このアプローチを主体に治療を考えるのが妥当に思います．

また，筆者が最初このアプローチを施行したところ，前方組織と後方組織を縫合するだけで外側の不安定性が生じなかったことに驚きました．その時は縦方向の組織連続性がすべて保たれているからだろうと推察していました．その後，症例を重ねていくと不安定性が残存する事例に遭遇し，以後原則的には剥離した筋肉を外顆へ縫着するようになりました．

Column　深い経験がなければ論文の内容を正しく理解できない

臨床論文はデータそのものは正しく，著者はそのデータに基づいて考察しているのでしょうが，「読者の読みかた」でその論文の解釈は変わります．論文の解釈とは臨床への結び付けです．

その論文をどのように臨床に結びつけるのかは，その人の能力次第です．

「深い臨床経験がなければ論文の内容を正しく理解できない」というのは本当だと思います．

3章 肘-前腕の外傷

11 尺骨肘頭骨折

症例1　単純肘頭骨折（70代女性）

受傷時　AO分類 2U1B1d Mayo分類 Type 2A

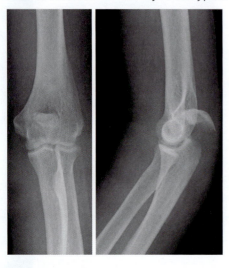

手術治療　TBW固定

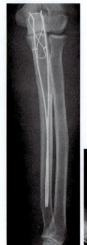
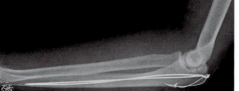

術後 6 か月，骨癒合　肘関節機能障害なし

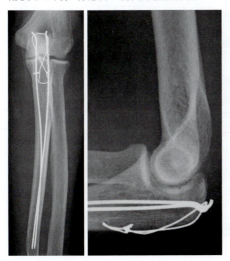

症例 2　経肘頭脱臼骨折（70 代男性）

受傷時　AO 分類 2U1C　Mayo 分類 Type 3B

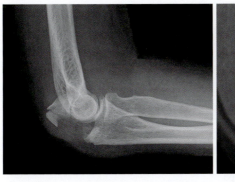
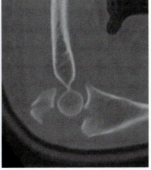

手術治療　プレート固定

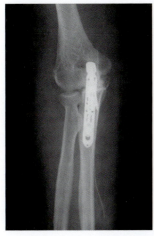
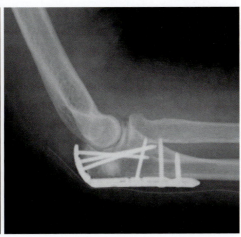

術後 5 か月，骨癒合　肘関節機能障害なし

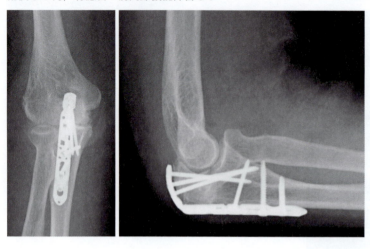

Q1 肘頭骨折の分類は何が適当か？

A Mayo 分類が治療法決定に有用である

　骨折分類としては AO 分類が広く用いられていますが，腕尺関節の安定性（亜脱臼の有無）に注目している Mayo 分類が治療法決定に有用だと考えます．

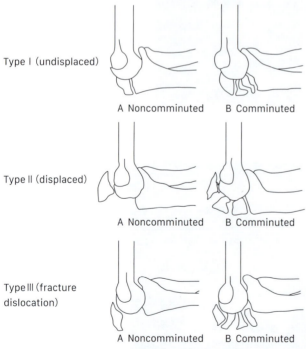

(Harbrecht A, et al. Mayo classification of olecranon fractures revisited – Assessment of intra- and interobserver reliability based on CT scans. J Orthop 2024; 52: 102-106 より)

Q2 保存治療の適応は？

A 高齢者で肘関節の求心位可動が保たれている事例

　高齢者で肘関節の求心位可動が保たれている事例（すなわちMayo分類Type ⅠおよびⅡ）では，消極的方法ではありますが保存治療で良好なADLが保たれています[1]．
　しかし，Mayo分類Type Ⅲのように腕尺関節の亜脱臼が認められる事例では骨接合術の適応になると考えます．

Q3 手術体位は仰臥位？　それとも側臥位？

A 半側臥位が適している

　一般的に，仰臥位では患肢保持が難しいと考えている医師が多いと思いますが，枕を挿入して半側臥位にすると「患肢の保持」が容易となり，助手が保持しなくても1人で手術が可能になります．また，術者は患側（すなわち下図では右側）に立ちますが，X線イメージも患側に置きます．

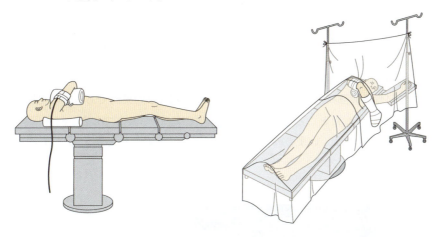

Q4 骨接合方法はTBW固定とプレート固定のどちらを選択？

A 求心位が保たれていればTBW固定，保たれていなければプレート固定を選択する

　求心位が保たれていればTBWで固定可能ですが，Mayo分類Type Ⅲのように保たれていない骨折の場合はプレート固定が適当です．
　また，108頁図青線のように近位背側から遠位掌側に肘頭骨折線が入っていると整復によって転位しにくくなりますので，TBW固定で十分かと思われます[2]．逆に肘頭骨折線が近位掌側から遠位背側に骨折線が入ると整復しても転位しやすい傾向にあります．こうなるとTBプレート固定のほうが望ましいということになります[2]．

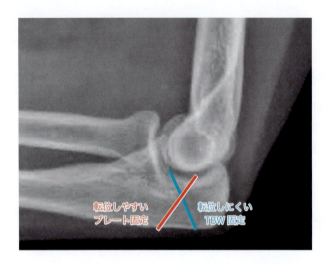

Q5 TBWにおける鋼線挿入は髄内？ それとも対側骨皮質貫通？「岩部法」の効果は？

A 鋼線挿入は髄内で「岩部法」を行うのが適当である

一般的に，TBWのK-wireがback outすることを防止する目的で，髄内刺入よりも対側皮質を貫くことが推奨されています[3]．しかし，突出した鋼線による対側組織障害が懸念されますし，たとえ対側皮質を貫いたとしてもback outは少なからず生じています．また，髄内刺入において尺骨骨幹部狭部を越えるような長い鋼線刺入が効果的であるとの文献もあります[4]が，筆者が追試したところではあまり効果的ではありませんでした．

鋼線back outの問題解決は，いまの時代は「岩部法」に尽きるでしょう[5]．他の方法としてリングピンは非常に有用です．

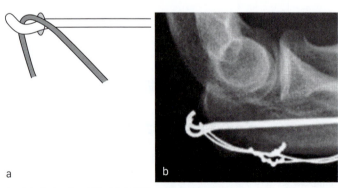

(a: 岩部昌平, 他. 尺骨近位部骨折. 冨士川恭輔, 他 (編). 骨折・脱臼 改訂第3版. 南山堂, 2012. pp445-451 より)

筆者が推奨する治療方法

Mayo分類	治療方法
Type Ⅰ	経皮的スクリュー固定
Type ⅡA	TBW固定
Type ⅡB	プレート固定あるいはTBW固定
Type Ⅱで高齢フレイル患者	保存治療
Type ⅢA/B	プレート固定

解説1 肘頭骨折治療のポイント

- 高齢者でADLが低い，求心位可動が保たれているものは放置治療も可能である．
- 転位が「あまりない」事例は経皮的スクリュー固定で治療可能である．
- 基本的に求心位可動が保たれているものはTBW固定で治療可能である．
- 骨折線が近位掌側から遠位背側に及ぶものはTBW固定に好都合である．
- 亜脱臼しているもの，求心位可動が崩れているものはbridgingプレート固定が好ましい．

解説2 手術治療における体位

手術体位は上半身半側臥位とすることで肢位保持が容易となり，X線イメージを患側に設置することでモニタリングも容易となります．

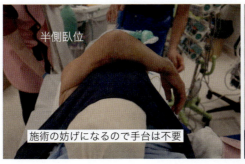
半側臥位
施術の妨げになるので手台は不要

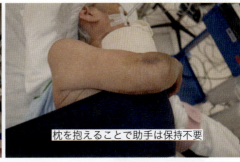
枕を抱えることで助手は保持不要

解説3　経皮的スクリュー固定の作法

尺骨近位の内反弓(varus bow)に注意し，刺入部は肘頭中央からわずかに橈側にオフセットするのが理想的です．

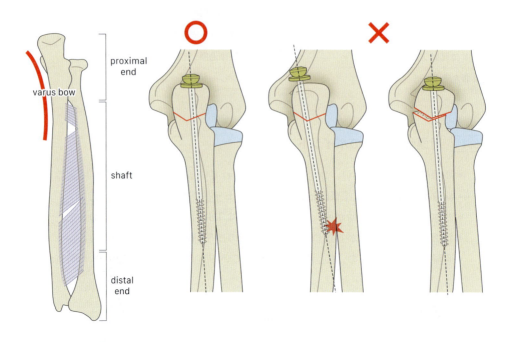

解説4　TBWの作法

TBW固定では以下の点に注意しましょう．

①K-wireの間隔はできるだけ離し（骨幅の三等分が目安），深さは側面で骨片部中央に刺入する．

②巻きwireは三頭筋腱下層の骨膜上に挿入し，K-wire部分ですぐに折り返し，後方（骨片の上）からおさえるように心がける（button hole like変形を予防）．巻きwireのcross pointを近位に位置させる（赤線があるべき巻きwireの位置）．

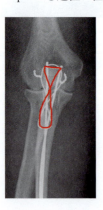

③TBWは基本的に岩部法を用いる．

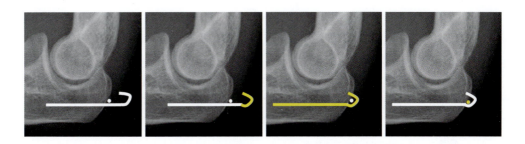

④骨片が小さいときや，骨粗鬆には TBW における抗 avulsion 力を高めるために AI ピンを使用し，さらに Krackow suture を追加することも有効である．
⑤関節面に第 3 骨片がある場合は関節面を整復する．整復の一助として人工骨オスフェリオン（気孔率 0.6 で柔らかく海綿骨のように用いることができる）を使用し，その後の整復位保持のために必要ならボニッシュ（気孔率 0.3 と硬い）を用いる．

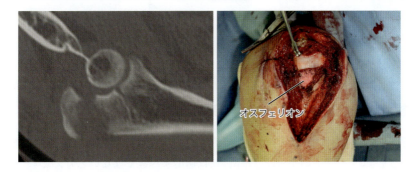

⑥不必要な曲率半径の低下を避けるようにする．

解説5　プレート固定の作法

プレート固定では以下の点に注意しましょう．
①プレート設置の邪魔にならないように最小限の鋼線で仮固定する．
②プレートで近位骨片を押さえ込み，プレート越しに近位と遠位に鋼線で仮固定する．
③プレートの至適位置調整のため楕円ホールを使用する．

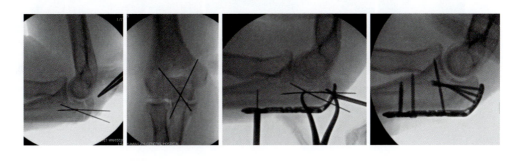

解説 6 鉤状突起骨折の合併あるいは第 3, 4 骨片合併例への対応

鉤状突起骨折合併例では Taylor and Scham アプローチを用います．単純な骨折型の場合は 2 本の独立ラグスクリューを後方から刺入（2.7 mm cortical, counter-sink）し 2 parts 化し，bridging プレートで固定します．

第 3, 4 骨片に対しては通常は鋼線で仮固定しますが，鋼線固定の足場が不良な場合は hand 用のプレートを使用し bridging プレート固定とするのもよい方法です．

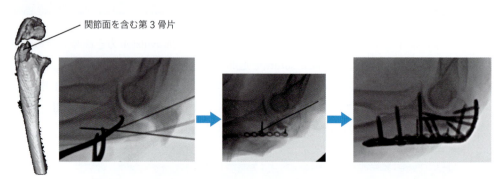

第 3 骨片に対して hand 用プレートで固定

解説 7 高齢者 Mayo 分類 Type II に対する保存治療

肘頭骨折に対する保存治療というより無処置に近い方法です．無処置は肘伸展機構を相当量犠牲にしますので，「手術が可能な事例」には適応すべきではないと考えます．

無処置が許容される条件は以下のとおりです．
- Mayo 分類 Type II のように求心位が保たれる事例
- 肘伸展機構不全が許容できる ADL
- 全身状態あるいは局所状態が不良な事例

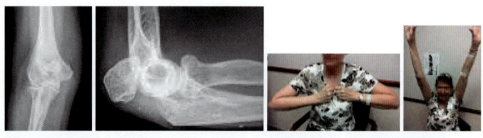

〔Putnam MD, et al. Pilot report: non-operative treatment of Mayo Type II olecranon fractures in any-age adult patient. Shoulder Elbow 2017; 9 (4): 285-291 より〕

◆文献◆

1) Gallucci GL, et al. Non-surgical functional treatment for displaced olecranon fractures in the elderly. Bone Joint J 2014; 96-B (4): 530-534
2) Gathen M, et al. Plate fixation and tension band wiring after isolated olecranon fracture comparison of outcome and complications. J Orthop 2019; 18: 69-75
3) Mullett JH, et al. K-wire position in tension band wiring of the olecranon-a comparison of two techniques. Injury 2000; 31 (6): 427-431
4) Chan KW, et al. Does K-wire position in tension band wiring of olecranon fractures affect its complications and removal of metal rate? J Orthop 2014; 12 (2): 111-117
5) 岩部昌平, 他. 尺骨近位部骨折. 骨折・脱臼 改訂第3版. 南山堂, 2012. pp445-451

ちょっと深掘り

高齢者の転位型肘頭骨折に対する保存治療か手術かの考え方

　一口に高齢者といってもさまざまです．そして肘頭骨折の保存治療というのは無処置を意味します．無処置では通常は肘伸展機構を犠牲にしますので，「手術が可能な事例」には適応すべきではないと考えるべきでしょう．

　しかし，軟部状態不良や麻酔の危険性が懸念される症例には，手術治療以外の方法が検討されるわけですが，その場合は求心位が保たれる事例で，肘伸展機構低下が許容されるほど低いADLの場合ではよい適応となるかもしれません．

　ちなみに，求心位があるということは関節部が安定しているということであり，Mayo分類 Type IIということになります．

　ところで，疑問点は「いくつかの文献において伸展力がMMT4ほど保たれている事例が多い」と述べられていることです．自験症例では明らかに伸展力低下が認められていますので，三頭筋腱がどのように尺骨遠位部と連続性を有するのか？　考察を深めたいところです．

肘頭骨折に対するsalvage手術

　Salvage手術は年齢と病態によって方法を変えるのがよいと思われます．肘頭骨折には「関節アライメント」が①保持されているものと，②亜脱臼しているものがありますが，「高齢」で①であれば放置でよいと考えます．

　問題は「青壮年」あるいは「亜脱臼」事例です．Salvage方法については，亜脱臼があればbridgingプレート固定が必要ですが，亜脱臼がなければ通常はAIピンTBW固定で治療可能です．

　ちなみに，亜脱臼がない事例の再手術では，多くは骨片が「小さい」でしょうから，AIピンTBW固定で再手術を施行する際には，Krackow sutureを追加して再転位力を軽減する必要があるでしょう．

12 肘関節脱臼後不安定症

> **症例1** 肘関節脱臼後外側不安定症（60代女性，転倒受傷）

受傷時

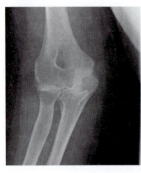
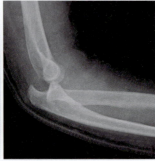

ストレステスト　内反不安定性あり，PLRIテスト陽性

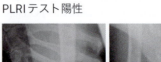
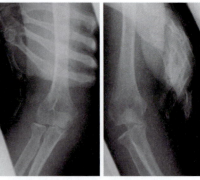

手術治療　外側靱帯および伸筋腱付着部修復

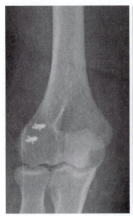
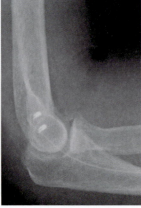
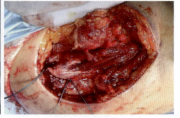

内反不安定性改善，PLRIテスト陰性となる

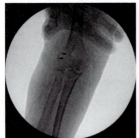
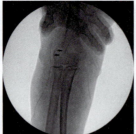
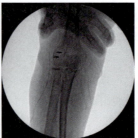

症例 2　伸展型損傷例（30 代男性，格闘技で受傷）

受傷時

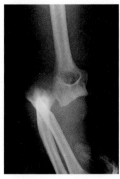
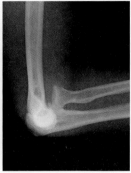

整復後ストレステスト　外反不安定性が強い

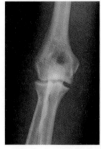
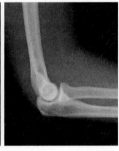
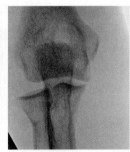
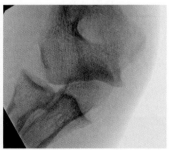

手術治療　内側靱帯修復　　　　　　　　　　　　　外反不安定性が改善

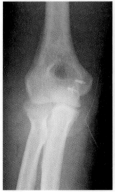
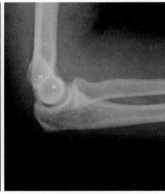
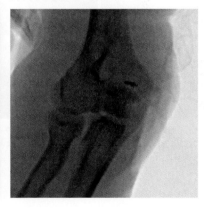

屈筋群が広範囲に断裂

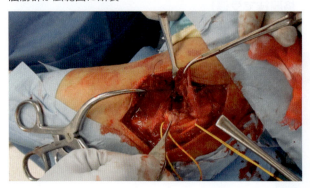

Q6 靱帯修復の判断は？

A 内外反ストレス検査におけるα角，β角の程度で決定する

麻酔下ストレス検査〔腕尺関節が後方に（亜）脱臼しないように注意する〕でα角，β角を測定します．その際は，非ストレス正面画像を基準（すなわちα，β角が0°）として計測します[1]．

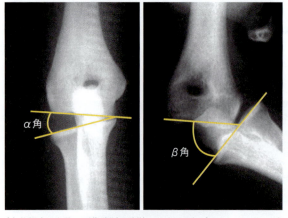

〔今谷潤也：上肢の画像診断．読影のポイントとピットフォール．造影X線．肘関節造影．関節外科 2005; 24（3）; 318-328 より〕

筆者が推奨する治療方法

今谷分類	治療方法
M-1群：MCL損傷のみ （β角＜10°）	保存療法
M-2群：MCL＋屈筋群部分断裂 （β角：10〜25°，End point＋）	多くは靱帯修復 （重労働者，スポーツ愛好家など）
M-3群：MCL＋屈筋群完全断裂	靱帯修復の絶対適応
L-1群：LCL損傷のみ （α角＜10°，PLRIテスト陰性）	保存療法
L-2群：LCL＋伸筋群完全断裂 （α角≧10°，PLRIテスト陽性）	多くは靱帯修復 （内反肘・重労働者など）

PLRI：肘関節後外側回旋不安定症
MCL：medial collateral ligament（内側側副靱帯）
LCL：lateral collateral ligament（外側側副靱帯）

解説1　診断

　手術適応の基準は今谷分類を用いて評価決定しますが，造影剤検査は施行しません．角度，および rotational instability の程度で判断します．

　靱帯損傷単独であれば保存治療となり，筋付着部も破綻していれば手術的修復が必要になります．

解説2　保存治療

　今谷分類でα角・β角＜10°（M-1，L-1群）など整復後に安定している場合は保存治療が可能であり，その場合は支柱付き装具で早期可動訓練を行います．

　今谷分類でα角またはβ角≧10°（M-2群，L-2群）の場合は基本的に手術適応ですが，なんらかの事情で保存治療を選択した場合は，1〜2週間の上腕シーネ固定を施行し，その後に支柱付き装具で可動域訓練を開始します[1,2]．

解説 3　外側靱帯修復

皮膚切開は上腕骨外顆やや後方を通る L 字切開とします．皮膚を切開するとすでに深部が破綻していることがほとんどです．下図のように 2 か所に anchor を留置し縫着します[3,4]．

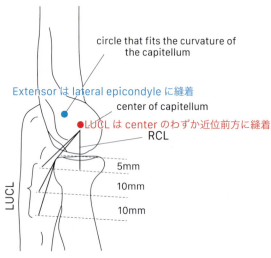

外側 anchor 刺入位置
RCL：radial collateral ligament（橈側側副靱帯）
LUCL：lateral ulnar collateral ligament（外側尺側側副靱帯）

解説 4　内側側副靱帯修復

伸展脱臼で内側側副靱帯損傷が強い今谷分類 M-2 あるいは M-3 群では靱帯修復術の適応です．損傷部は遠位より近位側のほうが多く（60～70％），anchor を用いて修復しています．

● 動画 5
肘内側側副靱帯の修復

◆文献◆
1) 今谷潤也, 他. 肘関節内・外側副靱帯損傷の手術的治療成績の検討. 中部整災誌 2004; 47（1）: 91-92
2) Robinson PM, et al. Simple elbow dislocation. Shoulder Elbow 2017; 9（3）: 195-204
3) Almigdad A, et al. Clinical and functional results of lateral ulnar collateral ligament repair for posterolateral rotatory instability of the elbow. Cureus 2024; 16（1）: e53291
4) Moritomo H, et al. The in vivo isometric point of the lateral ligament of the elbow. J Bone Joint Surg Am 2007; 89（9）: 2011-2017

> **ちょっと深掘り**

不安定肘関節におけるMRIの位置づけ

　MRIで靱帯損傷の部位と程度，そして筋腱付着部および関節包の損傷も「ある程度」は診断できるように思います．しかしながら，損傷のメカニズム（PLRIあるいはsimple dislocation）や「手術適応」を診断できるかどうかは，いささか疑問です．

　靱帯修復の判断基準は，なんといっても第一に臨床所見です．すなわち，可能な限り脱臼整復時にX線透視での不安定性テストで損傷程度とメカニズムを判断しておきます．損傷病態評価が不十分な場合は，できるだけ早い時期（数日以内）に，もう一度あらためて理学所見をとるべきです．それもできない場合にMRI検査で代用することになるでしょうが，このような状況は本末転倒だと考えます．

　「最もよいMRIの使い方」は，臨床所見で手術適応を決めたうえで，手術方法（特に「内側」の修復部位，修復方法）を最終決定するために用いることです．

　靱帯損傷の治療においては「理学所見」を省くことはできません．「靱帯損傷の治療とは理学所見を治すことである」というのは真実だと考えます．手術中も修復の効果を理学所見で判断することが必要です．ですから，理学所見をとるのが苦手ということであれば，そもそも「術者として適切ではない」と思います．

Column　大学や公的病院に関わる人間に求められるもの

　筆者は「整形外科外傷センター」を構築するために，大学病院を辞めて民間病院に場所を移しました．日本で治療体制を根底から変えるには，大学病院や公的病院に勤務する医師がその気にならなければならないのだと思います．しかし，大学病院に「整形外科外傷センター」を構築する技量も時間も，当時の筆者にはありませんでした．限られた期間で「外傷センター」を構築するためには，筆者には民間病院しかなかったのです．志のある人がいたら，是非とも公的病院に「整形外科外傷センター」を構築してほしいと思います．

13　肘関節脱臼骨折

症例1　Terrible triad injury症例（50代男性，転倒受傷）

受傷時

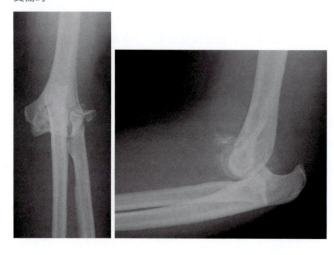

徒手整復後

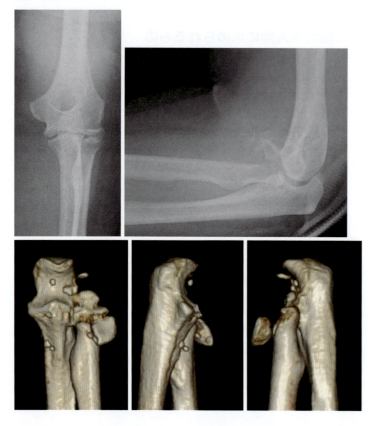

手術治療　人工橈骨頭置換，外側靱帯修復，前方関節包修復ヒンジ付き創外固定

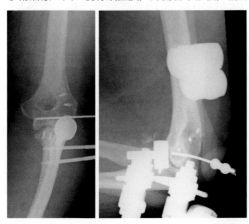

術後5か月，肘関節可動域－20/130

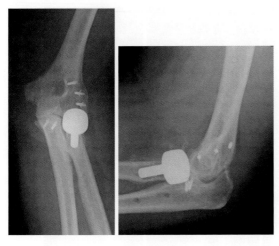

症例2 Anterior olecranon fracture dislocation症例（80代男性，転倒受傷）

受傷時

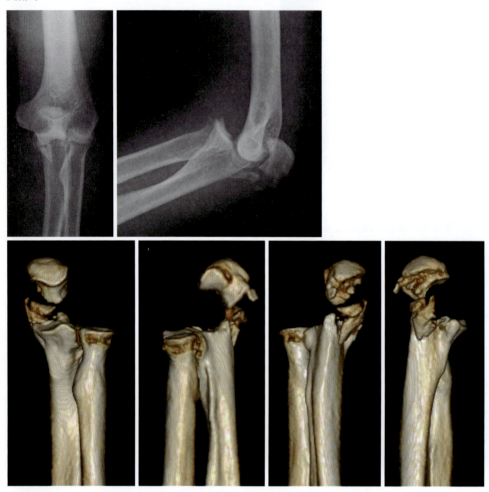

初期治療　整復，鋼線固定

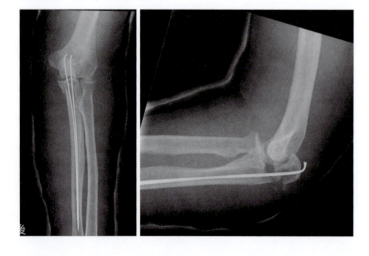

手術治療　プレート固定

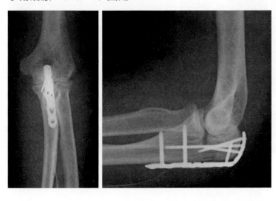

術後 6 か月，骨癒合　肘関節可動域 0/130

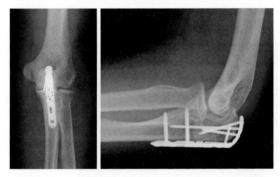

| 症例 3 | **Posterior olecranon fracture dislocation 症例（60 代女性，転落受傷）**

受傷時

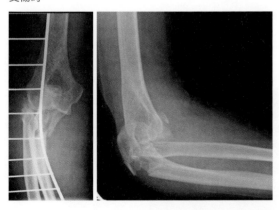

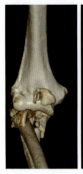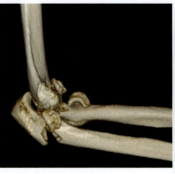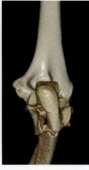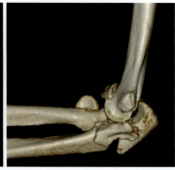

初期治療　整復，鋼線固定

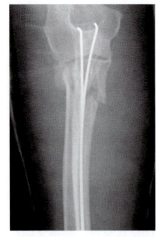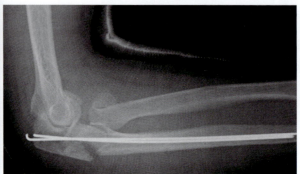

手術治療　尺骨肘頭・鉤状突起骨接合，人工橈骨頭置換

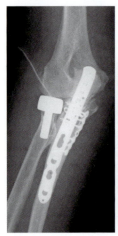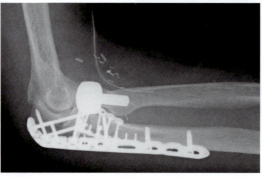

術後1年，肘関節可動域−20/130

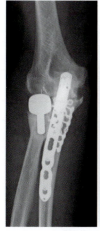
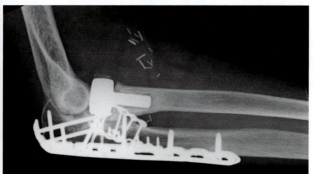

Q7 外傷性肘関節脱臼骨折の病態は？ 治療上の特徴は何か？

A 「骨損傷（骨折）」のみならず「靱帯損傷」を伴うものである

「外傷性肘関節脱臼骨折」は「複合型肘関節不安定症（complex elbow instability）」とも呼ばれます．すなわち，「骨損傷（骨折・脱臼）」のみならず「靱帯損傷」を伴うものであり，その両者の修復が必要なものです．さらに，骨損傷の中でもcoronoid骨折の修復に重きが置かれています．病態の把握と治療法が確立された現在では，その治療成績は良好になってきています．

筆者が推奨する治療方法

	治療方法
Terrible triad injury（PLRI）	ACL，LUCLおよび伸展筋群修復，橈骨頭修復（Pughプロトコル（➡129頁参照）に従う）
Varus posteromedial rotatory instability（PMRI）	尺骨鉤状突起骨接合（＋外側靱帯修復）
Anterior olecranon fracture dislocation（AOFD）	尺骨鉤状突起骨接合および肘頭骨接合
Posterior olecranon fracture dislocation（POFD）	尺骨骨接合（尺骨鉤状突起＋肘頭骨） 橈骨頭修復（骨接合 or 人工橈骨頭（RH）） 靱帯修復（LUCL，ACL，MCL） Beingessnerプロトコルを一部改変している

ACL：anterior capsular ligament, LUCL：lateral ulnar collateral ligament, MCL：medial collateral ligament

解説 1　病態把握のために必要なこと

　単純 X 線画像（2R・4R）は損傷病態把握の基本ですが，CT 画像による詳細な骨損傷の把握が必要です．それに加えて，除痛下（麻酔下）の肘関節不安定性検査が病態把握に必須となります．

　把握すべきことは以下のような事項です．
①肘関節の求心位可動はとれるのか？
②どの程度の伸展位で亜脱臼が生じるのか？
③前腕に回外ストレスを加えるとどうなるのか？　回内ストレスではどうなのか？
④内外反ストレスによる不安定性の程度は？

　これらによって，靱帯再建や前方関節包の修復，鉤状突起修復の必要性が推察できます．そして，この不安定性評価は，術中に「組織を再建する」たびに施行する必要があります．

解説 2　修復対象は何か？　大まかな治療方針は？　必要なアプローチは？

　修復する対象組織は決まっています．①尺骨肘頭，②尺骨鉤状突起（前方靱帯性関節包を含む），③橈骨頭，④外側靱帯機構，⑤内側靱帯機構などであり，この中でどれを，どのように修復するのかがポイントになります．

　「尺骨肘頭骨折」は主として「olecranon fracture dislocation」に生じます．多くが粉砕骨折となっているため，解剖学的に整復しプレートで固定するのが標準です．アプローチは universal posterior アプローチ[1]あるいは Taylar & Scham アプローチ[2]によって行うことが勧められます．

　問題の 1 つは「粉砕が重度の場合」です．この場合には hand plate などの微小プレートで事前整復固定（provisional fixation）を行うことが有効です．もう 1 つの問題は橈尺関節部（lessor sigmoid）の整復固定です．同部位の整復を後方からの Boyd アプローチで行うか，前方からの Extended Kaplan あるいは前方アプローチを行うかは骨折形態によって決まる重大なポイントです．

● O'Driscoll 分類を基準にした鉤状突起骨折の治療

「尺骨鉤状突起骨折」の治療は複合型肘関節不安定症治療の根幹をなすものです．O'Driscoll 分類[3]に従うのがよいでしょう．

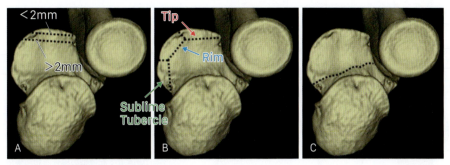

O'Driscoll 分類
A：Type1：Tip of the coronoid process
　　　　　Subtype I：smaller than 2mm
　　　　　Subtype II：Larger than 2mm
B：Type2：involve the anteromedial facet
　　　　　Subtype I：involving the rim
　　　　　Subtype II：involving the rim and the tip
　　　　　Subtype III：involving the rim and the sublime tubercle
　　　　　　　　　　　with or without the tip
C：Type3：Basal coronoid fractures, involving at least 50% of the
　　　　　height of the coronoid

　O'Driscoll 分類 Type 1 は subtype Ⅰ にせよ Ⅱ にせよ，terrible triad injury（TTI）に伴うことが多くなります．この場合の修復は「いわゆる骨性の壁（土手）再建」ではなく，前方靱帯関節包（anterior capsule-ligamentous complex）の修復になります．この修復は拡大 Kaplan アプローチ[4]で施行するのが妥当です．

　O'Driscoll Type 2 は anteromedial facet ですので，壁（土手）としての再建が必要であり，施行すべきは buttress 固定です．Subtype Ⅰ，Ⅱ で sublime tubercle を含まない場合には over the top アプローチ[5]で固定可能ですが，sublime tubercle を含む場合には FCU split アプローチ[6]が必要になります．

　O'Driscoll Type 3 は基部骨折ですが，その大きさによって固定法が変わります．上腕筋が付着する部位まで及んでいるような大きさであれば，後方からのスクリュー固定で対応可能です．そして，それは anterior olecranon fracture dislocation の場合に認められますが，後方スクリューで固定するだけの大きさがない場合には前方アプローチからの buttress プレート固定が望ましいでしょう．

　もしも sublime tubercle を含む場合は前方アプローチ[7]に FCU split アプローチを合わせるような工夫が必要です．ちなみに，日本や韓国以外では前方アプローチが用いられることはあまりないようですが，これは展開に対する苦手意識なのでしょうか？　半回動脈の処置を行えば，手術視野は極めて良好になります．

● **Mason分類を基準とした橈骨頭骨折の治療**

「橈骨頭骨折」は Mason分類に従って治療を考えます．

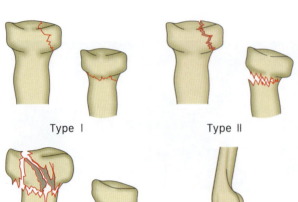

Mason分類
Type Ⅰ：橈骨頭・頚部の骨折部の転位が2mm以下のもの
Type Ⅱ：転位型の橈骨頭頚部骨折
Type Ⅲ：橈骨頭の粉砕骨折
Type Ⅳ：脱臼骨折
Morreyらは，関節面の30%以上を含む骨片が2mm以上転位しているものを転位型とした．

Type Ⅱの部分関節内骨折であればスクリューによる骨接合で十分です．Type Ⅲは骨接合か人工骨頭置換かの選択が悩ましいところです．人工骨頭の選択には年齢が大きく関わります．人工骨頭は10～15年は良好に維持できることが期待できますが，20年以上となると困難です．したがって60歳以上ならば人工橈骨頭を選択しますが，それ以下だと骨接合を選択することになるでしょう．

● **On-table technique**

Type Ⅲに対する骨接合は基本的に on-table technique で行います．その際に「回旋をどのように合わせればよいのか？」はよく聞かれる質問ですが，軟骨面の大きさを指標にします．つまり中間位で軟骨面が狭いところにプレートをあてがうようにするとほぼ正しい回旋アライメントが獲得されます．

 Terrible triad injury：valgus posterolateral rotatory instability (PLRI) の治療

橈骨頭骨折，尺骨鉤状突起骨折，肘関節脱臼を伴う terrible triad injury なるものは O'Driscoll によって提唱され，その多くが PLRI の損傷パターン[8]で生じます．

この損傷は Pugh のプロトコルで治療法が確立[9]しましたが，筆者が考える治療のポイントを述べておきたいと思います．

●Pughプロトコル

- Lateral approach　側方アプローチ
- Coronoid fixation　尺骨鉤状突起骨折の固定あるいは修復
- Radial head fix or replace　橈骨頭骨折骨接合あるいは人工橈骨頭置換
- LUCL repair or reconstruct　LUCLの修復
- Stability check：MCL reconstruct or Hinged Ex-Fx　不安定な場合はMCLの修復あるいはヒンジ付き創外固定

通常は拡大Kaplanアプローチで展開しますが，すでに上腕骨外顆への外側側副靱帯および伸筋腱の剥離断裂が認められることが大部分ですので，損傷部位から展開を始め，橈骨頭部および尺骨鉤状突起部まで展開することになります．

さて，最初に橈骨頭の固定あるいは修復を行います．次に外側側副靱帯複合体に糸をかけ牽引・擬似修復し，そのうえでPLRIテストを行いますが，この時点で，不安定性がコントロールされていれば，外側の修復だけで十分であると考えます．擬似修復でもまだ不安定性があれば，尺骨鉤状突起のpull-out固定修復が必要だと判断します．ほとんどの事例は以上で安定化します．

内側の不安定性が強い事例は稀であり，修復を必要とすることは少ないといえるでしょう．ただ，術前の不安定性評価で，不安定性が外側より強いものは内側側副靱帯の修復を最初から想定しておくとよいです．以上の修復を施行しても求心位可動ができない事例を筆者は経験していません．しかし，コンプライアンスが悪い事例にはヒンジ付き創外固定を追加した経験があります．

●筆者の治療ポイント

- 「ACL，LUCL，extensor修復，radial head修復」を修復の基本とする
- 拡大Kaplanアプローチで展開（すでに上腕骨外顆への外側側副靱帯および伸筋腱の剥離断裂が存在することが大部分であり，損傷部位から展開を始め，橈骨頭部および尺骨鉤状突起部まで展開する）
- 尺骨鉤状突起にanchor挿入（anchorを挿入し，ACLに糸を通しておく）
- 橈骨頭骨接合あるいは人工橈骨頭置換
- 外側側副靱帯複合体に糸をかけ牽引・擬似修復，PLRIテスト
- ACL修復，LUCL，extensor修復

以上でPLRIが改善されない事例は，後日ヒンジ付き創外固定を追加します．

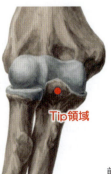

前方anchor刺入位置

解説 4　Varus posteromedial rotatory instability（PMRI）の治療

　PMRIの多くが尺骨鉤状突起の前内側部損傷を伴い，肘伸展に伴い亜脱臼が起こるために，関節症が進行し予後不良となるとされています[10,11]．

　内反力により外側側副靱帯の断裂がまず生じ，続いて内旋力により尺骨鉤状突起が滑車と衝突することで，前内側部の骨折が生じます．この2つの損傷（外側側副靱帯と尺骨鉤状突起前内側部骨折）は多くで認められており，両方の修復が必要です．しかし，外側側副靱帯損傷の程度はさまざまであり，内反ストレスによりα角が10°以下の場合は，尺骨鉤状突起の修復だけでよいと考えます．

解説 5　Anterior olecranon fracture dislocation（AOFD）

　AOFDはtrans-olecranon fracture dislocationともいわれ，靱帯損傷の合併が少ないため多くは骨再建のみで十分です．通常は後方からのTaylar & Schamアプローチで完遂でき，coronoid骨折も基本的にBasalよりも大きい場合が多く，後方からのスクリュー固定が容易に施行できます．

解説 6　Posterior olecranon fracture dislocation（POFD）

　POFDはposterior Monteggia骨折とも呼ばれ，PLRIの損傷パターンで生じることが多いものです．鉤状突起が複雑に損傷されているJupiter分類のType 2Aと2Dが治療上問題となるでしょう[12]．

　Beingessnerのプロトコルが有名であり[13]，日本でも多くの整形外科医が追従しているように思います．これは，後方からのuniversal posteriorアプローチですべての手技を行うもので，第1段階は「橈骨頭の再建」（その際に先行して尺骨と鉤状突起を仮整復），第2段階は尺骨骨幹部の再建，第3段階は鉤状突起の整復固定（基本的に後方から），第4段階は肘頭の再建，第5, 6段階は内外側靱帯の修復です．

　基本的には，骨損傷の解剖学的再建とそれに伴う靱帯の再建で，安定した肘関節が再建できれば治療は完了するのですが，「どのように骨再建を施行するのか？」「そのためのアプローチはどうするのか？」についていくつかのポイントがあります．

● 筆者の治療ポイント

- 内側支柱再建を先行する．

　後方アプローチで尺骨の解剖学的再建を行いますが，尺骨外側の回外筋稜部や橈尺関節部の再建が必要なければTayler and Shamアプローチだけで完遂できます．もしもそれらの再建が必要ならば尺骨外側部のBoydアプローチを追加しますが，その際は橈骨頭の再建もそのまま施行します．

- 外側支柱（橈骨頭）再建をPLRIの存在を考慮して原則的に拡大Kaplanアプローチで行う．

　おおよそ，外側側副靱帯機構の上腕骨側付着部がすでに破綻しているので，回外筋稜部が損傷されていなければ温存するべきだと考えます．また，橈尺関節部の整復には橈骨を

鋳型とするのが望ましく，外前方からの整復固定が可能な拡大 Kaplan アプローチが理想的であると考えています．
- 尺骨鉤状突起の再建において前方アプローチを考慮する．

骨片が Type 1 のように小さく lasso 法（pull-out 法）で対応できるもの，Type 3 のように大きくて後方からのスクリュー固定が可能なもの以外は，前方から buttress 固定を行います．実は POFD では，この前方固定の対象となる Type 2 は多いのではないかと考えています．

◆文献◆

1) Dowdy PA, et al. The midline posterior elbow incision. An anatomical appraisal. J Bone Joint Surg Br 1995; 77 (5): 696-699
2) Taylor TK, et al. A posteromedial approach to the proximal end of the ulna for the in-ternal fixation of olecranon fractures. J Trauma 1969; 9 (7): 594-602
3) O'Driscoll SW, et al. Difficult elbow fractures: pearls and pitfalls. Instr Course Lect 2003; 52: 113-134
4) 今谷潤也, 他. Kaplan extensile lateral approach を用いた尺骨鉤状突起骨折の手術的治療. 骨折 2014; 36: 199-203
5) Hotchkiss RN, et al. The medial "over the top" approach to the elbow. Tech Orthopaedics 2000; 15 (2): 105-112
6) O'Driscoll SW, et al. Difficult elbow fractures: pearls and pitfalls. Instr Course Lect 2003; 52: 113-134
7) Han SH, et al. Anterior approach for fixation of isolated type Ⅲ coronoid process fracture. Eur J Orthop Surg Traumatol 2013; 23 (4): 395-405
8) O'Driscoll SW, et al. Posterolateral rotatory instability of the elbow. J Bone Joint Surg Am 1991; 73: 440-446
9) Pugh DM, et al: Standard surgical protocol to treat elbow dislocations with radial head and coronoid fractures. J Bone Joint Surg Am 2004; 86 (6): 1122-1130
10) O'Driscoll SW, et al. Difficult elbow fractures: pearls and pitfalls. Instr Course Lect 2003; 52: 113-134
11) Ring D, et al. Fracture of the anteromedial facet of the coronoid process. Surgical technique. J Bone Joint Surg Am 2007; 89 (Suppl 2): 267-283
12) Jupiter JB, et al. The posterior Monteggia lesion. J Orthop Trauma 1991; 5 (4): 395-402
13) Beingessner DM, et al. A fragment-specific approach to Type ⅡD Monteggia elbow fracture-dislocations. J Orthop Trauma 2011; 25 (7): 414-419

ちょっと深掘り

肘頭脱臼骨折における亜分類の必要性

筆者は olecranon fracture dislocation（OFD）は anterior と posterior の分類だけで十分であり，亜分類は不要なのではないかと昔から考えていました．つまり，申し訳ないのですが森谷-今谷（M-I）分類の必要性に反対の立場です．

まず，M-I 分類において PRUJ に損傷が及ぶか否かが骨接合方法にどのように関係するかですが，（亜）脱臼しているかどうかはあまり関係がなく，lesser sigmoid notch の損傷形態だけが骨接合の必要性に関与すると考えます．

さらに，靱帯修復の必要性についてですが，「回旋外力」の有無に左右されると考えます．大まかにいって anterior タイプには回旋外力が加わらず靱帯再建は不要であり，posterior タイプでは逆に必要という大きな傾向があります．つまりは「Type A-Ⅱには靱帯再建が

必要だが Type P-Ⅰ には不要」とはならないということです．それゆえに anterior と posterior だけでよいのではないかと考えるわけです．靱帯修復の必要性に直結する「亜分類」ができるとよいとは思います．

	腕尺・腕橈関節の脱臼方向	
	前方（Anterior）	後方（Posterior）
近位橈尺関節の損傷 −	Type A-Ⅰ	Type P-Ⅰ
近位橈尺関節の損傷 ＋	Type A-Ⅱ	Type P-Ⅱ

森谷-今谷分類
〔森谷史朗, 他. 肘頭脱臼骨折の新分類. 骨折 2019; 41（3）: 1181-1188 より〕

尺骨鉤状突起骨折（AMF 骨片）に対するアプローチ方法は FCU split か，over-the-top か？

　AMF 骨折といっても Subtype 分類において「どの部分」をメインに支持・固定するかによります．Sublime tubercle（Ⅱ-3）を支持・固定するのであれば FCU split でなければ難しいですし，sublime tubercle 以外の前方（Ⅱ-2）を支持固定しようと思えば Over-the-top アプローチのほうが容易です．

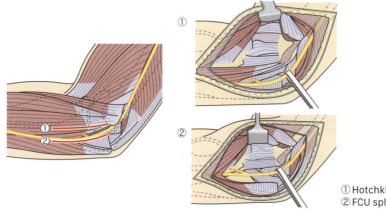

① Hotchkiss over the top アプローチ
② FCU split アプローチ

　また，over the top アプローチといっても ring の 50/50 アプローチと hotchkiss アプローチがありますが，hotchkiss は inter-nervous plane であり，sublime tubercle の展開以外に広く対応できると考えます．また，hotchkiss over the top アプローチにおける正中神経障害についての論文報告があるようですが，ring アプローチならいざ知らず，hotchkiss のアプローチと正中神経は関係ないのではないかと考えます．

14 橈骨頭骨折

症例1 橈骨頭骨折（60代女性）

受傷時　AO分類 2R1B1　Mason分類 Type II

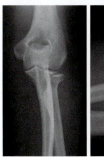
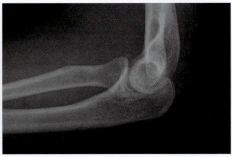
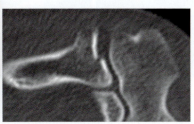

手術治療　スクリュー固定

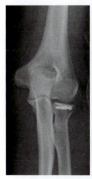
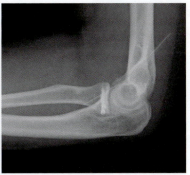

術後3か月，肘関節可動域制限なし

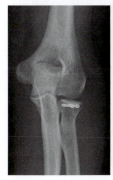
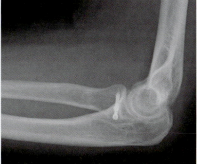

> 症例2 | **橈骨頭骨折（30代男性）**

受傷時　Mason分類 Type III

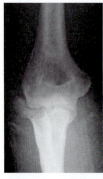
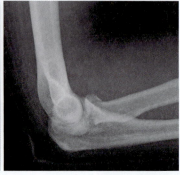

手術治療　on-table techniqueでプレート固定

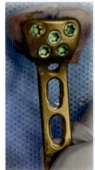
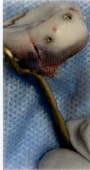
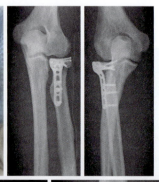
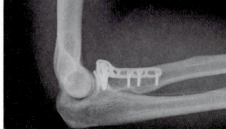
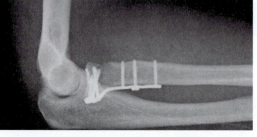

術後5か月　偽関節となり抜釘術施行

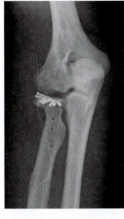
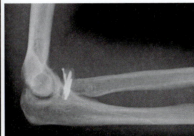
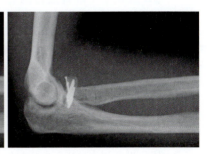

Q8 保存治療の適応は？

A 可動域制限なく肘関節内外反の安定性があれば保存治療は可能である

保存治療を考える際に重視していることは「なめらかな可動性」と「安定性」の2つです．つまり，回内外がスムースで可動制限なく，そして肘関節内外反の安定性があれば，保存治療は可能です[1]．テキストでは「2 mm以上の転位」でOA変化が生じるという記載もありますが，転位そのものが問題ではなく，転位が存在するものは不安定性や可動障害につながっているということだと考えます．

Q9 手術アプローチの選択は？

A Kaplanアプローチが適切である

橈骨頭骨折の多くは，中間位で前方，回外位で側方に生じる傾向にあります．ですから，骨折部の展開と整復にはKaplanアプローチが適切だといえます．Kocherアプローチの利点は後骨間神経障害度が低いことですが，Kaplanアプローチにおいても注意すれば神経障害は十分に制御できます[2]．

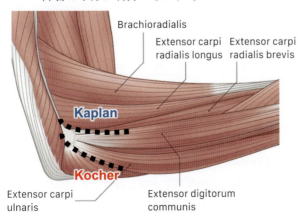

Q10 手術方法の選択は？

A Mason分類 Type IIはヘッドレススクリュー固定，Mason分類 Type IIIでは50歳以下では骨接合術を，60歳以上では人工橈骨頭置換術を適応とする

結局のところ，不安定性や可動障害を生じているものが手術的治療の適応になります．

Mason分類 Type IIの部分橈骨頭骨折はヘッドレススクリュー2本で固定するのが標準的です．スクリューの太さは2.0～2.5 mmが適切です．基本的に術後シーネ固定などによる可動制限はしていません．

問題はMason分類 Type IIIの骨折です．Mason分類 Type IIIで4 partsになると人工橈骨頭置換術の適応も考えられますが，年齢の要因は重要です．術後長期的に見積もっても15～20年以上は持ちませんから，50歳以下では骨接合術が選択される傾向にあります[3-5]．

もしも骨接合術を施行すると高い確率で壊死を生じるかもしれませんが，骨癒合は得られることが多く，また腕橈関節も保たれ機能的には十分な役割を果たすことが期待されます．たとえ橈骨頭が壊死して，その後に圧壊したとしても，それまでには時間（年単位）を要し，その頃には周囲の靱帯は修復されているので，最悪，骨頭は切除してもよいということになります．ちなみに，Mason分類 Type IIIの骨接合術ではon-table techniqueが有用です[6]．骨接合後にギャップがあると固定不全→偽関節→破綻という道を辿りますので，十分な海綿骨移植が必要でしょう．

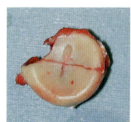
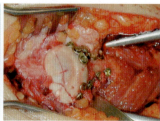
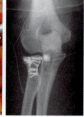
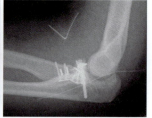

筆者が推奨する治療方法

Mason分類	治療方法
Type I	無処置
Type II	プレート固定あるいはheadlessスクリュー固定
Type III（repairable）	プレート固定およびheadlessスクリュー固定
Type III（non-repairable）	人工橈骨頭置換術

解説1　Mason分類 Type IIIの手術法選択

65歳以上では迷うことなく人工橈骨頭（evolve）を選択し，40歳以下では第一に骨接合術（rimプレート使用）を選択します．ただし適切に整復固定がなされることが条件になります．41～64歳では骨折粉砕度と術者の技量をもとに検討することになります．

解説2 Mason分類 Type II の骨接合手技

Type II 骨接合のポイントは以下になります．

①Type II の場合は多くの事例で骨折部位は前側方に位置しているので Kaplan アプローチを用いる．その際は後骨間神経に注意する（術後に母指と示指のMP伸展をチェック）．

②輪状靱帯はプレート固定，スクリュー固定にかかわらず縦切開とするが靱帯の修復は容易である．

解説3 Mason分類 Type III の骨接合手技のポイント

①Type III は on-table technique で接合する．理由は *in situ* での整復固定が技術的にかなり困難であるためである．

②プレートの safe zone をしっかりと見極めることが重要である．

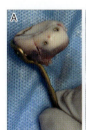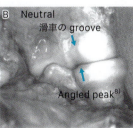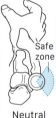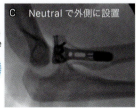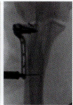

軟骨が最も厚い部分が PRUJ 側．この反対側にプレートを設置[7]

③Rim プレート（DePuy Synthes 社）は independent スクリューとは基本的に両立しない．骨頭へのスクリューを2列ともに骨頭内に十分に挿入するには，辺縁ギリギリにあてがう必要がある．プレートの適合不良については大きな問題だが，適合させようとして少し遠位に設置するようなことになれば，rim プレートの意義が半減する．

④Plate fitting が悪いことの原因は，整復位の不良にあると考えるべきである．

⑤骨頭へのスクリュー刺入角度がポイントである．近位1列目がやや打ち下げ，2列目がやや打ち上げとなる．

⑥骨間隙を作らないように「十分」な海綿骨移植が必須である．

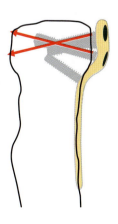

近位1列目はやや打ち下げる
2列目はやや打ち上げる

◆文献◆

1) Hammacher ER, et al. Radial head fractures: operative or conservative treatment? The Greek temple model. Acta Orthop Belg 1996; 62 (Suppl 1): 112-115
2) Barnes LF, et al. Comparison of Exposure in the Kaplan Versus the Kocher Approach in the Treatment of Radial Head Fractures. Hand (N Y) 2019; 14 (2): 253-258
3) Ring D, et al. Open reduction and internal fixation of fractures of the radial head. Bone Joint Surg Am 2002; 84 (10): 1811-1815
4) Ruan HJ, et al. A comparative study of internal fixation and prosthesis replacement for radial head fractures of Mason type Ⅲ. Int Orthop 2009; 33 (1): 249-253
5) Chen AC, et al. Long-term outcomes of radial head arthroplasty in complex elbow fracture dislocation. J Clin Med 2021; 10 (16): 3488
6) Kiran Kumar GN, et al. On-table reconstruction and fixation of Mason type Ⅲ radial head fractures. Chin J Traumatol 2015; 18 (5): 288-292
7) Hoekzema N, et al. Intraoperative radiographic method of locating the radial head safe zone: the bicipital tuberosity view. J Shoulder Elbow Surg 2020; 29 (12): 2668-2673
8) Caputo AE, et al. The nonarticulating portion of the radial head: anatomic and clinical correlations for internal fixation. J Hand Surg Am 1998; 23 (6): 1082-1090

15 前腕骨骨幹部骨折

症例1　両骨開放骨折（20代男性）

受傷時　AO分類 2R2A2＋2U2B2 尺骨開放骨折　　急性期治療　髄内鋼線仮固定

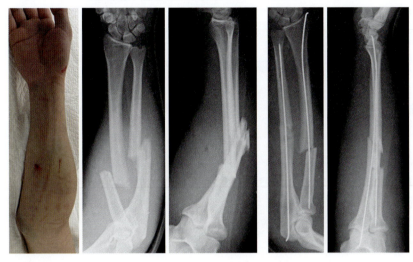

手術治療　プレート固定　　術後12か月，骨癒合　手関節・手指可動障害なし

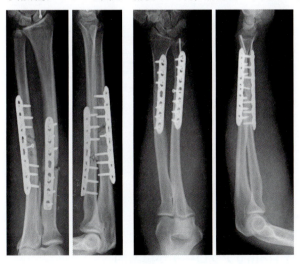

Q11　開放性前腕骨折における初期治療は？

A　定型的デブリドマンを施行し，髄内鋼線固定で骨アライメントを保持する

　前腕骨折における初期治療は，開放性骨折か閉鎖性骨折か，また神経血管合併の有無などによって異なります．もしも閉鎖性骨折ならば，神経ブロックで簡易整復したうえでシーネ固定をし，近日中（翌日）に骨接合術としてよいでしょう．たとえ両骨とも銃剣状変形

していても，翌日に内固定をするなら髄内鋼線を施行する必要性はないと考えます．

ただし腫脹が強く翌日の手術が困難であったり，コンパートメント症候群が疑われたり，神経症状がある場合には，手術室で小切開にて整復し髄内鋼線固定を施行するのがよいでしょう．

また，開放性骨折などでは，手術室で洗浄・デブリドマンを施行するでしょうから，その際に髄内鋼線固定を施行します．前腕における創外固定は橈骨遠位部骨折以外では効果的ではありません．

Q12 コンパートメント症候群に対する筋膜切開の方法は？

A 前腕掌側において手根管，ギオン菅，屈側部浅部，深部，そして mobile wad を開放する

前腕骨骨折において若年の場合は，コンパートメント症候群の危険性が高まります．これは開放損傷だとしても同じです．コンパートメント症候群は臨床所見（強い腫脹と異常疼痛，神経症状など）で疑い，そのうえでコンパートメント内圧を測定します．

コンパートメント症候群では筋膜を開放しなければなりませんが，開放対象とする部位は手根管，ギオン菅，屈側部浅部，深部，そして mobile wad です．

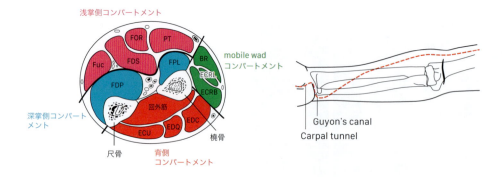

Q13 骨接合における適切なアプローチは？

A 尺骨は Boyd アプローチ，橈骨は Henry アプローチが標準的

尺骨は Boyd アプローチ，橈骨は Henry アプローチが標準的と考えます．橈骨に対する Thompson アプローチは通常は橈骨近位骨幹部に対して選択されますが，実は Henry と Thompson は深部の展開は同じです．筆者は橈骨のどの部位においても Henry アプローチを選択しています[1,2]．

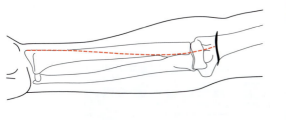
Henryアプローチ

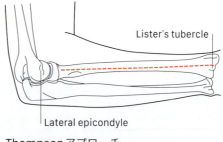
Thompsonアプローチ

Q14 プレートの設置位置は？

A 橈骨は掌側面，尺骨は背側面

　橈骨は掌側面，尺骨は基本的に背側面であり，プレートは基本的に「広い面」にあてがいます．尺骨において広い面は尺骨骨幹部の橈背側面ですので，多くは同部位になります．

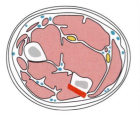
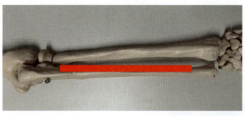
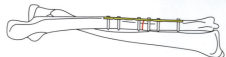

Q15 整復のコツは？

A プレート整復法が有用

　尺骨は回旋変形が起こりにくいので整復は容易ですが，橈骨の場合は回旋転位があるので「やや難しく」なります．橈骨の整復のコツは，プレートの片方を骨片に固定して，固定したプレートを利用してもう一方の骨片を整復するプレート整復法です．

Q16 髄内釘の適応は？

A 軟部組織損傷が強い事例以外ではあまり適応がない

　軟部破綻が強いなどの状況以外ではあまり髄内釘の適応がないと考えます．仮にどちらかがプレート固定でどちらかが髄内釘とする必要があるとすれば，その場合は尺骨が髄内

釘固定になるでしょう．日本では Interlocking nail（IMN）が使用できませんが，海外文献では前腕骨骨折に対する IMN の成績は良好で，プレートとほぼ同じになっています[3,4]．

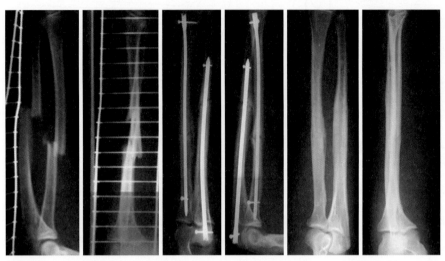

〔Weckbach A, et al. Interlocking nailing of forearm fractures. Arch Orthop Trauma Surg 2006; 126（5）: 309-315 より〕

症例2 Galeazzi骨折（70代男性）

受傷時　Galeazzi骨折

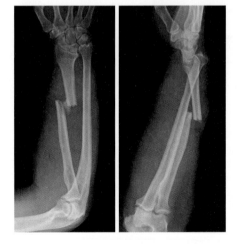

手術治療　橈骨プレート固定

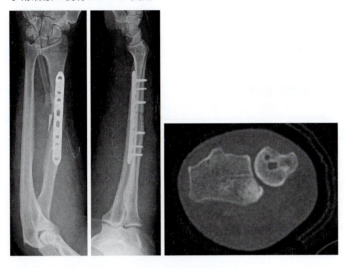

術後6か月，手関節可動域制限なし，DRUJ安定

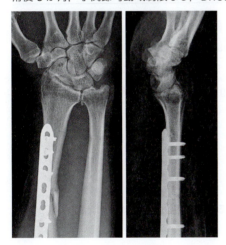

Q17 Galeazzi骨折やMonteggia骨折を見逃さないための注意点は？

A 病態を知っていることに尽きる

　まずは，Galeazzi/Monteggia骨折の存在を知っていることです．知っていればその有無を判断するための手関節，肘関節X線を撮影しようとするでしょう．知らないものを見つけることはできません．

Q18 遠位橈尺関節（DRUJ）における不安定性の評価方法は？

A DRUJシフトテストと回内外可動時の安定性テストを行う

　DRUJのストレステスト（シフトテスト）と回内外可動時の安定性テストを行います．

あまり厳密ではありませんが不安定性の程度には grading があります．Grade 1 と 2 を分ける基準ですが，筆者は大まかに手関節側面 neutral でのシフトテストにおいて，橈骨骨幅 1/2 までの転位を grade 1，1/2 を超える転位を grade 2 としています[5]．

Q19 DRUJ が不安定だった場合の治療方法は？

A 茎状突起骨折，強い不安定性，若年などでは DRUJ を修復する

①損傷形態，②不安定性の程度，③年齢の要因で考えています．すなわち，茎状突起骨折，強い不安定性，若年などは修復すべき要因です．また，grade 2 以上は基本的に修復しています．

筆者が推奨する治療方法

分類	治療方法
どのような骨折型でも	プレート固定（解剖学的アライメントが必要）
単純横骨折	Compression プレート固定
長斜骨折	ラグスクリュー＋protection プレート固定
第 3 骨片あり	Bridging プレート固定（解剖学的整復）

解説 1　前腕骨折治療のポイント

以下の項目が治療上のポイントになります．
①初期対応として整復し外固定したうえで待機するが，可及的早期に手術治療を行う．
②橈骨に対するアプローチは Henry が容易である．
③Henry アプローチでは（Thompson でも）回外筋の橈骨付着部を最大回外位で骨膜下に剥離して，回外筋にサンドイッチされた後骨間神経（PIN）を回外筋ごと剥離挙上する．
④成人の場合は全く転位のない場合を除いて，プレートによる固定を行う．
⑤プレート位置により（特に近位に設置した場合），回内外制限とならないようにチェックする．

解説 2　単純横骨折の手術手技

以下の項目がポイントです．
①解剖学的整復を目標とする．絶対的安定性を目指してもよいが，相対的安定性でも許容する．
②尺骨には回旋変形力があまり加わらないことを認識する．
③Henry アプローチで施行する場合，回外位での橈骨の整復と維持は通常は困難である．したがってプレート整復法（橈骨への K-wire 仮固定は不要）を施行するが，プレートの

設置が難しいほうをはじめに固定する．
④近位部の橈骨前面にプレートを設置する場合には，tuberosity が邪魔になるので橈骨側面に設置してスクリューを 3 本固定する．ただし radial bow を再建するようにプレートをやや弯曲させる必要がある．

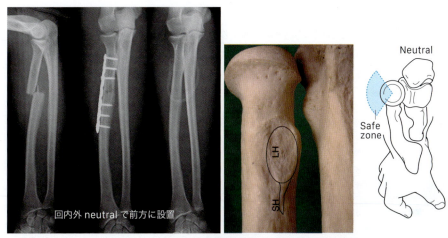

Henry アプローチで展開し，橈骨近位部の外側面にプレートを設置した症例

解説 3　第 3 骨片を有する場合の手術手技

以下の項目がポイントです．
①解剖学的アライメントと相対的安定性獲得を目標とする．
②大きな第 3 骨片は主骨片にラグスクリュー固定を行う．
③小・中骨片は骨活性を重視してラグスクリュー固定はせず，可及的に整復して骨性コンタクトを獲得することで安定させる．転位傾向がある場合は整復位保持のために 2 mm 程度の細い CCS での固定は許容される．
④プレート整復法を基本とする多くはみなし横骨折なので，その整復位を保ったまま固定することは容易ではない．プレート整復法は斜骨折であっても容易に整復を行える．
⑤粉砕骨折でギャップが骨幅の 1/3 以上生じる場合には自家骨移植を行う．
⑥若年者は conventional スクリューを使用し，青壮年以上にはロッキングスクリューを使用する（conventional スクリューは抜去困難を回避することができる）．
⑦尺骨の場合，プレート設置面の対側に（可及的に）骨性コンタクトが得られるように設置部位を考慮する．

解説 4　軟部組織の状態が不良な場合の対応

軟部組織の状態から，両方ともプレート固定することが難しい場合は，常に最初に尺骨を髄内鋼線固定しておき，軟部組織状態が改善した後に尺骨のプレート固定を行うようにしています．

解説5　Galeazzi骨折の方針

　基本的に三角線維軟骨複合体（TFCC）構造はすべて破綻しており，その再建方法は茎状突起骨片の大きさによります．茎状突起骨折に加えてTFCC付着部の断裂があれば骨接合＋pull-out固定を施行するべきですが，現実的には骨接合（TBW）で止めることが多いです．

　亜急性期例で（亜）脱臼している事例では介在物が存在していますので，背尺側アプローチでDRUJを背側展開し介在物を解除して整復します．直尺側アプローチですとTFCCの損傷評価はできません．

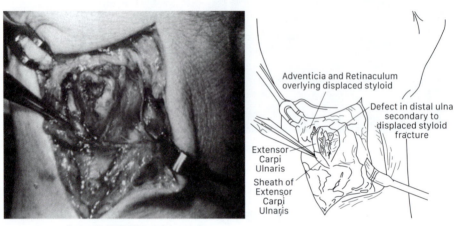

Extensor corpi ulnarisが関節部に介在している
〔Alexander AH, et al. Irreducible distal radioulnar joint occurring in a Galeazzi fracture-case report. J Hand Surg Am 1981; 6（3）: 258-261 より〕

解説6　Monteggia骨折の方針

　まずは尺骨を解剖学的に整復固定しますが，これで大多数の症例において橈骨頭は整復・安定化します．もしも回外位で整復され，回内位で亜脱するような場合は回外位で2～3週間外固定します．

　回内・回外位にかかわらず亜脱臼が残存していた場合には，腕橈関節を展開して整復を阻害している介在組織を除去します．

解説7　抜釘について

　もしもプレートを抜去する場合は，成人では術後2年，小児では術後1年が経過してから行うことを標準とします．これは皮質骨構造のリモデリングを待つためです．

◆文献◆

1) Cross JD, et al. Comparison of dorsal and volar approaches to the proximal radius. Orthopedics 2011; 34（2）: 93

2) Mehdi Nasab SA, et al. Comparison of Volar and Dorsal approaches for surgical treatment in fracture of proximal half of the radius. Pak J Med Sci 2013; 29 (2): 532-535
3) Kale SY, et al. Treatment of diaphyseal forearm fracture with interlocking intramedullary nailing: A pilot study. J Clin Orthop Trauma 2021; 17: 195-200
4) Gilbert WB Jr, et al. Intramedullary nailing of forearm fractures. Hand Clin 2023; 39 (4): 551-559
5) Ross PR, et al. Instability in the setting of distal radius fractures: diagnosis, evaluation, and treatment. Hand Clin 2020; 36 (4): 417-427

ちょっと深掘り

成人Monteggia骨折における輪状靱帯の損傷形態は「関節包の断裂」なのか，「靱帯の断裂」なのか？

「関節包の断裂」なのか「靱帯の断裂」なのかの問題ですが，多くの事例では輪状靱帯遠位部の関節包が裂状に断裂し「脱げている」状態になっていると思います．もちろん輪状靱帯自体の断裂もあり，個人的にも断裂の経験があります．

いずれにしても，尺骨の解剖学的整復固定後に橈骨頭の整復と安定性に疑念があれば，Kaplanアプローチで展開し，介在しているものは解除し，断裂している部位は修復（もちろん関節包も）するということで対処しています．

Essex-Lopresti骨折の治療戦略

E-L骨折に遭遇することは少なく，E-L骨折の中でも軽症例（回旋損傷タイプ）が大半を占めます．また長軸型といっても，骨間膜が重篤に破綻していることはないように思います．

橈骨頭を修復し，そのうえで「安定性」を確認しDRUJの制動が必要か否かを考えるのでしょうが，E-L骨折においてはほぼルーチンに修復したほうがよいと思います．

骨間膜（IOM）損傷の程度と再建の必要性についてはかなり「不明瞭」です．完全にIOMが破綻して橈骨と乖離している事例はないでしょうし，PRUJとDRUJが温存された状態でIOMを完全切離した場合のバイオメカニズムがどうなっているのか不明ですので，急性期におけるIOM再建の必要性は懐疑的です．

急性期DRUJ不安定性に対する治療

Galeazzi骨折でもE-L骨折でも，DRUJ以外の修復を完遂したうえで不安定性評価を行い，一定のクライテリアを超えるものに対してはDRUJ制動術を施行すると思います．損傷が軽症の場合は関節鏡視下の修復がよいでしょうが，損傷の大きなものや骨傷を伴うものは観血的修復を施行すると思います．

4章 手関節・手の外傷

16 橈骨遠位端骨折

症例1　AO分類 Type C1 関節内骨折（70代女性）

受傷時

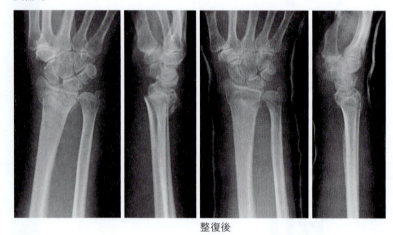

整復後

手術治療　掌側プレート固定　　　術後4か月，骨癒合　手関節可動域制限なし

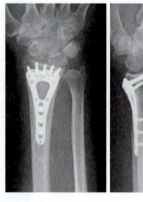 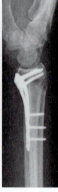 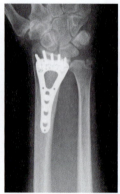 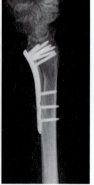

 高齢者の橈骨遠位端骨折治療はどう考える？

A　多くは保存治療の適応だが，低侵襲で上手な手術治療の恩恵は大きい

　「高齢者において手術治療を選択したほうがよい」という事例は，保存治療では許容アライメントを保つことができない場合でしょうから，極めて少ないといえるでしょう．手術治療は常に相対的適応になると思います．しかし，低侵襲かつ非常に上手な手術で，合併症なく完遂するのであれば，手術治療の恩恵はかなり大きいといえます．

Q2 若年者の橈骨遠位端骨折治療はどう考える？

A Kapandji法の適応範囲は広い

　青壮年者というよりも10～20代前半の若い患者で，骨質がよく，治癒能力も高く，しかもAO分類TypeAであれば，鋼線固定，しかもKapandji法の適応は広くなると思います[1]．低侵襲で，かつ骨癒合が早いので，鋼線の抜去も4～6週間ほどで可能になります．

Q3 保存治療の適応は？

A 高い技量の整形外科医が保存治療を行えば常に適応となる

　これは術者の哲学によるでしょうが，Guptaキャスト（背屈位キャスト）（➡6頁）によりほとんどすべての症例が保存治療の適応となるでしょう[2,3]．再転位の危険因子として「骨折転位度」や「骨粗鬆度」などが挙げられていますが，「医師の技量」が最も大きな要因です．橈骨遠位端骨折の保存治療の成功は「医師の技量」に大きく依存します．

　ちなみに筆者のいままで関与した病院では「軽度転位例」以外に保存治療は施行してきませんでした．保存治療の技量が足りないためです．しかし，高い技量の整形外科医が保存治療を行い，その成績がよいとなれば適応として認めるのが妥当です．

　外傷整形外科治療は「誰が施行するのか」で天と地ほども違うのが特徴です．治療法の2群比較をする意味が疑問視されるのも，技量が成績に関与する割合が大きいためです．

Q4 鋼線固定，特にKapandji法の適応は？

A 若年者のAO分類TypeAは常に適応

　若年者（10～20代）のTypeAであれば，基本的にKapandji法（➡155頁）で適切に治療できるのでよい適応です[1]．

　骨粗鬆症の程度が強い高齢者では，Kapandji法で背屈転位がコントロールされたとしても短縮のコントロールが難しいですが，保存治療のアシストと考えれば適応となります．

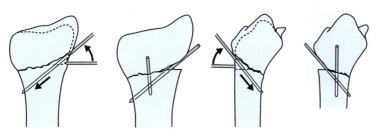

Kapandji法
〔Moon ES, et al. The Amount and related factors of reduction loss in distal radius fracture after treatment by Kapandji technique. J Korean Fract Soc 2007; 20（3）: 252-259 より〕

Q5 掌側ロッキングプレート固定の適応は？

A 背屈転位の大きい（DTが20°以上）骨折，掌屈転位の骨折のすべてが適応である

転位の大きい（dorsal tilt：DTが20°以上）骨折に対する掌側ロッキングプレート（VLP）による固定は，もはや標準的治療になっています[4,5]．近位設置と遠位設置プレートの選択については，遠位骨片の縦幅の2/3を被覆するように選択します．また，掌屈転位型の骨折は保存治療が困難ですので，基本的にVLP固定の適応になります．

Q6 尺骨の内固定の適応は？

A 高齢者の橈骨遠位端骨折においては，尺骨の内固定の適応はほとんどない

高齢者の橈骨遠位端骨折において転位が強い場合には，DRUJが完全に破綻したり，破綻に至らないまでも尺骨茎状突起骨折を伴う事例はよく見受けられます．しかし，DRUJが破綻していたとしても，橈骨を整復固定すると distal oblique ligament（DOB）の緊張により尺骨遠位部が整復され，DRUJの不安定性が軽減します．したがって，ほとんどの高齢者骨折において尺骨遠位部の固定は不要に思います[6]．尺骨茎状突起骨折にTBW固定を行うのは，非常に不安定な場合だけであり，一般的には若年者以外にはほとんど適応はないと考えます．

症例2　Volar Barton骨折（30代男性，バイク受傷）

受傷時　AO分類 2R3B3.1＋脱臼

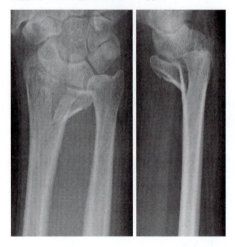

急性期治療 創外固定   手術治療 VLP固定およびMoore法

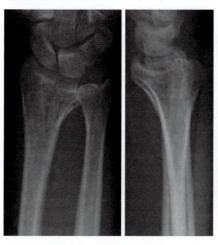
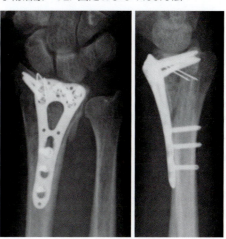

術後6か月

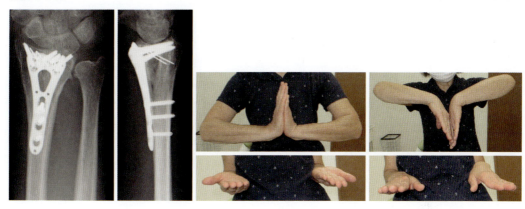

Q7 初期治療で創外固定を施行する適応は？

A アライメントが保たれない事例

　徒手整復および外固定を施行してもアライメントが保たれない事例は，創外固定の適応です．

Q8 Volar lunate facet (VLF) 骨片の固定方法は？

A プレートによる被覆率が縦，横とも2/3以上になるように固定する

　このVLF骨片の把持が不十分な場合には固定性が破綻して，手根骨が掌側に亜脱臼することはよく認識されています．そこで被覆率が縦，横とも2/3以上になるように固定する必要があります．

また，手関節を整復するとVLF骨片は手根靱帯によって，常に遠位方向に転位する傾向にあり，遠位転位の矯正不足がプレート被覆率低下につながるので注意が必要です．このような場合は掌側靱帯部に糸をかけて近位方向に牽引する，あるいは「Mooreのspring K-wire固定法」を併用するのが望ましいです[7]．

筆者が推奨する治療方法

AO分類	治療方法
Type A2/A3　関節外	保存治療，Kapandji法（若年者：10〜20代），VLP（青壮年以降）
Type B1　Sagittal	ラグスクリュー固定
Type B2　背側Barton	Kapandji法あるいは背側buttressプレート
Type B3　背側Barton，B3の多くは実はType C	VLP
Type B3.3　掌側粉砕	VLP（VLF被覆66％以上，VTを0°にする）
Type C1，C2　単純関節内	VLP
遠位骨片小L値≦5〜6 mm	VLP（VTを0°にする）
Type C3 粉砕関節内（粉砕程度軽度）	VLP
Type C3 粉砕関節内（粉砕程度重度）	3 column戦略，土田メソッド
Type C3.2/3 骨幹端部に及び粉砕	掌側皮質の連続性再建が必要 （IOW：interosseous wiringあるいはミニプレートを用いる） 合併症事例にはspanningプレート固定

VLP：volar locking plate

解説1　AO分類

2R3A1　2R3A2　2R3A3　2R3B1　2R3B2　2R3B3　2R3C1　2R3C2　2R3C3

2R3A　Extraarticular
2R3A1　Radial styloid avulsion
2R3A2　Simple
2R3A3　Wedge or multifragmentary

2R3B　Partial articular
2R3B1　Sagittal
2R3B2　Dorsal rim（Barton's）
2R3B3　Volar rim（reverse Barton's Goyrand-Smith's Ⅱ）

2R3C　Complete articular
2R3C1　Simple articular and metaphyseal
2R3C2　Multifragmentary metaphyseal
2R3C3　Multifragmentary articular，simple or multifragmentary metaphyseal

解説 2 　保存治療の適応と方法

筆者は，初診時に DT 20°以上の骨折は原則的に手術治療としています．DT 20°以下の骨折であれば保存治療が可能ですが，経過中に転位が認められれば手術治療に移行します．保存治療は整復後背屈位ギプス固定（Gupta キャスト：高畑キャスト）を方針としています[2]．

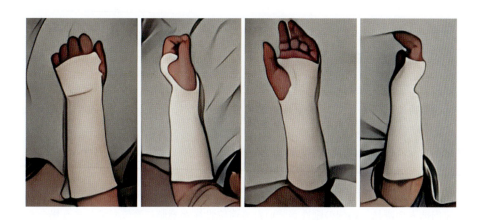

解説 3 　Kapandji 法のポイント

若年者（10〜20代）で骨質良好の Type A2, 3 は Kapandji 法の施行を第一に考えます[1]．Kapandji 法施行についてですが，橈側の buttress を重視する場合は下図の「1, 2, 4」，あるいは「1, 4」に刺入し，重視しない場合は「1/2, 4」に刺入します．

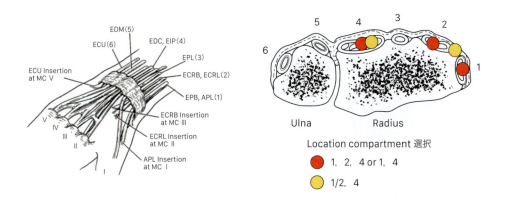

●Kapandji 法の作法
①まず，Cotton-Loder 肢位で整復する．
②橈側→背側の順番でピンを刺入する（第一に壁となる尺骨に対して橈側を固定してから背側を固定する意図で）
③ピン刺入角度は 45°から寝かせる程度とする．
④ピン径は 1.6〜1.8 mm を選択する．
（→ 151 頁，図参照）

> 解説 4　**VLP の手術手技**

通常の背屈転位型骨折では以下の手順で手術を施行します．
①徒手整復は下図のように Desmanet 法で整復位を保持する（Desmanet 法の K-wire は 1.4 mm 程度の細いものを用いる）
②Desmanet 法の刺入位置は Kapandji 法に準じる．すなわち「解説 3」（→ 155 頁）「1, 2, 4」or「1, 4」or「1/2, 4」の 3 つの選択肢となる．
③Die punch 骨片を buttress する場合には，尺背側から刺入する．
④髄内挿入の際に，鋼線の剛性が強いため遠位骨片が橈側に変位してしまう場合や，過剰な整復になる場合は Desmanet 法ではなく Kapandji 法を選択する．
⑤以上の操作で骨折は整復されるので，あとは掌側に MIPO 法に準じてプレートを設置して終了する．

注意　Desmanet 法も Kapandji 法も intrafocal ピン刺入であるが，Desmanet 法は髄内に挿入し，Kapandji 法は体側皮質を貫通するものとする．

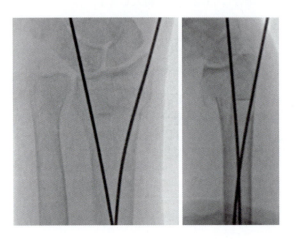

> 解説 5　**Type A の関節外骨折で掌側骨皮質が破綻している場合の VLP の手術手技**

掌側骨皮質が破綻している場合は，Desmanet 法整復＋掌側 MIPO 法を選択することができません．そこで創外固定で牽引し，プレートを遠位骨片に最初に固定してからプレート整復を行う手法を施行します．この際 Desmanet，Kapandji などの intrafocal ピン施行の役割はほとんどありません．

具体的手法は以下の通りです．
①創外固定で大まかなアライメントを保持する．
②プレートを MIPO 法で挿入する．
③プレート遠位部の位置を決め，Jupitor clamp による圧着で VT を復元する．
④橈骨アライメントを最終調整しプレート近位部を固定する．

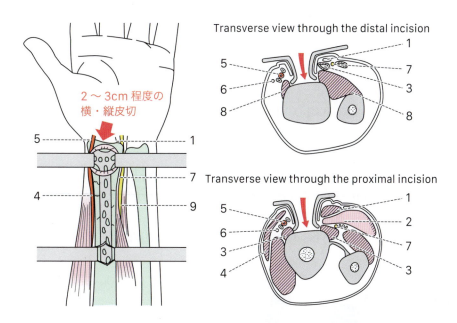

　また，下図症例のように掌側転位 Smith 骨折は，通常は bending type ではなく shearing type です．その場合，掌側皮質骨に破綻があることが多いので，創外固定で整復したのち distal first で固定し condylar stabilization（CS）法とします．

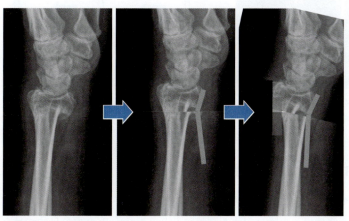

創外固定
distal first plate（CS）

解説6　AO分類 Type B3.3 に対する手術手技

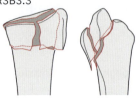

volar rim（reverse Barton）fracture type

　掌側骨片に粉砕がある B3.3 は VLF 骨片に対するプレート被覆率を重視しなければなりませんので，以下の手法を施行します．
①骨長を保つための牽引が必要な場合は創外固定を設置する．
②VLF 骨片に対するプレート被覆率は縦，横とも 2/3（66％）以上とする．
③Volar tilt（VT）は 0〜10°とし，また遠位骨片をやや背側にシフトさせ，側面像での橈骨軸が月状骨の中央を通過するように調整する．
④そのためにはプレートの bending をやや減弱したうえで遠位設置とし polyaxial screw を挿入する．

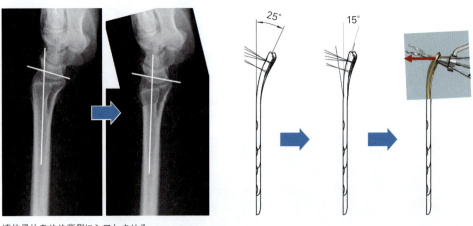

遠位骨片をやや背側にシフトさせる

解説7　関節内骨折 Type C1，C2 に対する整復手技

①多くは軸圧損傷で生じているため創外固定牽引を施行する．
②Intrafocal pin は背側骨片の膨隆に対する調整であり，dorsal tilt の調整目的ではない．
③残存する関節面の傾斜やギャップは joy stick および髄内整復で調整する．
④最終的な VT，RI（radial inclination）は CS 法で調整する．

| 解説 8 | 遠位骨片が小さい場合の対応 |

　遠位骨片のL値7〜8 mm以下ではVA-TCPあるいはrimプレートを選択する．
・掌側形状がスムースの場合はVA-TCPを選択して遠位設置することもできる．
・遠位骨片掌側部に対して50％以上の被覆率になるように遠位設置する．
・Variable angle screwを使用する．
・掌側形状がprotruding形状の場合はrimプレートを選択するのが賢明である．

　L値≦5〜6 mmではrimプレートを選択します．

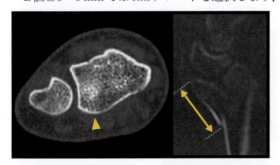

L値は掌側最大突出頂部で計測

| 解説 9 | **Rimプレートを使用した場合の注意点** |

①Rimプレートは屈筋腱に障害を起こす可能性があるので原則的に抜釘する（患者には抜釘の必要性があることをあらかじめ説明しておく）．
②6か月経過後に屈筋腱の所見をとり（母指，示指自動屈曲時の違和感と摩擦音聴診の有無），臨床所見が少しでもあるものは抜釘する．
③臨床所見が全くないものは抜釘せずに12か月フォローし終診とする．
④抜釘時期は，骨癒合が確認されれば，3か月以降であればいつでも可能とする．

| 解説 10 | **掌側皮質が破壊されている（第3，4骨片のある）Type Cの対処** |

　掌側皮質が破壊されている関節内骨折では，まず掌側皮質の連続性を回復させることが重要です．すなわち，関節面をjoy stickなどで整復する前に，掌側皮質の第3，4骨片を整復固定し整復の足場とするわけです．
　第3，4骨片の整復固定方法は以下を選択しています．
①「中央部固定が必要な場合」「粉砕度が高い場合」はIOW（interosseous wiring）
②「辺縁部固定でよい場合」「粉砕度が低い場合」はミニプレート（基本的に1.5 mm規格以上）

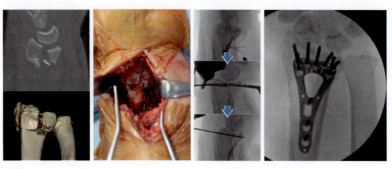

IOW

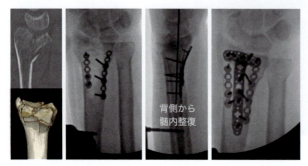

Provisional plate

解説 11　Type C3（大井分類 C 型および B 型）に対する手術手技（土田メソッド）

　関節面粉砕の強い「大井分類 C 型および B 型」に対しては特別の配慮が必要です．整復の概念は，掌側（術者母指），橈側（鋼線），背側（鋼線），尺側（尺骨）の「枠」を構築したうえで，手根関節面に対して髄内整復することです[8]．

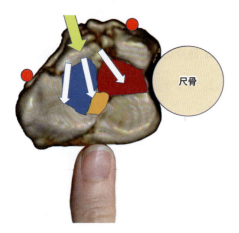

　具体的には次のような手順で施行します．
①創外固定牽引によって骨長を回復させる
②Desmanet 変法によって橈側および背側にサポート鋼線をおく：dorsal tilt（DT）は 0°に

とどめる．
③背側を展開し，経髄内整復法を用いて関節面を整復する．
④背側展開の際に，伸筋支帯は遠位1/3を残し，近位2/3を己字状に切開しLister部を展開する（ちなみに，伸筋支帯の修復については，第4コンパートメントにプレートを設置した場合は伸筋支帯をプレートとEDC/EPLの間に留置する．プレートを設置しない場合はEPLのみ伸筋支帯の上に位置するようにする）．

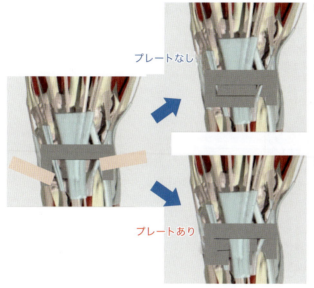

伸筋支帯近位部をEPLの下に置く

プレートなし

伸筋支帯近位部をEPLとEDCの下に置く

プレートあり

⑤関節面の整復に際して，局所骨や人工骨移植によって軟骨下サポートを行う：関節面に最も近い部位から局所骨，さらにオスフェリオン®で補填し，さらに間隙があればボニッシュ®で追加補填する．
⑥また，掌側の転位が大きい，不安定性が強いなど掌側骨片のコントロールが困難なものは，②に先立ち掌側を展開して要手的に掌側骨片のコントロールを行う，あるいは掌側にbuttressピンを置くなどする．
⑦補足的にjoy stick法で関節面の整復を行う．
⑧創外固定を再調整してアライメントを整える．
⑨掌側ロッキングプレートをCondylar stabilizing法で整復固定する．
⑩Radial column, dorso-ulnar骨片が粉砕している場合は適宜buttressプレートを追加するが，多くの症例では必要ない．

● **動画6**
橈骨遠位　掌背側プレート固定

解説 12　Dual window アプローチ

筆者が施行している dual window アプローチは次のようなものです．
①橈骨尺側縁の整復固定をする場合は 1 incision dual window アプローチとし，flexor 群と ulnar A/N の間を展開する．
②皮切は通常の trans FCR 皮切で十分である．
③方形回内筋（PQ）は橈骨付着部を剥離し尺側に翻転する．
④通常展開は PQ レベルで十分だが，さらに近位へ展開するには，深指屈筋腱（FDP）付着部を必要に応じて剥離する．

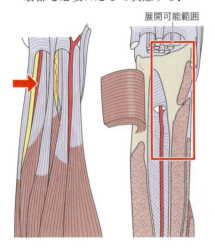

解説 13　合併症事例に対する spanning プレート固定

Type C3 骨折ではあるものの，高齢者，内科合併症患者などで骨接合術が不適当な事例には spanning プレート固定を選択します[9]．

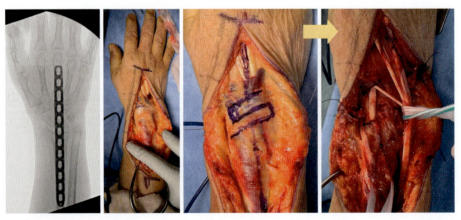

アプローチ
プレート全長に渡って皮膚切開
伸筋支帯は己字状に切開
第 3，4 コンパートメントの開放

16. 橈骨遠位端骨折　163

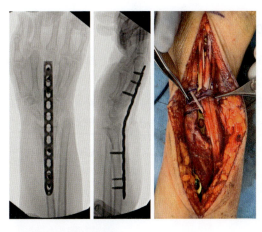

プレート固定
LCP metaphyseal plate 3.5（DePuy Synthes社）
約 20° bend（固定後に手関節背屈位）
近位/遠位ともに 3 本スクリュー挿入

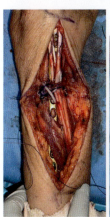
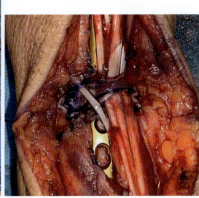

伸筋支帯修復
近位→プレート伸筋腱間
遠位→解剖学的位置

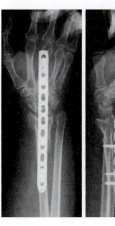
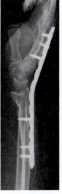

後療法
手指 ROM・手関節回外許可
術後 3〜4 か月で抜釘
抜釘後 ROM 制限なし

| 解説 14 | 合併する尺骨遠位部骨折への対処 |

　通常は distal oblique bundle (DOB) の働きにより「尺骨遠位骨折部」は安定しますので，高齢者骨折にはほとんど対処しません．しかし，橈骨を固定した後に尺骨遠位骨折部の不安定性をチェックし，手関節他動可動（掌背屈，回内外）で骨間幅の 1/2 以上転位するものには髄内 K-wire 固定を施行しています．しかし，そのような骨折は稀です．

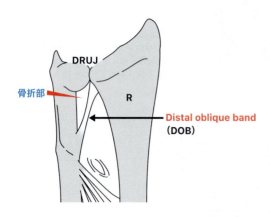

| 解説 15 | 手関節背側脱臼骨折の治療 |

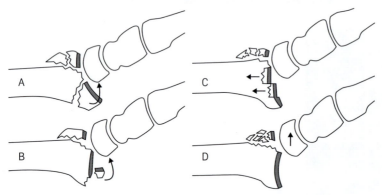

Lozano-Calderon 分類

　筆者は Lozano-Calderon 分類を用いて治療法を考えています[10]．
　Type A は背側剪断骨折と背側亜脱臼を呈しますが，掌側骨片は比較的大きく，骨皮質は割と連続しています．そこで基本的に背側 buttress プレートで治療可能です．
　Type B も背側剪断骨折と背側（亜）脱臼を呈しますが，掌側骨片は小さく回旋転位しています．このような場合は掌側，背側アプローチにより背側 buttress プレートと掌側骨片に対する wiring 固定が必要です．
　Type C は背側辺縁剪断骨折＋関節面陥没骨片であり，背側アプローチにより関節面を整復し背側 buttress＋rafting スクリュー固定で治療できます．

問題は Type D であり，背側辺縁剪断骨折＋背側脱臼を呈するものです．X線上は一見軽症に思えますが，非常に不安定です．掌側，背側（＋尺側）アプローチにより背側 buttress プレートに加えて掌側靱帯縫合が必要です．

● **動画7**
手関節掌側靱帯修復

◆ 文献 ◆

1) Trumble TE, et al. Intrafocal (Kapandji) pinning of distal radius fractures with and without external fixation. J Hand Surg Am 1998; 23（3）: 381-394
2) 高畑智嗣．手関節背屈位ギプスを用いた橈骨遠位端骨折の治療：手技改良後の成績．北海道整形外科外傷研究会会誌 2003; 19: 6-10
3) Gupta A. The treatment of Colles' fracture. Immobilisation with the wrist dorsiflexed. J Bone Joint Surg Br 1991; 73（2）: 312-315
4) Osada D, et al. Prospective study of distal radius fractures treated with a volar locking plate system. J Hand Surg Am 2008; 33（5）: 691-700
5) Chaudhry H, et al. Are volar locking plates superior to percutaneous k-wires for distal radius fractures? A Meta-analysis. Clin Orthop Relat Res 2015; 473（9）: 3017-3027
6) Sato K, et al. Conservative treatment of distal ulna metaphyseal fractures associated with distal radius fractures in elderly people. Orthop Traumatol Surg Res 2018; 104（7）: 1101-1105
7) Moore AM, et al. Distal radius fractures and the volar lunate facet fragment: Kirschner wire fixation in addition to volar-locked plating. Hand (N Y) 2014; 9（2）: 230-236
8) 土田芳彦．AO分類タイプC3 橈骨遠位端骨折の治療（原著論文）．骨折 2016; 38（2）: 482-485
9) Vakhshori V, et al. Review of Internal Radiocarpal Distraction Plating for Distal Radius Fracture Fixation. Hand (N Y) 2020; 15（1）: 116-124
10) Lozano-Calderón SA, et al. Fractures of the dorsal articular margin of the distal part of the radius with dorsal radiocarpal subluxation. J Bone Joint Surg Am. 2006 ; 88（7）: 1486-1493

ちょっと深掘り

予想以上に結果のよい spanning プレート固定

　関節面再建がかなり困難な橈骨遠位端骨折はどうしていますか？　関節固定ですか？
　橈骨手根骨間関節は，整復が不良で段差が生じ，そして関節症性変化が起こったとしても，疼痛なく可動する事例も多いです．
　そこで，関節面の整復固定に限界を感じるとき，それが高齢者あるいは compromised host であれば spanning プレート固定を選択するのがよいと考えます．その際，骨折部を可及的に joy stick pin などで整復しておき，6か月を目処にプレート抜去を施行しますが，予想以上に手関節は可動し，疼痛も軽度です．

掌側転位型橈骨遠位端骨折の固定には遠位設置型プレートで必要十分か？その被覆率は？

まずは，骨折病態の解釈が重要であり，Type B3.3 に相当すると判断した場合は VLF の被覆率は「縦，横とも 2/3（66％）以上は必要」となりますから，それが可能なプレートを選択します．Rim プレートはその 1 つですが，遠位形状（morphology）に左右されると考えます．

すなわち「VLF の縦径が 7〜8 mm」でも掌側形状がスムース形状であれば通常の遠位設置型 VLP で対応できますが，protruding 形状の場合は rim プレートが必要になるという感じです．

Volar tilt の過整復は必要か？

Type B3.3 に対して，VLF 骨片の骨質が良好であれば「解剖学的整復」でよいのだと思います．

問題は骨質や粉砕度に懸念がある場合です．固定性に不安があれば「過矯正（VT の減弱だけでなく関節面の背側スライド）」し，側面像での橈骨軸が月状骨の中央を通過するように調整したほうがよい」というのが筆者の意見です．

そして，多くの volar Barton 骨折 AO 分類 B3.3 は背側の骨損傷を伴いますから，必要なら背側皮質に骨切りを加えて過矯正することに抵抗はありません．

橈骨遠位端骨折に合併する尺骨遠位端骨折は手術か，保存か？

まず前提として尺骨遠位部の損傷には，「DRUJ の不安定性」と「骨折部の不安定性」の 2 種類があると考えます．

低エネルギー外傷の高齢者橈骨遠位端骨折は，DRUJ 自体は安定していることが多いので，橈骨を固定し DOB（あるいはそのような骨間靱帯）が緊張すれば尺骨骨折部は通常安定しますので，無処置でよいことがほとんどです．

そして，骨折部安定性の判断基準は「手関節の他動可動で変位しないもの」としています．この程度の安定性があれば，簡易的なスプリントのみで管理が可能だというのが筆者の考えです．しかし，若年者のように高エネルギー外傷で，尺骨が骨折し DRUJ 自体も破綻しているとなれば，尺骨骨接合術と TFCC の修復を別に考えなければなりません．

尺骨遠位部骨折の固定方法は，プレート固定か，髄内固定か？

橈骨を固定すれば DOB の緊張により尺骨骨折部の制動性が得られますが，それでもなお不安定性が存在する場合は，何らかの固定が必要になります．その場合，Biyani 分類の Type 1 と 3 のように頚部骨折主体であれば髄内鋼線固定で対応できると考えますが，粉砕が強ければプレート固定を選択するほうがよいでしょう．

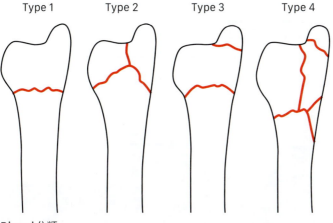

Biyani分類

　ちなみにBiyani分類のType 2や4のように遠位端が粉砕しているものは鋼線固定などでは対処困難でプレート固定が必要と考えるかもしれませんが，実際にはプレート固定自体が困難です．しかし幸いなことに粉砕しているような骨折は，実はType 1や3に比べて不安定ではなく保存治療でも問題はないと考えられます．

Column　予習と復習の大切さ

　真剣に何かを学ぼうと思えば，予習と復習が欠かせないのは「常識」です．おそらく，大学受験予備校に通っていた人は，医学部に合格するために必死に予習と復習をしていたことでしょう．

　しかし，医師になってセミナーなどに行きますと，予習と復習の機会は全くありません．事前資料の提示がないので予習はできませんし，初めて聞く講義なので質問もままなりません．これでは真っ当な質疑応答はできないのです．

　でも，誰もこれが問題だと思っていないようです．頭を傾げたくなります．

17 遠位橈尺関節脱臼

症例1 遠位橈尺関節脱臼（50代女性）

受傷時　重いものを持った際に回内外ができなくなり受診

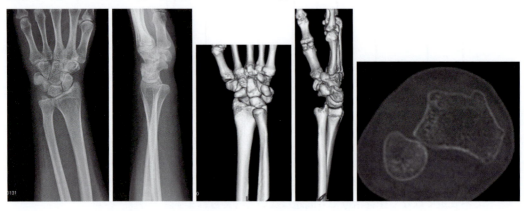

徒手整復　　　　　　　　　　　　　　　AEシーネ固定

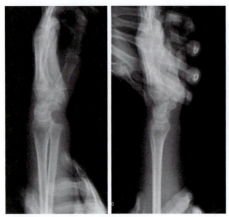
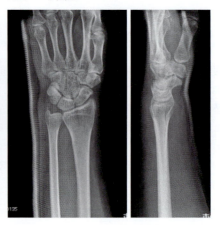

回内外や強く押しても再脱臼せず

 遠位橈尺関節脱臼が整復された場合，されなかった場合の対処は？

 整復されなかった場合には観血的に障害物を除去し，整復後は安定性により制動術を施行する

　　まずブロック麻酔を施行します．背側脱臼に対しては回外位で，そして掌側脱臼に対しては回内位で整復操作を施行しますが，大半はクリックとともに整復され，ほぼ安定します．
　　もし整復できない場合は介在物が存在しますので，必ず観血的に整復を行います．注意しなければならないのは，整復抵抗性のある事例に対して半強制的に整復しギプス固定な

どで対処しないことです．

整復後は尺骨遠位部の不安定性を評価し，1骨幹幅の変位が認められれば制動術を考慮します．

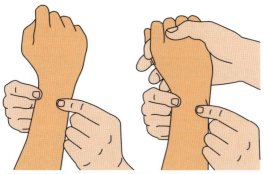

前腕中間位で尺骨遠位部を保持して掌側，背側への不安定性をチェックする

筆者が推奨する治療方法

分類	治療方法
整復可能 　安定性あり 　不安定	保存治療（ギプス固定 3〜4 週） 遠位橈尺関節を K-wire 固定，尺骨茎状突起骨折に対する TBW 固定，TFCC 修復
整復不可	観血的整復術＋制動術（TBW 固定，TFCC 修復）

解説 1　TBW 固定[1]

尺骨茎状突起基部骨折を伴う事例で，ストレス検査で1骨幹幅以上の変位が認められるものは TBW で固定します．1/2 から1骨幹幅の変位では，青壮年以下では TBW 固定を施行しますが，高齢者では保存治療とします．

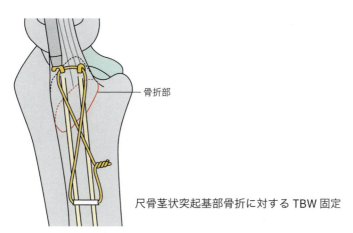

尺骨茎状突起基部骨折に対する TBW 固定

解説2　TFCC修復[2,3]

ストレス検査による評価と制動術の適応は，前述TBWの項目と同様です．基本的には鏡視下の制動術を施行するのがよいでしょう．

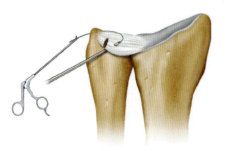

〔Farr S, et al. Clinical experience with arthroscopically-assisted repair of peripheral triangular fibrocartilage complex tears in adolescents-technique and results. Int Orthop 2015; 39（8）: 1571-1577 より〕

解説3　整復不可の（亜）脱臼に対する観血的整復術[4,5]

整復位が獲得できない場合は，何らかの組織介在が疑われますので，観血的に整復処置を施行する必要があります．その場合は以下のような手順で施行します．

①皮切はDRUJ背側に橈側凸の弧状切開を加える．これによって茎状突起のTBW固定にも対応できる．
②伸筋腱区画解剖に注意，伸筋支帯は近位1/2を第6コンパートメント側から切離翻転する．
③この時点で関節包は断裂し尺骨頭が露出しているが，深側（関節包側）は橈骨側付着部を温存して，DRUJ周囲を展開，整復を阻害している介在物を同定・解除する．

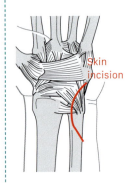 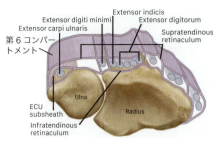 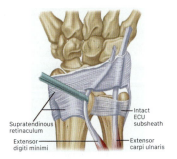

◆文献◆

1) Cheng SL, et al. Management of complex dislocations of the distal radioulnar joint. Clin Orthop Relat Res

1997;(341):183-191
2) Poppler LH, et al. acute distal radioulnar joint instability: evaluation and treatment. Hand Clin 2020; 36 (4): 429-441
3) Nicolaidis SC, et al. Acute injuries of the distal radioulnar joint. Hand Clin 2000; 16 (3): 449-459
4) Garrigues GE, et al. Acute irreducible distal radioulnar joint dislocation. A case report. Bone Joint Surg Am 2007; 89 (7): 1594-1597
5) Jenkins NH, et al. Irreducible dislocation of the distal radioulnar joint. Injury 1987; 18 (1): 40-43

Column　質問力

セミナーやミーテイングにおいては，「質問の仕方やあり方」がとても大切です．

「どうしてですか？」「なぜですか？」のような小学生的質問は医師には好ましくありません．

まずは自分で調べて，そして「何が問題になっているのか」を自ら書き出し，自分なりの見解を用意します．それをもとに質疑応答はなされるべきです．

以上を踏まえますと，事前の資料提供は最低条件なのですよ！

18 舟状骨骨折

症例1 舟状骨骨折（20代女性）

受傷時 Herbert 分類 Type B1　　手術治療 経皮的スクリュー固定

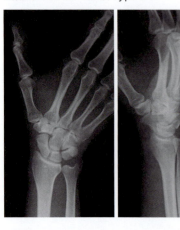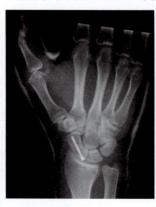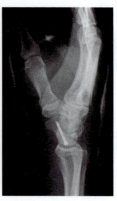

術後3か月，骨癒合

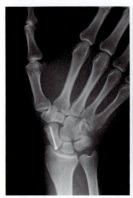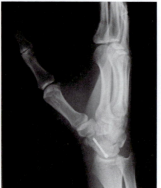

Q10 舟状骨骨折の治療方針は？

A 転位のない安定型には背側から経皮的スクリュー固定を行い，転位の認められる不安定型は掌側から観血的整復スクリュー固定を行う

　安定型であればcasting治療が可能でしょうが，経皮的スクリュー固定により手関節の外固定期間を短縮できれば日常生活にとって有用ですので，筆者は経皮的スクリュー固定を推奨します．ちなみに経皮的スクリュー固定は背側刺入が容易です[1,2]．

　1mmでも転位のある不安定型は観血的整復の適応と考えます．掌側でも背側でも骨折部の整復は可能ですが，転位のある場合は骨折部が掌屈していることが多いので，掌側アプローチのほうが理にかなっていると考えます[3]．

筆者が推奨する治療方法

Herbert分類	治療方法
Type A	経皮的スクリュー固定（背側アプローチ）
Type B 主に Type B1 転位 1 mm 以内，角状変形なし	経皮的スクリュー固定（背側アプローチ）
主に Type B2 転位 1 mm 以上，角状変形なし	観血的整復スクリュー固定（掌側アプローチ）
Type C	観血的整復スクリュー固定＋骨移植
Type D　偽関節	血管柄付き骨移植（VBG）

解説1　Herbert分類 Type B1 と B2 の相違

Herbert分類を以下に提示します．

Type A は転位がなく stable なもの，Type B は転位があり unstable なものです．

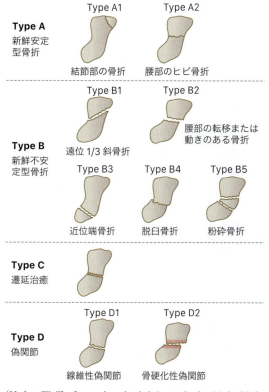

（Herbert TJ. The fractured scaphoid. St Louis: Quality Medical Publishing 1990: 51-67 から改変）

　Herbert分類 Type B の中で B1 と B2 の相違を理解することは重要です．これは舟状月状骨間靱帯が付着する舟状骨背側突起より遠位に骨折線が走る Type B2 では不安定性が強いことに基づいています．

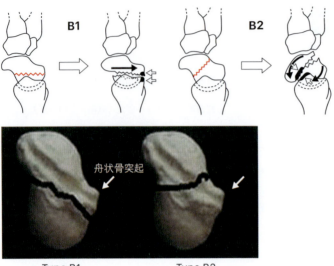

Type B1
distal oblique fracture

Type B2
complete waist fracture

〔Moritomo H, et al. Scaphoid nonunions: a 3-dimensional analysis of patterns of deformity. J Hand Surg Am 2000; 25 (3): 520-528 より〕

解説2　経皮的スクリュー固定

　転位のほとんどない骨折においては経皮的スクリュー固定を施行しますが，背側からですと軸に沿って長く挿入できるので容易です．

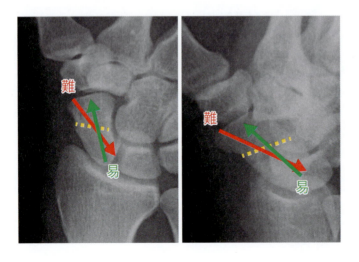

解説 3　転位型に対する整復固定

転位型は掌屈していることが多いので基本的に掌側アプローチで行います．

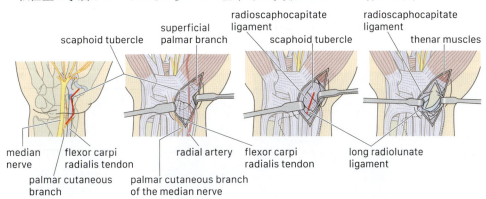

解説 4　偽関節に対する血管柄付き骨移植（VBG）

基本的に Zaidemberg 法を選択しています．

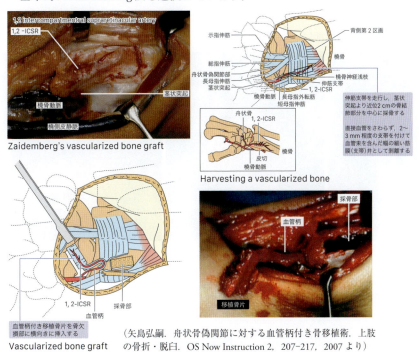

（矢島弘嗣．舟状骨偽関節に対する血管柄付き骨移植術．上肢の骨折・脱臼．OS Now Instruction 2，207-217，2007 より）

◆文献◆

1) Surucu S, et al. Non-displaced scaphoid waist fractures: percutaneous screw fixation versus cast immobilization. Cureus 2022; 14（2）: e22684
2) Sabbagh MD, et al. Diagnosis and management of acute scaphoid fractures. Hand Clin 2019; 35（3）: 259-269
3) Trumble TE, et al. Displaced scaphoid fractures treated with open reduction and internal fixation with a cannulated screw. J Bone Joint Surg Am 2000; 82（5）: 633-641

19 中手骨骨折

症例1 第5中手骨頸部骨折（40代男性，人を殴り受傷）

受傷時 AO分類 77.5.3 A

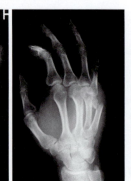

手術治療 Foucher法

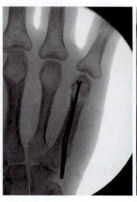
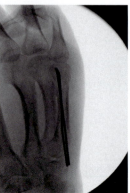

術後3か月，骨癒合 可動域制限なし

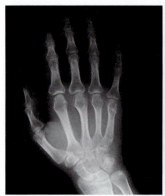
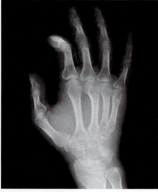
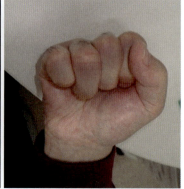

 第5中手骨頸部骨折の手術治療の適応は？

A 転位のあるもの（20°以上）は整復し髄内鋼線固定を適応とする

　CM関節の可動性が大きい第5中手骨と小さい第2,3中手骨では治療方針は異なります．中手骨頸部骨折の容認できる掌屈角度は，第2，第3，第4，および第5中手骨において，それぞれ10°，20°，30°，および45°です．すなわち，第5中手骨頸部骨折は保存治療の適応範囲が広いということになります[1]．

　しかし，そもそも骨折転位は整復が可能ですし，髄内鋼線固定で固定位保持が容易ですので，近年は手術治療の適応範囲が広がってきているように思います．

Q12 Foucher 法（髄内鋼線固定）が困難な事例は？　その場合の代替手術は？

A 粉砕度が強い，あるいは遠位骨片が小さい事例ではプレート固定や創外固定などの代替手術が必要

多くの症例において Foucher 法が適応になります[2,3]が，粉砕度が強い，あるいは遠位骨片が小さい場合には Foucher 法が難しくなります．その場合，粉砕が強いとプレート固定，遠位骨片が小さいと鋼線を使用した創外固定（Ichi-Fixator など）を適応するのがよいでしょう[4]．

Q13 術後の外固定の方法は？

A ナックルキャストが適当

環指と buddy taping 固定を施行したうえでナックルキャストもしくはそれに相当するスプリント固定を施行します．

筆者が推奨する治療方法

分類	治療方法
第5中手骨頚部骨折	angulation≧45°で手術適応 （45°未満でも患者希望で手術施行） 髄内鋼線 Foucher 法
骨幹部骨折	短斜骨折＜30°髄内鋼線 Foucher 法 長斜骨折≧30°ラグスクリュー/プレート固定 2,5指→ラグスクリュー3本で固定できればプレート不要 3,4指→ラグスクリュー2本で固定できればプレート不要
基部骨折	第5中手骨基部関節外骨折　角状安定性プレート固定 第4〜5CM関節脱臼骨折　角状安定性プレート固定＋関節仮固定 粉砕強い場合　spanning プレート固定
母指基部関節外骨折	角状安定型プレート固定
母指 Bennett 骨折 骨片大 骨片小	ラグスクリュー固定＋thumb spica キャスト 経皮的鋼線固定＋thumb spica キャスト
母指 Roland 骨折	角状安定型プレート固定 骨折部の安定性によりthumb spica キャストあるいは創外固定を追加する

> **解説 1** 第5中手骨頚部骨折に対する Foucher 法のポイント
>
> Foucher 法において鋼線を2本挿入する場合は同一骨孔から行うようにします．また術後固定はナックルキャストとし MP 関節深屈曲位（80°）を保持するようにします．

解説2　中手骨遠位骨幹部骨折に対するプレート固定

　遠位骨幹部骨折に対してプレート固定を行う場合は関節包に波及しないようにしなければなりません．遠位骨片が小さい場合はstraightプレートではなくT型プレートやbox型プレートを用いて遠位骨片に対する固定性を高めます．

解説3　第5中手骨基部骨折のポイント

　プレートの設置は関節包を踏みつけないように設置します．また近位骨片に対する固定性を向上させるために近位スクリューはvariable angleで15°近位へ向かうようにします．

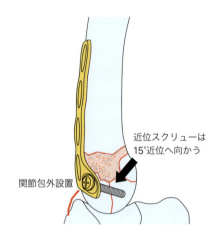

近位スクリューは15°近位へ向かう
関節包外設置

解説4　第5中手骨基部関節内粉砕骨折の治療

　関節面粉砕のために通常の骨接合術が困難な場合は，spanningプレート固定を考慮します．
①まず徒手牽引をかけて第5中手骨から第4中手骨に向かって仮鋼線固定を行う．
②プレートを設置し中手骨と有鉤骨に仮固定する．この際，最遠位固定をしてから短縮を調整し，最近位を固定するようにする．
③アライメントがよければ残りのスクリュー固定を追加する．
④Spanning固定後に関節面の可及的整復，鋼線固定を行うが，必要に応じて海綿骨移植を行う．
⑤プレートは骨癒合後に抜去する（おおよそ術後3〜4か月）．

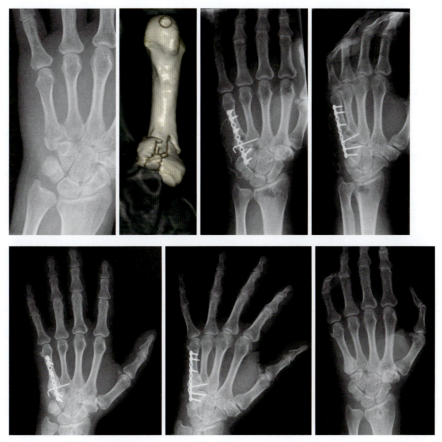

第5中手骨基部粉砕骨折に対するspanningプレート固定

解説5　母指中手骨基部関節外骨折

　プレート固定を行う場合は関節包に波及しないように設置し，最近位スクリューは関節面に向けて打ち下げるようにします．また，近位骨端骨片が小さい場合（7〜8 mm），あるいは掌側が粉砕（palmar comminution）している場合は，整復ピンあるいは関節部固定ピンを骨癒合まで留置します．

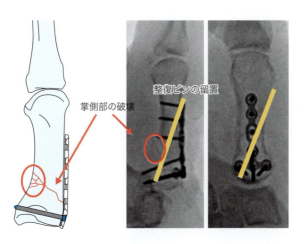

●**動画 8**　Wagner 皮切による第 1 中手骨基部骨折

●**動画 9**　Bennett 骨折のプレート固定

◆**文献**◆

1) Padegimas EM, et al. Metacarpal neck fractures: a review of surgical indications and techniques. Arch Trauma Res 2016; 5（3）: e32933
2) Amsallem L, et al. Simplified internal fixation of fifth metacarpal neck fractures. Orthop Traumatol Surg Res 2018; 104（2）: 257-260
3) Corkum JP, et al. Systematic review of the best evidence in intramedullary fixation for metacarpal fractures. Hand（N Y）2013; 8（3）: 253-260
4) Igeta Y, et al. New linked-wire-type external fixator（the ichi-fixator system）for metacarpal fractures: case series and literature review. J Hand Surg Asian Pac Vol 2021; 26（3）: 403-409

20 手指骨骨折

症例1 マレット骨折[1,2]（17歳男性，スポーツ外傷）

受傷時　　　　　　　手術治療　石黒法　　　　術後2か月

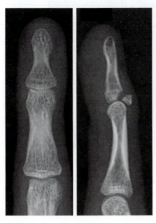 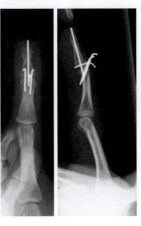 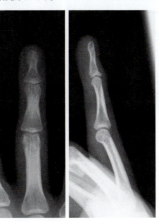

 マレット骨折の標準的治療は？

A 石黒法を第一選択とする

マレット骨折に対する標準的治療は日本の石黒先生が開発した方法が第一選択です．

症例2 基節骨骨折[3,4]　右第3基節骨骨折（20代男性，バイク受傷）

受傷時

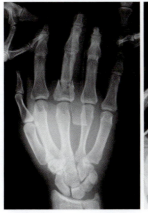 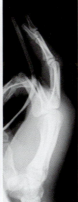

手術治療　経皮的鋼線固定　　　　　　　　　術後6か月

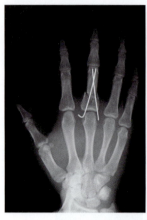
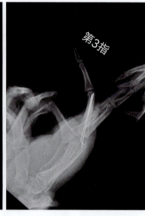
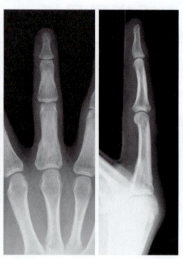

基節骨骨折の標準的治療は？

A 経皮的髄内鋼線固定を基本とする

　背側を広く伸筋腱に囲まれた基節骨は，観血的に整復しプレートを設置すると，高い確率で伸筋腱との癒着および関節拘縮を生じます．そこで，可能な限り経皮的鋼線固定とし，ナックルキャスト装着下に可動域訓練を施行することを推奨します．

症例3　PIP関節背側脱臼骨折（17歳男性，スポーツ外傷）

受傷時

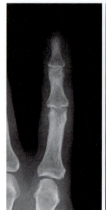
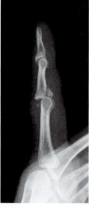

手術治療 PRTS

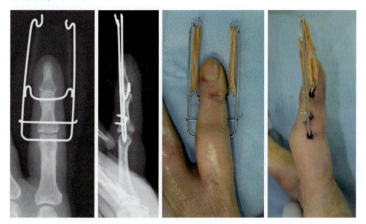

術後3か月，抜ピン

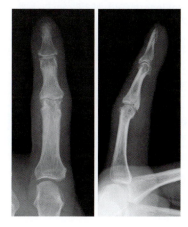

Q16 PIP関節背側脱臼骨折に対する固定方法の選択は？

A Pin and Rubber法が低侵襲であり推奨する

　PIP関節背側脱臼骨折の治療は，中節骨関節面掌側の骨折部位に応じて変わります．骨折が掌側縁から50％まであれば，背側スプリント固定あるいは背側ピンニング固定で対応できるかもしれません．50％を超え，かつ転位が強い場合は，観血的に整復したいところですが，侵襲が大きいことが問題です．固定方法として侵襲が少ない鋼線やスクリュー固定を推奨します[5]．

　また，関節部に牽引をかける Pin and Rubber法（PRTS）などの創外固定は整復と可動域拡大に有利であり，積極的に選択したいところです[6]．

Q17 後療法のポイントは？

A 牽引創外固定法（PRTS）は術後 3〜4 週で抜去し，それから積極的 ROM 訓練を施行する

　PRTS装着中は，実はあまり可動域訓練ができません．しかし，それほど心配することはありません．PRTS抜去後に積極的に可動域訓練を施行することで，ほぼ完全な可動域が獲得されます．

筆者が推奨する治療方法

分類	治療方法
末節骨骨折	腰部から基部骨折は不安定であり手術適応 ①スクリュー固定　②C-wire固定
骨性マレット	・関節面＜50％→石黒法 ・関節面≧50％→dorsal length (DL) が 3.5 mm 以上でラグスクリュー固定 （ただし手技が難しく，基本的には石黒法を選択してよい） ・陳旧例/再手術例に対しては Pull out 法
中節骨骨折	ミニスクリュー，ミニプレート固定 あるいは髄内鋼線固定
PIP脱臼骨折	PRTSが基本 　必要に応じて Hintringer 法で整復 　またミニスクリュー固定，鋼線固定の追加を考慮
中節骨基部の伸筋腱中央索付着部骨折	スクリュー固定あるいは pull-out 法
基節骨骨折	横骨折は髄内鋼線固定 長斜骨折はスクリュー，プレート固定

PRTS：pin and rubbers traction system

解説1　末節骨の固定方法

　骨片のサイズが小さい，技術的に困難などの場合はやむをえず鋼線固定としますが，可能な限り「埋め込みスクリュー固定」とします．これはピンが皮膚外に突出する不具合を回避するためです．

解説2　石黒法

● 筆者が考える石黒法のポイント
- DIP (IP) 固定角度は伸展位 (0°) とする．これは屈曲位で固定すると伸展ラグが残存しやすいためである．
- DIP (IP) 関節固定ピンは末節骨先端より挿入し，DIP (IP) まで先行挿入しておく．
- 関節面の波及が 50％以上の場合は，石黒法では回旋転位が残存しやすいので joy stick を併用して整復位を保持する．

解説3　中節骨，基節骨におけるスクリュー，プレート固定

●筆者が考えるポイント
- 30°以下の長斜骨折でラグスクリューが3本刺入できればプレート固定の必要性はない．
- ラグスクリュー固定挿入が2本にとどまる場合はプレート固定の追加が必要である．しかも可能であれば側方プレートとする．
- 基節骨骨折に対するプレート固定はできるだけ回避する．

解説4　中節骨における鋼線固定

遠位部骨折であれば遠位から，近位部骨折であれば近位から挿入しますが，PIP関節にはピンを突出させないようにします．

解説5　基節骨における鋼線固定

●筆者が考えるポイント
- 骨折部位近傍から挿入する．すなわち遠位部骨折であれば遠位から，近位部骨折であれば近位から挿入する．
- PIP関節にはピンを突出させないように常に近位側に出しておく．
- ピンは基本的に基節骨の全長が固定されるように髄内に長く挿入する．
- ピンと伸筋腱は干渉するため，固定後にMP関節を可動させてピンと伸筋腱の間をルーズにしておくようにする．
- 術後外固定はナックルキャストとするが，MP関節深屈曲位（80°）を保持する．

解説6　PRTS

●筆者が考えるポイント

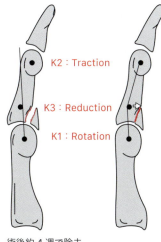

術後約4週で除去

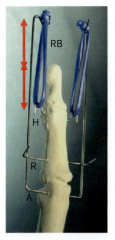

Bending部位は末節骨の2倍の距離にする

解説7　伸筋腱中央索付着部骨折 Central band fracture（volar dislocation）

骨質良好の場合はスクリュー固定，あるいは TBW 固定とします．

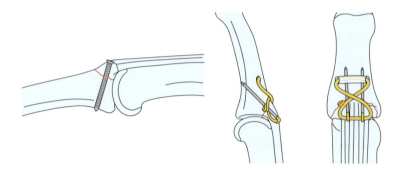

骨質不良の場合は pull-out 法が望ましいです．

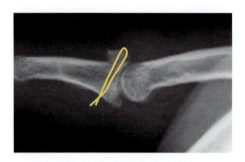

◆文献◆

1) Karslıoğlu B, et al. Derotation of the mallet piece: A crucial point in mallet fracture surgery. Hand Surg Rehabil 2018; S2468-1229（18）: 30063-X
2) Pegoli L, et al. The Ishiguro extension block technique for the treatment of mallet finger fracture: indications and clinical results. J Hand Surg Br 2003; 28（1）: 15-17
3) Lögters TT, et al. Proximal Phalanx Fracture Management. Hand（N Y）2018; 13（4）: 376-383
4) Henry MH. Fractures of the proximal phalanx and metacarpals in the hand: preferred methods of stabilization. J Am Acad Orthop Surg 2008; 16（10）: 586-595
5) Adams JE, et al. Dorsal proximal interphalangeal joint fracture-dislocations: evaluation and treatment. Inst Course Lect 2015; 64: 261-272
6) Ellis SJ, et al. Treatment of proximal interphalangeal dorsal fracture-dislocation injuries with dynamic external fixation: a pins and rubber band system. J Hand Surg Am 2007; 32（8）: 1242-1250

5章 骨盤の外傷

21 骨盤輪損傷の急性期マネジメント

> **症例 1** 不安定型骨盤骨折（30 代男性，交通事故 大腿骨骨幹部骨折合併 搬送時ショックバイタル）

受傷時 AO 分類 61-C1.2a1

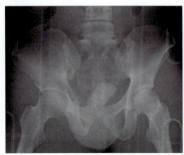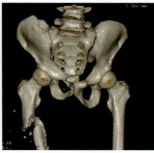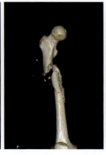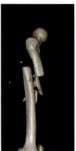

急性期治療　骨盤創外固定　大腿骨髄内釘固定

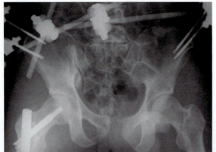

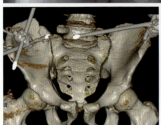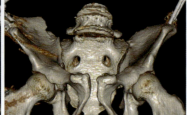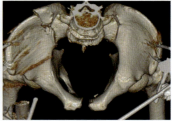

手術治療　骨盤内固定

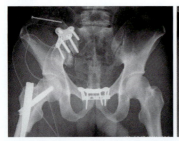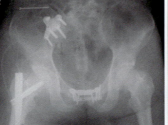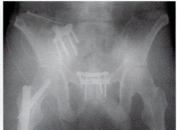

21. 骨盤輪損傷の急性期マネジメント

 骨盤輪骨折における高齢者と青壮年の相違は？

 高齢者は低エネルギー骨盤輪骨折でも組織脆弱性のために出血性ショックを呈することがある

青壮年の骨盤輪骨折は一般的に高エネルギー損傷であり，損傷のメカニズムと程度を反映した Young-Burgess 分類で評価されます[1]．一方，高齢者骨盤輪骨折は青壮年と異なり，低エネルギー損傷であり，受傷メカニズムは関係ありません．分類としては Rommens 分類が有名[2]ですが，これは Type ではなく Grade であるとの見解が一般的です．

急性期の出血コントロールマネジメントが必要なのは，一般的に青壮年高エネルギー骨盤輪骨折[3,4]なのですが，高齢者低エネルギー骨盤輪骨折でも組織脆弱性のために出血性ショックを呈することがありますので，常に身構えたいところです[5,6]．

Anterior Posterior Compression (APC), open book
Type I Type II Type III

Lateral Compression (LC)
Type I Type II Type III

Vertical Shear (VS)

Young-Burgess 分類
〔Alton TB, et al. Classifications in brief: Young and Burgess classification of pelvic ring injuries. Clin Orthop Relat Res 2014; 472 (8): 2338-2342 より〕

 急性期の骨盤輪安定化としての創外固定と C-clamp の適応は？

 現在は pelvic binder を施行して TAE へ移行していることが多い

力学的，血行学的に不安定な骨盤輪骨折は，まず力学的安定化が必要ですが，open

bookタイプやvertical shear（VS）タイプに対しては，昔は救急外来（ER）でC-clampを施行していたと思います[7]．しかし，いまはpelvic binderを施行して，経カテーテル動脈塞栓術（TAE）へ移行していることが多いようです[8,9]．

Pelvic Binderによる安定化　　骨盤C-clampによる安定化

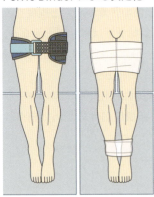
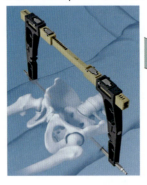
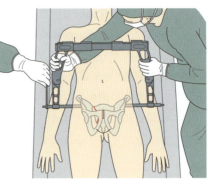

　もしも，出血制御のためにガーゼパッキングを考慮しているなら，その前に創外固定が必要になるでしょう．そしてERで創外固定を装着するなら，骨盤C-clampを施行するか，挿入が容易なhigh routeかsub cristalのハーフピン挿入になるでしょう[10]．

high route 設置　　　sub cristal 設置　　　low route 設置

〔Apostolov P, et al. Methods and techniques of percutaneous external fixation in pelvic fractures. J of IMAB-Annual Proceeding (Scientific Papers) 2011; 17（1）: 166-171 より〕

Q3 TAEの適応は？

A Pelvic binder施行でもショックが持続する場合はTAEへ移行

　救命救急センターにおける骨盤骨折の出血コントロール管理は，一般的に「救急医」の管轄です．そこ（救急医）に，外傷外科医，外傷整形外科医，放射線科医が「参画」するわけです．それぞれの救命救急センターにおいて，「特徴（TAEが得意，あるいは創外固定・ガーゼパッキングが得意）」があるでしょうから，それに応じて独自のプロトコルを作成しておく必要性があります．

　動脈性出血をコントロールするのがTAEですが，一般的には「救急医」あるいは「放射線科医」によって施行されることが多いです．すでに述べましたが，いまはpelvic binderを施行して，TAEへ移行している施設が多いように思います[8,9]．

Q4 ガーゼパッキングの適応は？

A 特定の施設で施行

　ガーゼパッキングは，主として静脈性出血に対して行われます．創外固定による骨盤安定化の下に施行するのが原則です[11]．

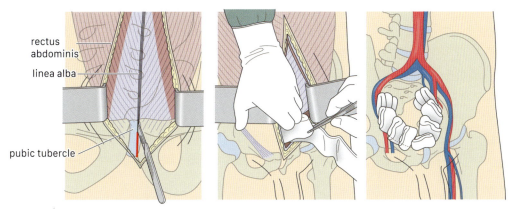

正中切開で後腹膜腔を要手的に剥離，両側にタオルを詰める

◆文献◆

1) Young JW, et al. Pelvic fractures: value of plain radiography in early assessment and management. Radiology 1986; 160（2）: 445-451
2) Rommens PM, et al. Comprehensive classification of fragility fractures of the pelvic ring: Recommendations for surgical treatment. Injury 2013; 44（12）: 1733-1744
3) Baker JE, et al. Management of Pelvic Trauma. Surg Clin North Am 2024; 104（2）: 367-384
4) Coccolini F, et al. Pelvic trauma: WSES classification and guidelines. World J Emerg Surg 2017; 12: 5
5) Sng M, et al. Bleeding risk associated with hemodynamically stable low-energy pelvic fracture. Geriatr Orthop Surg Rehabil 2020; 11: 2151459320911868
6) Martin S, et al. Haemorrhage requiring embolisation after low energy pelvic fracture in an elderly patient: a case

report. Emerg Med J 2010; 27 (9): 722-723
7) Gewiess J, et al. Effect of c-clamp application on hemodynamic instability in polytrauma victims with pelvic fracture. Medicina (Kaunas) 2022; 58 (9): 1291
8) Audretsch CK, et al. Comparison of pelvic C-clamp and pelvic binder for emergency stabilization and bleeding control in type-C pelvic ring fractures. Sci Rep 2021; 11 (1): 2338
9) Frevert S, et al. Update on the roles of angiography and embolisation in pelvic fracture. Injury 2008; 39 (11): 1290-1294
10) Solomon LB, et al. The subcristal pelvic external fixator: technique, results, and rationale. J Orthop Trauma 2009; 23 (5): 365-369
11) Burlew CC. Preperitoneal pelvic packing for exsanguinating pelvic fractures. Int Orthop 2017; 41 (9): 1825-1829

Column　学ぶこととその対策は真剣でなくてはならない

　一歩間違えば「傷害罪」となる外科手術治療を手掛ける医師に対して、「甘い態度で指導してはならない」と、筆者は昔から感じていました．計画や準備が足りないなどは、医師の怠慢であり施行義務違反としか思えません．

　松下電器（現パナソニックホールディングス）の創業者である松下幸之助翁の『道をひらく』（PHP研究所）という書籍に、「やり遂げるには、ただただ本気で真剣であることが必要だ」と述べられています．

　真剣さに「具体性」が感じられない医師はメスを持つことは許されません．

22 青壮年骨盤骨折

症例1　Open book型骨折（40代男性，交通事故）

受傷時 Young-Burgess分類 Type APC IIa　EUAで後方不安定性なし

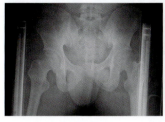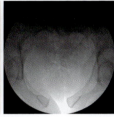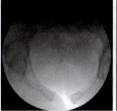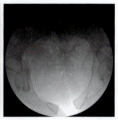

手術治療　恥骨結合プレート固定

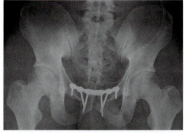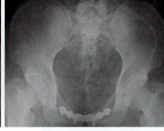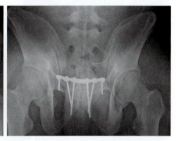

術後5か月，骨盤部愁訴なし

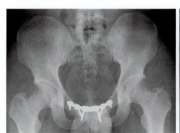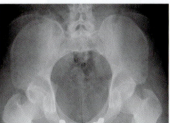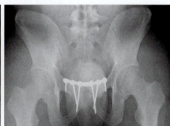

症例 2 Lateral compression 型骨折（60代女性，転落受傷）

受傷時　Young-Burgess 分類 Type LC Ｉb

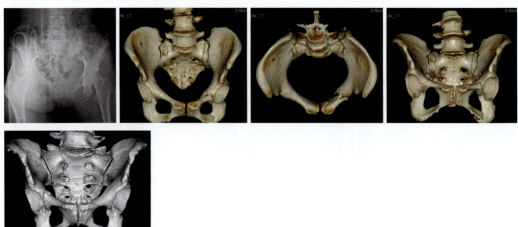

Ｉaか，Ｉbか？

EUA施行　内旋ストレスで1cm以上転位

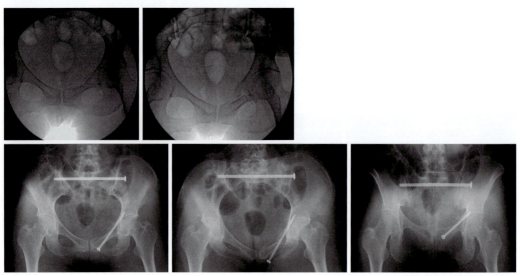

術後1年，骨盤部愁訴なし

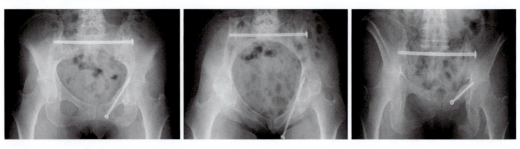

Q5 青壮年骨盤骨折の保存治療か，手術的固定かの適応判断は？

A APCⅠ，LCⅠaは保存治療，APCⅡ，LC1bは手術的固定を施行する

かつては Young-Burgess 分類 APCⅠや LCⅠは保存治療でよいとされてきました．しかし見かけ上 APCⅠでも実は APCⅡであったとなると手術固定が必要になります．また LCⅠの中でも保存治療でよいものと手術固定が必要なものがあることがわかってきました．その判断には麻酔下ストレステスト（EUA）が必要で，APCⅡや LCⅠb を過小評価しないことが重要です[1]．

それでは，具体的に APCⅡや LCⅠb はどのように判断し対処すればよいのでしょう？

Q6 APC型骨折における初期判断としてのEUAのあり方は？

A EUAでAPCⅡaは前方固定，APCⅡbはさらに後方固定を追加する

APCⅠかⅡか？ さらに APCⅡの中でも後方不安定性があるかないかの判断が重要です．APCⅠかⅡかは rotational instability の存在であり，恥骨結合離開 2.5 cm 以上であれば APCⅡとし，前方固定の適応とします．

また，posterior SI 靱帯の損傷があるなしで APCⅡaとbに分かれます．EUAの push-pull test で恥骨結合部の垂直方向への変位が 1 cm 以上認められれば APCⅡbと判断し，後方スクリュー固定（TITS）の適応とします．

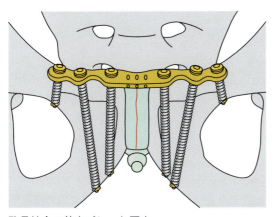

恥骨結合の前方プレート固定

Q7 LC型骨折における初期判断としてのEUAのあり方は？

A EUAでLCⅠbは前方固定を施行

Lateral compression test で恥骨部が 1 cm 以上の変位があれば LCⅠb として前方固定を施行し，さらに 2 cm 以上ある場合は後方も固定します．

筆者が推奨する治療方法

改変 Young-Burgess 分類	治療方法
Type APC I	保存治療
Type APC II a	前方プレート固定
Type APC II b	前方プレート固定＋後方 TITS 固定
Type APC III	前方，後方プレート固定
Type LC I	保存治療
Type LC I b	前方プレート固定（±後方 TITS 固定）
Type LC II / III	前方，後方プレート固定
Type VS	前方，後方プレート固定

APC：anterior posterior compression, LC：lateral compression,
VS：vertical shears, TITS：transiliac transsacral screw

解説1　軽症例固定の適応

　Young-Burgess 分類 APC I は保存治療でよいですが，APC II は手術固定が必要になります．また LC I の中でも保存治療でよいものと手術固定が必要なものがあり，その判断には EUA を施行し APC II や LC I b のものを過小評価しないことが重要です．

解説2　APC 型の治療

　APC I か II か？　さらに APC II の中でも後方不安定性があるかないかの判断が重要です．APC I か II かは rotational instability の存在であり，恥骨結合離開 2.5 cm 以上であれば APC II とし，前方固定の適応とします．

　また，posterior SI 靱帯の損傷があるなしで APC II a と b に分けますが，EUA の push-pull test で恥骨結合部の垂直方向への変位が 1 cm 以上認められれば APC II b と判断し，後方スクリュー固定（TITS）の適応とします．

解説3　LC 型の治療

　Lateral compression test で恥骨部が 1 cm 以上の変位があれば LC II b として前方固定を施行し，さらに 2 cm 以上ある場合は後方も追加固定します．

◆文献◆

1) Sagi HC, et al. Examination under anesthetic for occult pelvic ring instability. J Orthop Trauma 2011; 25（9）: 529-536

23 高齢者脆弱性骨盤骨折

症例1 　高齢者脆弱性骨盤骨折（FFP）（80代女性）

受傷時 Rommens分類 Type Ⅱ A

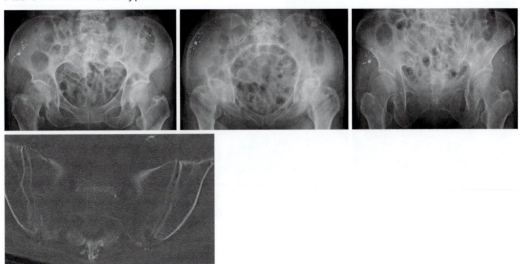

手術治療　後方 TITS

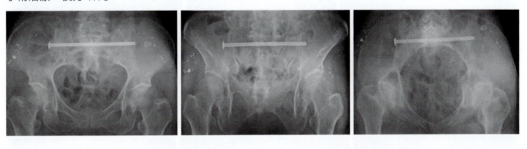

術後3か月，骨盤部疼痛なし

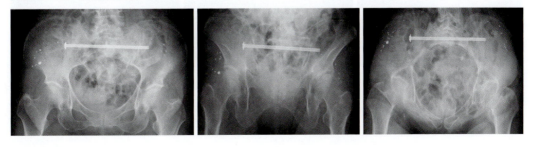

| 症例 2 | **FFP（90代女性）**

受傷時 Rommens分類 Type ⅢA

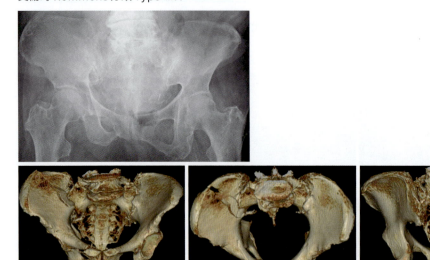

手術治療　LC2スクリュー，恥骨スクリュー固定

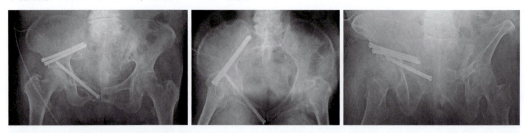

術後3か月，骨盤部愁訴なし

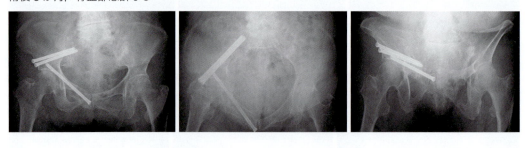

症例3　**FFP（80代女性）**

受傷時画像 Rommens分類 Type IVB

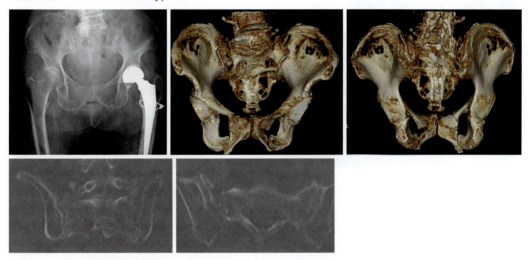

手術治療　後方TITS，前方INFIX

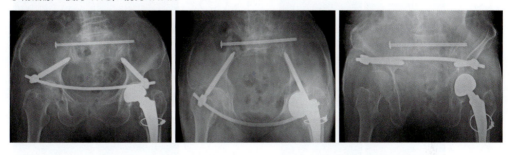

術後3か月，疼痛なく車いす移乗可能

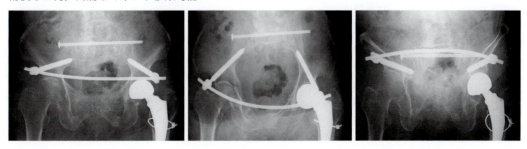

Q8 FFPにおける適切な分類は？

A Rommens分類が適切

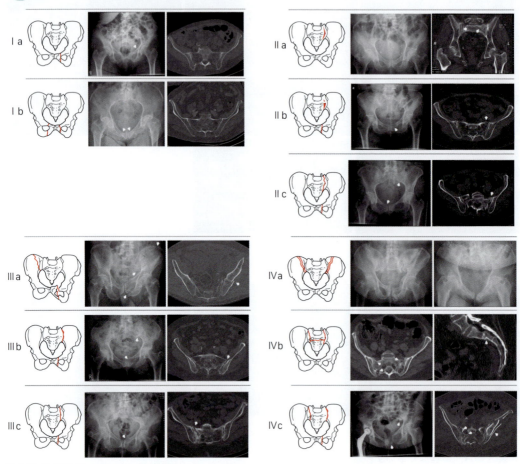

脆弱性骨盤骨折のRommens分類
Type Ⅰ：前方のみの損傷（Ⅰa：片側恥坐骨，Ⅰb：両側恥坐骨）
Type Ⅱ：転位のない後方の損傷（Ⅱa：後方の片側仙骨骨折，Ⅱb：前方の骨折を伴う片側仙骨のcrash，Ⅱc：前方の骨折を伴う後方の片側仙骨骨折，仙腸関節損傷，腸骨骨折）
Type Ⅲ：転位した片側後方の損傷（Ⅲa：片側腸骨骨折，Ⅲb：片側仙腸関節の破綻，Ⅲc：片側仙骨骨折）
Type Ⅳ：転位した両側の後方損傷（Ⅳa：両側腸骨骨折または両側仙腸関節の破綻，Ⅳb：両側仙骨骨折，spinopelvic dissociation，Ⅳc：異なる後方損傷の組み合わせ）
〔Rommens PM, et al. Operative treatment of fragility fractures of the pelvis: a critical analysis of 140 patients. Eur J Trauma Emerg Surg 2022; 48（4）: 2881-2896 より〕

　脆弱性骨盤骨折（FFP）におけるRommens分類はCTによる分類です[1]．Type Ⅱは転位がほとんどないものであり，「骨折が後方皮質にまで及んでいないもの」という判断は有用です．基本的に保存治療が可能です．Type Ⅲ，Ⅳは転位型ですので基本的に手術治療が必要です．
　また，Typeすなわち骨折型で分類していますが，Type Ⅱ→Ⅲ，Ⅳと進行していきますのでstage分類であるという見解もあります．

Q9 FFPの保存治療か手術かの決定は受傷何日目までに行うべきか？

A 受傷 3〜4 日以内に決定する

　超高齢患者において「治療時間，治癒能力，保存治療対応能力」はあまり残されていないので，Type Ⅲaと診断した場合は可及的速やかに骨固定するのがよいでしょう．

　また，Type Ⅱは基本的に保存治療が可能なのですが，座位が取れないほどの疼痛があれば，保存治療を継続することで身体予備能力が低下しますので，除痛のための経皮的経腸骨経仙骨スクリュー（TITS）は有用です．

Q10 恥骨スクリューが挿入できない場合の前方固定法は？

A Ring再建が望ましいので，後方再建をしても不安定性があればINFIXを施行する

　Type Ⅲ，Ⅳの中でも転位が大きい場合はring再建を施行するのはもちろんであり，恥骨スクリュー挿入が望ましいです．しかし，転位やcorridorの狭さのためにそれができない場合にはINFIXが選択肢に挙がります．予備能力や前方軟部組織が脆弱などの観点から，INFIXの施行さえもためらわれる場合はLC2スクリューを3本挿入することで許容することもあり得ますが，これでADLが保たれるかは懸念があります．

Q11 Screw backoutの予防対策は？

A 不安定性を解消するためにring再建を行う

　Screw backoutは不安定性の残存が原因ですので，ring構造を再建するのが最大の予防策になります．

筆者が推奨する治療方法

Rommens分類	治療方法
Type Ⅰ	保存治療
Type Ⅱa	疼痛が強い場合はTITS固定
Type Ⅱb/c	疼痛が強い場合はTITS固定＋恥骨スクリュー固定
Type Ⅱc（腸骨骨折）	LC2スクリュー固定＋恥骨スクリュー固定
Type Ⅲa	LC2スクリュー固定＋恥骨スクリュー固定
Type Ⅲb/c	TITS固定＋恥骨スクリュー固定あるいはINFIX
Type Ⅳa	LC2スクリュー固定＋恥骨スクリュー固定
Type Ⅳb/c	TITS固定＋恥骨スクリュー固定あるいはINFIX，あるいはSIRF

解説1　Type IIに対するTITS

　Type II とは「転位の（ほとんど）ない後方骨折」です．多くは保存治療可能です[2]が，疼痛により座位が確保できない場合に内固定を考慮します．また，前方にも骨折のある Type II b/c は可能な限り恥骨スクリューを挿入して骨盤輪再建を行います[3]．

　S1 にスクリューを挿入する場合，対側仙腸関節を十分に貫通できる corridor があるかどうかで TITS か仙腸関節スクリュー（IS）かを決定します．S2 にスクリューを挿入できる場合は，IS ではなく S2 への TITS を選択します．

● 動画10　　
　TITS

解説2　Type II cの腸骨骨折

　Type II c には転位のない（少ない）腸骨骨折が含まれます．この場合，腸骨骨折は仮に転位がなく疼痛が少なくとも，転位進行を考慮して LC2 スクリュー刺入の適応とします．

解説3　Type III

　Type III とは「転位のある片側後方骨折」です．後方要素の経皮的スクリュー固定に加えて，前方にも損傷があれば前方固定も追加します．

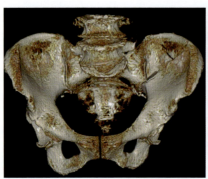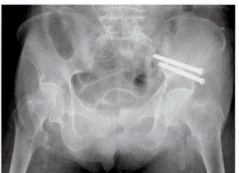

Type III A

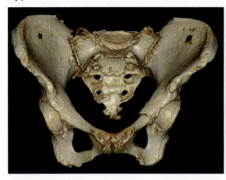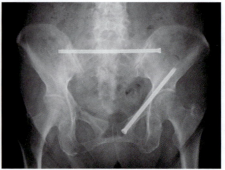

Type III b

解説 4　Type Ⅳ

　Type Ⅳとは「**転位のある両側後方骨折**」です．したがって「転位のない両側後方骨折」はType ⅣではなくType Ⅱとして治療法を考えるとよいでしょう．

　Type ⅣにおいてTITSが不適当な事例にはSacro Iliac Rod Fixation（SIRF）を施行します．

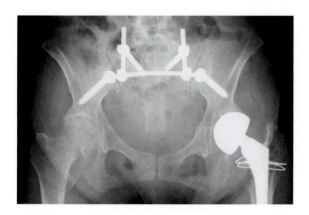

　いずれにしても，低侵襲な方法を選択施行することが求められます[4]．

◆文献◆

1) Rommens PM, et al. Comprehensive classification of fragility fractures of the pelvic ring: Recommendations for surgical treatment. Injury 2013; 44（12）: 1733-1744
2) Rommens PM, et al. Focus on fragility fractures of the pelvis. Eur J Trauma Emerg Surg 2021; 47（1）: 1-2
3) Wagner D, et al. Fragility fractures of the sacrum: how to identify and when to treat surgically? Eur J Trauma Emerg Surg 2015; 41（4）: 349-362
4) Rommens PM, et al. Operative treatment of fragility fractures of the pelvis: a critical analysis of 140 patients. Eur J Trauma Emerg Surg 2022; 48（4）: 2881-2896

6章 股関節-大腿の外傷

24 寛骨臼骨折（前方系）

症例1 両柱骨折（50代男性）

受傷時

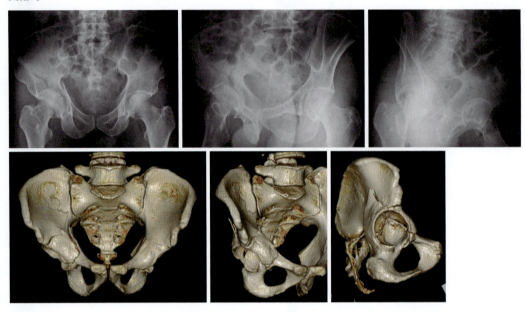

手術治療　Iliofemoral＋Stoppaアプローチでプレート固定

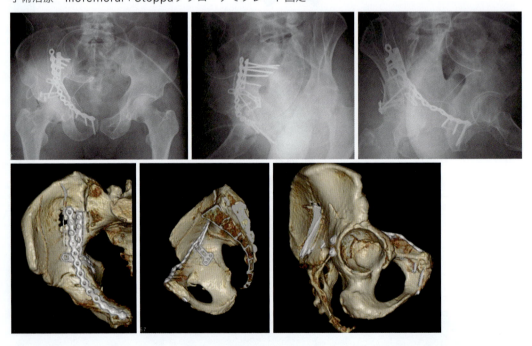

術後1年,歩行障害なし

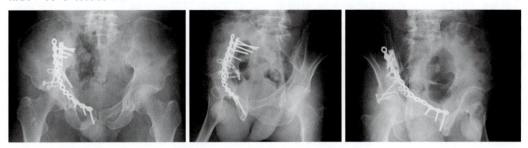

| 症例2 | 両柱骨折(70代男性,墜落受傷) |

受傷時

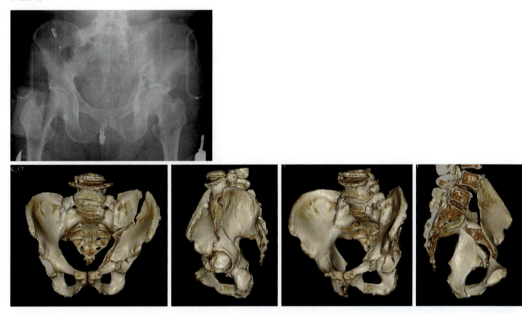

手術治療　Modified Stoppa＋ilioinguinalアプローチ　1st window

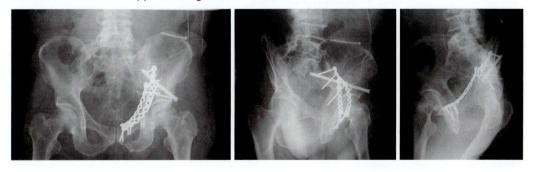

両柱骨折あるいは前柱＋後半横骨折に対するアプローチは？

 1st window＋Stoppaアプローチが主流

　Classical ilioinguinalアプローチ[1]を選択する人はほとんどおらず，1st window＋Stoppaあるいは modified ilioinguinal[2,3]が主な選択肢となります．Quadrilateral surface (QLS) に対して buttressプレート固定が望ましければ Stoppaアプローチが必要であり，buttressプレート固定ではなく後柱スクリューでよければ，Stoppaアプローチの重要度は下がってきます．

　また「腸骨稜が保たれている場合」は 1st window は不要であり，その場合は pararectusアプローチ[4]が選択肢の1つとなります．

　さらに，対象が高齢者の場合，3rd window を展開することによる出血が懸念されます．そこで，1st window を拡大する modified iliofemoralアプローチの有用性が増し，それに Pfannenstielアプローチを加えることになります[5]．

 整復固定の具体的方法は？

 仙腸関節部骨片に対して前柱を整復し，前柱整復の上で後柱および QLS 整復する

　基本的には仙腸関節部から整復していくので最初に iliac crest, iliopectineal line の整復になります．つまりは前柱を整復し，その後に QLS（後柱）の整復をするのが標準的だと考えます．関節面陥没の整復方法については，通常は Stoppaアプローチにおける骨折ウィンドウから行いますが，必要に応じて骨開窓して整復します．

筆者が推奨する治療方法

Judet-Letournel 分類	アプローチおよび固定方法
AW（前壁骨折）	mod. IF→buttress プレート固定
AC（前柱骨折）	mod. IF および Pfannenstiel→iliopectineal line の bridging プレート固定
AC＋P hemi T BC	高齢者は mod. IF および Pfannenstiel→前柱はスクリュー固定および iliopectineal プレート固定 　　　　　　　　　　　　　　　QLS は spring プレート固定 青壮年は mod. IF および Stoppa→前柱はスクリュー固定および iliopectineal プレート固定 　　　　　　　　　　　　　　QLS は buttress プレート固定 あるいは mod. ilioinguinal を使用

AW：anterior wall, AC：anterior column,
P hemi T：posterior hemi transverse,
BC：Both column,
mod. IF：modified iliofemoral アプローチ,
mod. Ilioinguinal：modified ilioinguinal アプローチ

解説1　Modified iliofemoralアプローチ

筆者は，寛骨臼前方骨折の展開には主として modified iliofemoral アプローチを用いています．その最大の理由は「展開が容易」で「出血が少ない」ことにあります．高齢者の脆弱性「前柱＋後半横骨折」に対しては，このアプローチに Pfannenstiel アプローチを加えています．

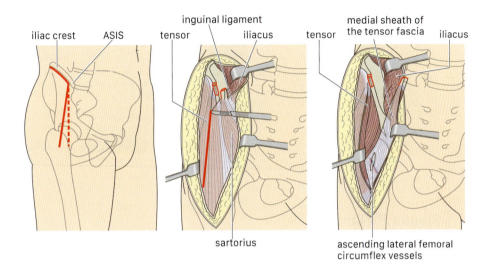

● modified iliofemoralアプローチのポイント

- 手術視野は modified iliofemoral アプローチより ilioinguinal アプローチのほうが良好である（2nd/3rd window を展開するため）
- Iliofemoral アプローチは容易で，理論的に出血が少ないのが特徴である．しかし QLS の展開が不良であり術中の出血がある程度許容される青壮年への適応は少ないと考える．
- 上前腸骨棘（ASIS）骨切りを小さくしないことが，術後の固定破綻を回避するポイントである．そして，固定には 5.0 CCS を用いる．
- 股関節を十分に（120°ほど）屈曲させることで，腸恥隆起までの十分な展開が可能になる．

● 動画 11
寛骨臼骨折　Iliofemoral アプローチ

解説 2 | Pfannenstiel アプローチ

高齢者で QLS の整復を modified iliofemoral アプローチから行います．そして iliopectineal line にプレートを設置するために Pfannenstiel アプローチを追加します．

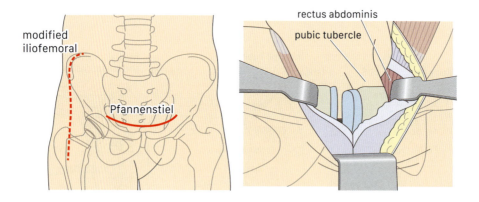

解説 3 | Stoppa アプローチ

QLS 骨片の転位を十分に整復し，buttress プレート固定を施行したい青壮年相当事例には modified iliofemoral アプローチに Stoppa アプローチを追加します．

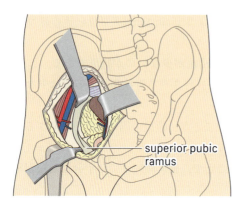

解説 4 | Modified ilioinguinal アプローチ

これは，通常の classical ilioinguinal アプローチの 3rd window を Stoppa アプローチに変更したものです．筆者は classical ilioinguinal アプローチを用いることはほとんどありません．

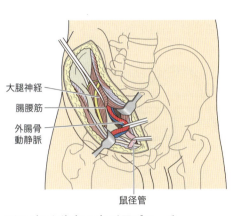
Classical Ilioinguinal アプローチ

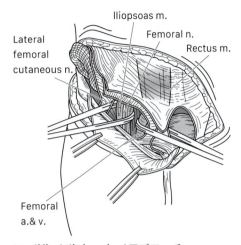
Modified Ilioinguinal アプローチ
〔Karunakar MA, et al. The modified ilioinguinal approach. J Orthop Trauma 2004; 18（6）: 379-383 より〕

● 動画 12
Modified ilioinguinal アプローチ

解説 5　高齢者 QLS に対する spring プレート固定

『AO 法骨折治療』第 3 版では 1/3 円プレートを用いていますが，筆者は small T 型プレートを用いています．プレートは通常 60°ベンドしますが，やや捻りを加える必要があります．

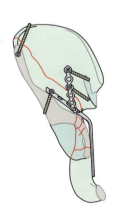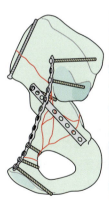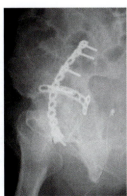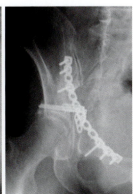

| 解説 6 | **青壮年 QLS に対する buttress プレート** |

StoppaアプローチからQLSを整復固定するにはsmall T型プレートを用いて行います．

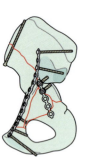
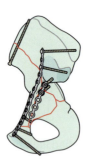
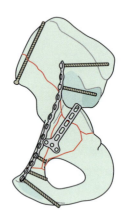

Small T型プレートによるbuttress固定

◆文献◆

1) Gänsslen A, et al. standard approaches to the acetabulum part 2: ilioinguinal approach. Acta Chir Orthop Traumatol Cech 2016; 83（4）: 217-222
2) Meena S, et al. Modified Stoppa approach versus ilioinguinal approach for anterior acetabular fractures; a systematic review and meta-analysis. Bull Emerg Trauma 2017; 5（1）: 6-12
3) Yang Y, et al. Modified ilioinguinal approach to treat pelvic or acetabular fractures: a retrospective study. Medicine（Baltimore）2015; 94（37）: e1491
4) Keel MJB, et al. The pararectus approach: a new concept. JBJS Essent Surg Tech 2018; 8（3）: e21
5) 鈴木　卓．整形外科最新トピックス．Iliofemoral approachを用いた寛骨臼骨折に対するシンプルで汎用性の高い手術法．整形外科サージカルテクニック 2022; 12（2）: 249-253

ちょっと深掘り

高齢者の寛骨臼脆弱性骨折の治療をどう考える？

　近年，高齢者の寛骨臼骨折は本当に増えていますね．元々，寛骨臼骨折は高エネルギー外傷で生じるものでしたので，「なんとか頑張って骨接合しよう」と思って治療していた医師は多かったことでしょう．もちろん筆者もそうでした．しかし，骨接合術を施行するとどうしても6〜8週の免荷期間が必要ですし，うまく整復できたと思っても，結局OA変化を呈することもあります．そこで，考え方を変える必要があるのではないかと，最近は考えています．

　そもそも，臼蓋関節面の圧壊や骨頭損傷のある事例はもちろんのこと，両松葉杖歩行が可能な体力を有していない患者さんは，最初からTHA（人工股関節置換術）を施行したほうがよいのではないかというのが筆者の見解です．

高齢者の寛骨臼脆弱性骨折における acute THA の方法は？

　寛骨臼骨折に対して THA を施行する場合には，その前提として前柱，後柱の骨性安定性を得ることが望ましいです．荷重の観点からは後柱の再建がより重要になりますが，可能な限り低侵襲に後柱のみならず前柱の安定性も得るべきと考えます．

　高齢者の寛骨臼骨折は「前柱＋後半横パターン」と「両柱骨折パターン」が多いとされています．したがって骨再建は前方アプローチになりますが，Stoppa や ilioinguinal のような intrapelvic アプローチではなく，iliofemoral＋Pfannenstiel の extra pelvic アプローチで可及的に整復し Matta プレートを用いて骨安定化を行い，後日（1週間後を目安に）後方アプローチで THA を施行するのが適しているのではないかと考えています．

　ちなみに，「両柱骨折」のほうが「前柱＋後半横骨折」より，「求められる骨性安定性」は高いですし，KT プレートの使用→セメント THA→セメントレス THA となるに従い，「求められる骨接合の整復度と安定性」は高くなります．

　すなわち，不十分な整復と固定でも KT プレート使用のセメント THA なら対応できるということなのですが，十分な柱整復と骨性安定性を獲得すれば，セメントレス THA でも対応できるということだと思います．

25 寛骨臼骨折（後方系）

症例1 後壁骨折（40代男性）

受傷時

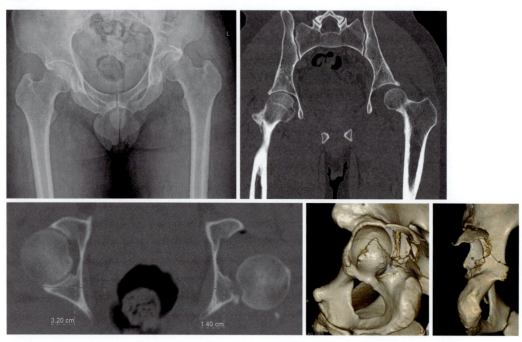

手術治療　側臥位 Kocher-Langenbeck アプローチ　ラグスクリュー＋buttress プレート固定

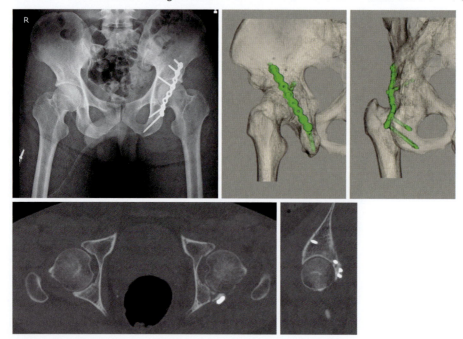

術後10か月,骨癒合　全荷重無痛歩行可

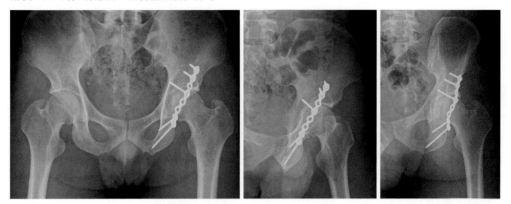

症例2　**後壁骨折（70代男性,バイク受傷）**

受傷時

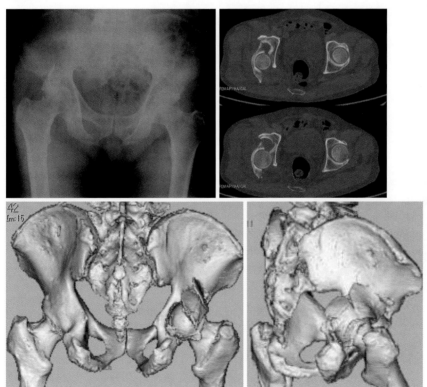

手術治療　Trochanteric flip osteotomy，buttress プレート固定

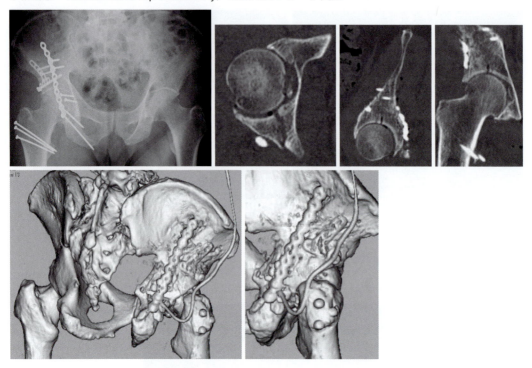

術後1年，骨癒合　全荷重無痛歩行可

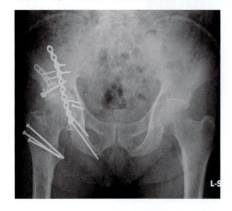

後方アプローチの体位や方法は？

A 腹臥位 Kocher-Langenbeck アプローチが基本である

　　後柱骨折においては下肢重力の影響を回避するために「腹臥位」は必須です．ただ，後壁はその限りではないので，「腹臥位」でも「側臥位」でも術者の好みで選択してよいと考えます[1,2]．
　　また臼蓋の12時方向に及ぶ骨折では，脂肪組織や筋体が過剰でなければ通常のK-Lアプローチでも可能ですが，過剰に厚い場合は trochanteric flip osteotomy[3] を考慮すべきで

す．そして，その場合はもちろん「側臥位」になります．

なお，坐骨神経に対して，どのような体位でも，膝関節を常に屈曲させておくことが必要です．

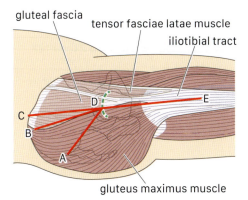

通常はADEのK-Lアプローチを使用する．Trochanteric flip osteotomy[4]施行の場合は，CDEのmodified Gipsonアプローチを選択する（BDEはoriginal Gipsonアプローチ）．

後壁骨折の固定方法は？

A 骨片に対するラグスクリュー固定に加えてbuttressプレート固定を追加することが基本である

　後壁骨折固定の原則は，第一に「骨片に対するラグスクリュー固定（あるいはspringプレート）」であり，第二に整復された骨片に対して，buttress固定として「rimプレート固定」で保持することが必要だと考えます[5]．決してラグスクリュー固定やspringプレート固定のみで終了しないようにしてください．

　そして，第一の固定（ラグスクリュー固定）のあり方は「それだけで固定が成り立つようにすること」です．そのため1本ということはあり得ず，自ずと複数本のラグスクリュー固定が必要になります．ラグスクリュー固定だけでは固定性が破綻しますので，それを回避するために「rimプレート固定」が必要となるのです．

筆者が推奨する治療方法

Judet-Letournel分類	アプローチおよび固定方法
PW（後壁骨折）	KL（lateralあるいはprone），ラグスクリュー＋プレート固定
PC（後柱骨折）	KL（prone），bridgingプレート固定
Trans（横骨折）	KL（prone），前柱に対するスクリュー固定，後柱に対するプレート固定
PC＋PW（後柱骨折＋後壁骨折）	KL（prone），ラグスクリュー＋プレート固定
Trans＋PW（横骨折＋後壁骨折）	KL（prone），前柱に対するスクリュー固定，後柱に対するラグスクリュー固定＋後柱に対するプレート固定
T（T型骨折）	mod. IFからKL（prone），前柱，後柱ともにプレート固定

PW：Posterior Wall, PC：Posterior Column, Trans：Transverse,
KL：Kocher-Langenbeck, mod. IF：modified iliofemoral approach

解説1　後壁の固定

　後壁骨片に対しては，ラグスクリューあるいはspringプレートで骨片を固定し，rimプレートでその固定を保持します．Rimプレートは文字どおり「関節部辺縁」に位置するようにして固定性が高まるようにします．後壁骨折においては，rimプレートを割愛することのないようにしてください．

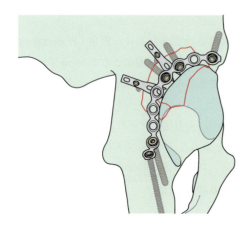

解説2　後柱骨折＋後壁骨折の固定方針

　後壁骨片を合併した後柱骨折では，まず後柱を整復し固定する必要があります．その際にjoy stickや鋭clamp，またはjungbluth clampを用いて整復を行いますが，その保持に苦労します．筆者は後柱スクリューや後柱ピンを用いて仮固定していますが，非常に容易で確実な仮固定だと考えています．仮固定で整復位を保持して，bridgingプレートで最終固定をします．

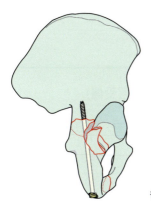

後柱スクリューで後柱の整復位を保持する

◆文献◆

1) Tosounidis TH, et al. The Kocher–Langenbeck approach: state of the art. JBJS Essent Surg Tech 2018; 8（2）: e18
2) Salameh M, et al. The role of patient positioning on the outcome of acetabular fractures fixation through the Kocher–Langenbeck approach. Eur J Orthop Surg Traumatol 2021; 31（3）: 503-509
3) Siebenrock KA, et al. Trochanteric flip osteotomy for cranial extension and muscle protection in acetabular fracture fixation using a Kocher–Langenbeck approach. J Orthop Trauma 2006; 20（1 Suppl）: S52-56
4) Schaffer NE, et al. Iatrogenic Sciatic Nerve Injury in Posterior Acetabular Surgery: Surgeon More Predictive Than Position. J Orthop Trauma 2024; 38（9）: 477-483
5) Pease F, et al. Posterior wall acetabular fracture fixation: A mechanical analysis of fixation methods. J Orthop Surg（Hong Kong）2019; 27（3）: 2309499019859838

Column 討論訓練の機会を増やす！

　現行の学会シンポジウムにおける討論は正直言って，「いまひとつ」です．討論は尻切れとんぼであり，命題に対して有効な見解が導き出されることはまずありません．その理由は「討論時間が足りない」のはもちろんですが，そもそも「討論訓練」が足りないのではないかと思います．

　ストリーミング配信などの討論番組を見たことがある人ならわかると思いますが，司会者の仕切りは素晴らしいですし，コメンテーターにも有能な人が多いです．それは，何度も場数を踏んで，実地訓練しているからに相違ありません．

　医師も日々討論して，訓練を積み重ねる事が必要です．

　そのためには，ウェブミーティングを開催し「討論の機会」を増やすことが必要です．

　討論訓練の必要性に早く気づいて，多くのミーティングを企画開催してくれる医師の登場に期待しています．

26 大腿骨骨頭骨折

症例 1　股関節後方脱臼，大腿骨骨頭骨折（20 代男性，転落受傷）

受傷時　麻酔下徒手整復不能

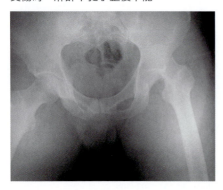

緊急観血的脱臼整復　Kocher-Langenbeck アプローチ

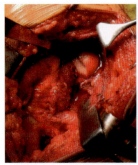
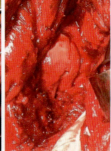
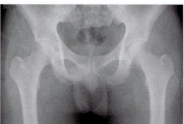
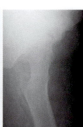

手術治療　Smith-Petersen アプローチによる骨頭骨折骨接合術（HCS 固定）

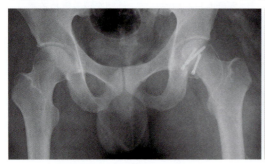
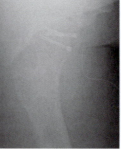
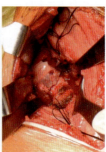

術後 6 か月，関節症性変化なし

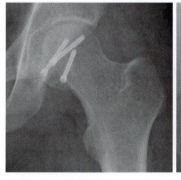
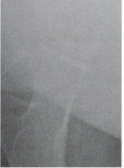

Q5 股関節脱臼の整復の方法は？

A 麻酔下の Allis 法が一般的である

まずはきちんと麻酔をかけることです．さまざまな整復方法がありますが，よく知られている整復法は股関節を愛護的に 90°まで屈曲させて大腿骨を垂直牽引する Allis 法でしょう．

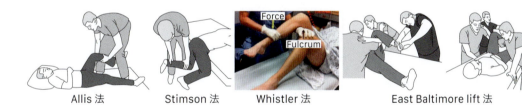

後方脱臼整復方法

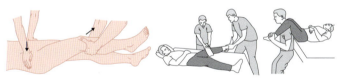

前方脱臼整復方法

また，整復後は股関節の安定性を確認することを怠らないでください．屈曲・内旋のストレステストは必須です．

骨接合までの待機期間における直達牽引は必要？

A 股関節が安定していれば不要である

　直達牽引の目的は不良肢位の回避です．したがって，脱臼整復後に安定性が確認されれば施行する意味はありません．

 後壁骨片に対する治療方針は？

A ストレステストで手術治療の適応を決定する

　後壁骨折の骨接合適応判断のために屈曲・内旋のストレステストを常に施行します．ストレステストで完全に安定していない場合には手術的固定を考慮します．
　ちなみに脱臼整復後にCT検査を施行しますが，一般的に後壁の20％以下の骨折であれば安定しており，50％以上は不安定です．20～50％の間は議論されているところです[1]．

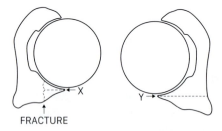

〔Moed BR, et al. Computed tomography as a predictor of hip stability status in posterior wall fractures of the acetabulum. J Orthop Trauma 2009; 23（1）: 7-15 より〕

 骨頭骨片に対する治療方針は？

A Pipkin分類 Type IIでは骨接合術を選択，Type Iでは骨片の大きさによる

　骨頭骨折の部位と大きさによって分類して治療法を決定します．Pipkin分類 Type IIでは必ず骨接合を施行しますが，Pipkin分類 Type Iでは骨片の大きさによりさまざまです．骨片が25％以下であれば切除し，33％以上であれば内固定する傾向にあります[2]．ちなみに切除のほうが内固定術より術後成績は優れています[3]．

筆者が推奨する治療方法

Pipkin分類	Chiron分類	アプローチ	治療方法
Type I	Type I, II	SP	骨片摘出術
	Type III	SP	ヘッドレススクリューによる骨接合
Type II	Type IV	SP or TFO	ヘッドレススクリューによる骨接合
Type III		SP	頚部骨折と骨頭骨折に対して骨接合
Type IV		TFO	後壁と骨頭に対して骨接合

SP：Smith-Petersen アプローチ
TFO：Trochanteric flip osteotomy

解説1　骨頭骨折の分類と大まかな方針

　骨頭骨折については，まずはPipkin分類で大まかにType IとIIに分類し，Type IについてはChiron分類でType I～IIIに分類します．そして骨片が小さい(1/4)Chiron分類Type IIですと骨片摘出になりますが，骨片の大きい(1/3)Chiron分類Type IIIですと骨片接合の方針にしています．

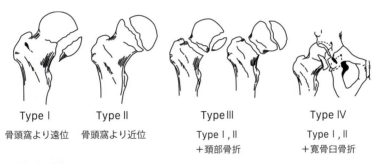

Type I　　　　Type II　　　　Type III　　　　Type IV
骨頭窩より遠位　骨頭窩より近位　Type I, II　　Type I, II
　　　　　　　　　　　　　　　＋頚部骨折　　＋寛骨臼骨折

Pipkin分類
1957年　X線による分類
〔Pipkin G. Treatment of grade IV fracture-dislocation of the hip. J Bone Joint Surg Am 1957; 39-A (5): 1027-1042 より〕

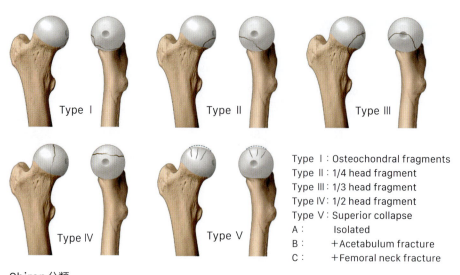

Chiron分類
〔Chiron P, et al. Fracture-dislocations of the femoral head. Orthop Traumatol Surg Res 2013; 99（1 Suppl）: S53-66 より〕

解説 2　Pipkin分類 Type Ⅰ，Chiron分類 Type Ⅱの治療：骨片摘出

　Chiron分類 Type Ⅱですと骨片摘出が適当です．脱臼が整復され，しかも後壁の骨接合術が必要ない場合は，前方のSmith-Petersen（SP）アプローチで摘出します．SPアプローチでは大腿直筋の付着部を切離することなく摘出が可能です．後壁骨接合術が必要な場合は，骨片摘出を後方アプローチから施行するかどうか迷います．骨頭部を側方挙上することで摘出できればよいですが，それで摘出できない場合はTrochanteric flip osteotomy（TFO）までは施行せず，後日前方から摘出するようにしています．

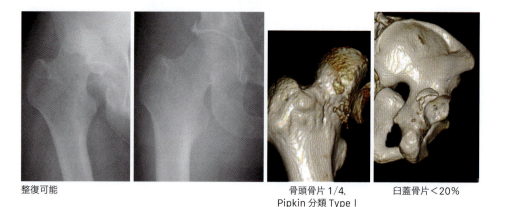

整復可能　　　　　　　　　　　　　骨頭骨片 1/4，　　　臼蓋骨片＜20％
　　　　　　　　　　　　　　　　　Pipkin分類 Type Ⅰ
　　　　　　　　　　　　　　　　　Chiron分類 Type Ⅱ

26. 大腿骨骨頭骨折　225

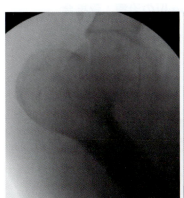
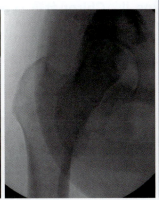
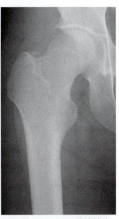

麻酔下ストレステストで安定　　　骨片が反転している　　　SPアプローチで骨片摘出
術後1年　Harris Hip Score（HHS）100点

解説3　Pipkin分類 Type Ⅰ，Chiron分類 Type Ⅲの治療：骨接合

　Chiron分類 Type Ⅲ は骨片接合術の適応です．後壁骨接合術が必要な場合はTFOアプローチ（外科的脱臼）で骨片接合術を施行します．後壁骨接合術が不要な場合は前方SPアプローチで骨片接合術を施行します．SPアプローチでは骨片に対する視野に制限があり，前方脱臼させるmodified Heuterアプローチが必要になるかもしれませんが，筆者にはまだその経験がありません．

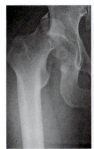
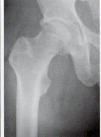
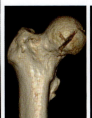
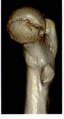
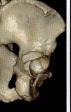
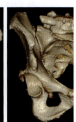

骨頭骨片 1/3，Pipkin分類 Type Ⅰ　　臼蓋骨片＞20%
Chiron分類 Type Ⅱ

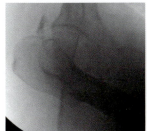
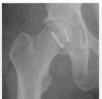
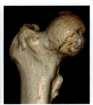
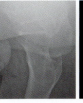

ストレステストで安定していたため，SPアプローチで骨片をスクリュー固定．後壁はそのまま　　　術後1年 HHS 100点

| 解説 4 | **Pipkin 分類 Type Ⅱ，Chiron 分類 Type Ⅳ の治療：骨接合**

　Chiron 分類 Type Ⅳ になると，骨片接合術の絶対適応です．この場合は後壁骨接合術の必要性の有無にかかわらず，TFO アプローチ（外科的脱臼）で骨片接合術を施行しています．

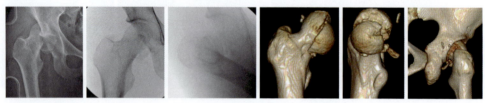

Pipkin 分類 Type Ⅱ，Chiron 分類 Type Ⅳ

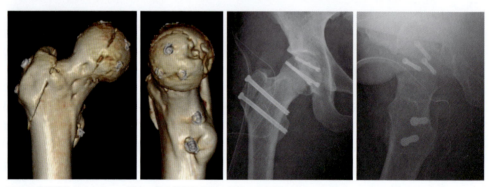

TFO で骨頭骨片のスクリュー固定，後方関節包修復　術後 1 年経過　HHS 96 点

● 動画 13

Surgical hip dislocation

◆文献◆

1) McNamara AR, et al. Nonoperative treatment of posterior wall acetabular fractures after dynamic stress examination under anesthesia: revisited. J Orthop Trauma 2015; 29（8）: 359-364
2) Chiron P, et al. Fracture-dislocations of the femoral head. Orthop Traumatol Surg Res 2013; 99（1 Suppl）: S53-66
3) Tsai SHL, et al. Does surgical repair benefit Pipkin Type i femoral head fractures?: A systematic review and meta-analysis. Life（Basel）2022; 12（1）: 71

> **ちょっと深掘り**

骨頭骨折の治療，骨切除と骨接合，そしてそのアプローチ

　Pipkin 分類 Type I においては，股関節の安定性，congruency，そして骨片の大きさによって，骨切除か骨接合かを決定しています．骨片の大きさについては Chiron 分類を用います．まず Chiron 分類 Type I，II，III が Pipkin 分類 Type I，Chiron 分類 Type IV は Pipkin 分類 Type II に分類されますが，Chiron II は骨片切除，Chiron III は骨接合術にします．Chiron 分類 Type II と III の間，すなわち 25〜33％は議論されているところですが，その判断は 2 本のヘッドレススクリューがしっかりと挿入可能な大きさかどうかで最終的に決めるのがよいと考えています．

　さて，手術方法については修復すべき臼蓋後壁骨折がなければ「前方アプローチ」でヘッドレススクリュー固定にします．骨頭骨折に対するアプローチは TFO と前方脱臼も可能な modified Heuter のどちらも選択肢となります．比較論文では「成績は変わらない」となっているようですが，「TFO のほうが圧倒的に時間がかかりますが，TFO のほうが手術は容易」という事実はあると思います．

　そこで，筆者が考える落とし所は，「Pipkin 分類 Type II の骨接合には TFO を，Pipkin 分類 Type I の骨接合には modified Heuter アプローチを用いる」というところです．ただ，経験を積めば modified Heuter アプローチでも十分に展開と骨接合ができるようになるでしょうから，そうなれば「後壁修復の必要がない事例には TFO は用いない」時代が来るかもしれません．

Column　外傷整形外科教育におけるコネクティビズム

　コネクティビズムとは，2005 年にジョージ・シーメンズとステファン・ダウンズによって提唱された学習理論であり，ネットワークの力を活用して自己学習を効率的に行う画期的方法です．日々進化する医療において，効率的に学ぶ教育手法としてこれほど適したものはないように思えます．

　具体例を挙げてみますと，「オンライン医学コミュニティ」「オープンアクセスの医学ジャーナル」「オンラインのケースディスカッションとウェビナー」「手術シミュレーション」「ソーシャルネットワーキング」というようにたくさんあります．

　しかし，このどれもが日本の外傷整形外科教育ではほとんど機能していません．改革する指導者が現れることを期待します．

27 青壮年大腿骨頚部骨折

症例1　青壮年 Garden 分類 Type 1（40代女性，転倒受傷）

受傷時　Garden Alignment Index（GAI）170°, posterior tilt（PT）7°

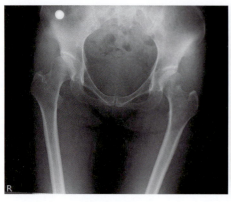
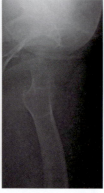

手術治療　CRIF with screw　　　　　　　　術後3年，骨頭圧壊なし，ランニング可能

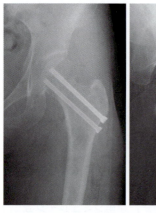
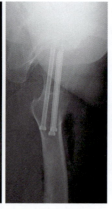
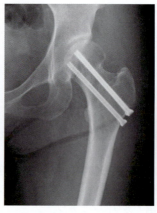
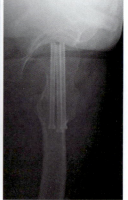

症例2　青壮年 Garden 分類 Type 4, Pauwels 分類 Type 3（40代女性，転倒受傷）

受傷時　AO分類 31 B2.3

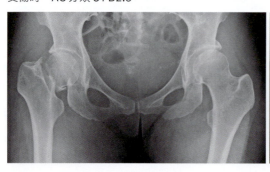
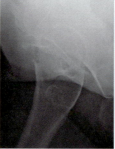
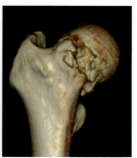

手術治療　閉鎖整復　FNSで固定

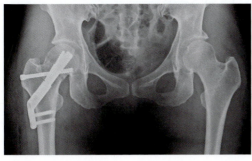
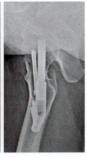

術後6か月，骨癒合

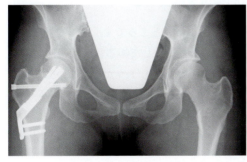
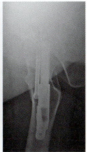

Q9 青壮年非転位型骨折の手術待機期間はベッド上安静指示のみでよいか？

A ベッド上安静指示のみでよい

　非転位型骨折が力学的に安定していると考えると，患側を下にはしない程度にベッド上で待機すればよいと思います．また，筆者はトイレには松葉杖で行ってもらっています．

Q10 青壮年転位型頚部骨折に対して緊急手術は必要か？

A 24時間以内の手術でよい

　以前は数時間以内に骨接合術をすべきであるとされていました．しかし，数時間以内と24時間以内の比較検討では壊死率に違いはなかったことから，いまはおおよそ24時間以内の骨接合術施行が標準になっています[1]．しかし論理的には可及的早期の整復固定がよいので，日勤帯で手術できるのであれば直ちに行うのがよいと考えます．

Q11　非転位型骨折の整復操作はどこまで施行するべきか？

A　外反陥入は整復する

　非転位型骨折といっても，青壮年ですから外反陥入は整復したいと思います．整復の目的は superior retinacular artery に対する圧迫解除です．したがって完全整復を目指したいところです[2,3]．

 Q12　転位型骨折の整復方法は観血的か？

A　Smith-Petersen アプローチによる観血的整復を推奨する

　転位型頚部骨折ですから完全な解剖学的整復を目指したいところです．閉鎖的整復か観血的整復かの選択については，「若年者転位型頚部骨折」に対してある程度閉鎖的整復ができたと思うと，それで許容してしまう人は多いのではないでしょうか？　しかし，実際は 2〜3 mm 転位していることが多く，それは展開してみると明らかになります．完全に整復していれば予後が変わったかもしれないという事例は存在すると思います[4]．ですから，整復位がほぼ完全（すなわち 1 mm 以内の転位）でなければ，Smith-Petersen (SP) アプローチによる観血的整復を行うほうがよいと考えます[5]．

 Q13　手術インプラントの選択は何が適切か？

A　Pauwels 分類 Type II，III では角状安定性インプラントが必要である

　Pauwels 分類 Type II，III では角状安定性インプラントが必要だと思います．そして，特に Pauwels 分類 Type III ですと Pauwels スクリューも追加したいところです．

 Q14　術後の全荷重はいつから可能か？

A　骨癒合まで部分荷重にとどめるべき，骨癒合後は全荷重を許可する

　青壮年の場合は，可能な限り高い確率で骨癒合を得て，関節部の温存を図りたいところです．そこで，少なくとも骨癒合までは荷重制限を設けます．この後療法を施行するポイントは，長期間（3 か月以上）の荷重制限歩行に耐えられる身体的・精神的予備能力があることです．骨癒合後には全荷重歩行を許可しますが，骨頭壊死による圧壊は回避できないものと考えています．

Q15 術後フォローは何年間行うべきか？　またMRI評価は必要か？

A　MRI上壊死がなければフォローは終了する

フォローの目的は骨頭壊死による圧壊が生じるかどうかですから，MRIは必須です．そしてMRI上壊死がなければフォローは終了してもよいのではないかと思います．

若年者転位型大腿骨頚部骨折は，個人的経験ではMRIでの壊死率はかなり高いです．壊死が認められると荷重制限をしたくなりますが，それは非現実的です．荷重をしてそれで圧壊するようならTHAに移行するしかありません．つい先日も術後15年という頚部骨折後の60代女性を診察しましたが，X線上変化なし，MRIでは壊死所見を認めるものの歩行時に股関節に若干の疼痛を認めるのみです．この状況は15年間変化していません．

筆者が推奨する治療方法

年齢	Garden分類	治療方法
65歳以下	Type 1～2	Noda法整復によるCRIF
	Type 3～4	徒手整復に成功した場合はCRIF 徒手整復で1～2 mm以上のギャップがある場合はSPアプローチによるORIF

CRIF：closed reduction and internal fixation

解説1　青壮年大腿骨頚部骨折の経皮的整復，Noda法[6]

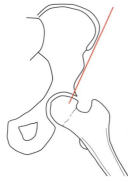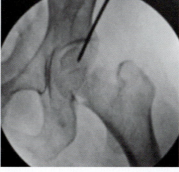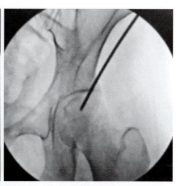

〔Noda M, et al. Innovative technique of minimally invasive closed reduction for impacted femoral neck fractures（MICRIF）. J Orthop Surg 2019; 27（1）: 1-4 より〕

解説2　青壮年転位型骨折（Garden分類 Type3～4）

手術施行時期は24時間以内とします．目指すべき整復位は常に完全整復位です．それゆえに術前牽引下にX線イメージ（2方向）を確認し1～2 mm以上の転位が認められた場合は必ず，SPアプローチで観血的に整復します．この場合，骨接合術の施行は別切開と

なります．転位の例外として，頸部内側の positive buttress 転位は許容します．
　SP アプローチ施行の際は，rectus femoris（大腿直筋）と LCFA（外側大腿回旋動脈）はできるだけ切離せずに温存するようにしています．

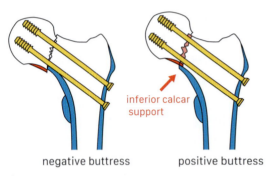

〔Gotfried Y, et al. Nonanatomical reduction of displaced subcapital femoral fractures（Gotfried Reduction）. J Orthop Trauma 2013; 27 (11): e254-e259 より〕

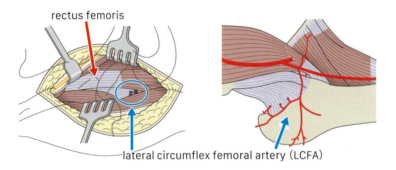

◆文献◆

1) Slobogean GP, et al. Management of young femoral neck fractures: is there a consensus? Injury 2015; 46 (3): 435-440
2) Park YC, et al. Comparison of femoral neck shortening and outcomes between in situ fixation and fixation after reduction for severe valgus-impacted femoral neck fractures. Injury 2021; 52 (3): 569-574
3) Kim H, et al. Postoperative valgus deformity and progression of osteoarthritis in non-displaced femoral neck fractures. Hip Pelvis 2023; 35 (4): 259-267
4) Crist BD, et al. Femoral neck fractures in young patients. Instr Course Lect 2018; 67: 37-49
5) Singh K, et al. Which surgical approach provides maximum visualization and access for open reduction and internal fixation（ORIF）of femoral neck fractures? Injury 2022; 53 (3): 1131-1136
6) Noda M, et al. Innovative technique of minimally invasive closed reduction for impacted femoral neck fractures（MICRIF）. Orthop Surg（Hong Kong）2019; 27 (1): 2309499019832418

> **ちょっと深掘り**

若年者大腿骨頚部骨折　手術時期は緊急か，準緊急か？

　骨頭壊死の回避を目標にすると，それは「血行再開」ということですから「緊急」となります．筆者が 10 数年前に AO Davos コースに参加していた頃は，受傷後数時間以内の緊急手術が standard であると，faculty 全員が主張していたと思います．

　それが近年は受傷後 24 時間以内に変わってきました．データによる比較研究の結果なのですが，この結果を信じて治療すると「preventable necrosis」も発生するように思います．「論理的には緊急」，しかし「データ比較では準緊急」というところに帰着します．

整復法は観血的か，閉鎖的か？

　「解剖学的に整復できることが望ましい」ことはもちろんです．それが閉鎖的に獲得できればよし，できなければ観血的になるのですが，その線引きが悩ましいところです．

　このことを考える際に重要なのは，「術中透視で適切な整復位を確認することは非常に難しく，透視上整復されているように見えても実際に展開してみると大きく転位していることがある」ことだと思います．

　筆者は閉鎖的整復でほぼ完全に解剖学的に整復できなければ迷わず観血的整復をすべきと考えています．その線引きがどの程度かというと，1 mm の転位は許容しますが，それ以上の転位は許容しません．

観血的整復のアプローチは Smith-Petersen か，Watson-Jones か？

　観血的整復のためのアプローチは，教科書的には Smith-Petersen（SP）アプローチと Watson-Jones（WJ）アプローチがありますが，整復のための術野展開は SP が優れています．ただし，その際は別皮切で骨接合術を施行しなければなりません．

　SP アプローチの優位性は特に骨頭下の頚部骨折に認められ，頚基部などのレベルでは SP アプローチを選択しなくても WJ アプローチで十分です．

28 高齢者大腿骨頸部骨折

症例1 非転位型骨折（70代女性，転落）

受傷時　Garden分類 Type 1

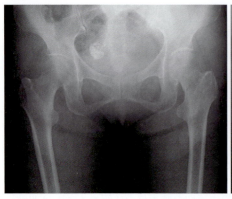
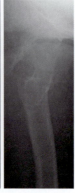

手術治療　FNS固定

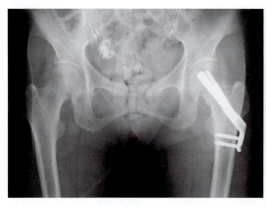
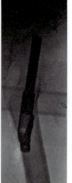

術後2年，完全骨癒合　骨頭壊死なし

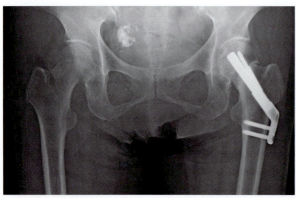
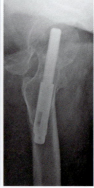

Q16 骨接合術が許容される非転位型とはどのような症例か？

A 外反，後捻とも 15°以内とする

現在の BHA（人工骨頭置換術）や THA の良好な成績を考えると，「いわゆる安定型」に絞って骨接合術を適応とするのが一般的だと思います．問題は安定型とは何か？ です．外反，後捻とも 15°以内ともいわれています[1,2]し，筆者らのデータでもおおよそ，妥当な成績が出ています．外反，後屈転位もほとんどない「典型的非転位型」では標準的には骨接合術でよいと思われます．そして，もう 1 つの話題は外反を整復するかどうかであり，こちらは意見の分かれるところです．

Q17 骨接合術を施行し経過中に短縮（telescoping）してきた場合にどのように対応すべきか？

A 早期に人工物置換

不幸にして telescoping が生じてしまった場合，歩行能力が保たれている事例には，早々に人工物置換がよいと思います．何 mm の転位というのははっきりしませんが，「一目みて telescoping している」ものは再手術の適応と考えます．

症例 2 転位型骨折（60 代女性）

受傷時　Garden 分類 Type 3

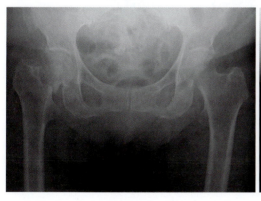
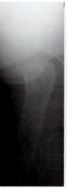
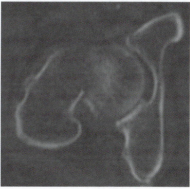

手術治療　閉鎖的整復および FNS で骨接合術

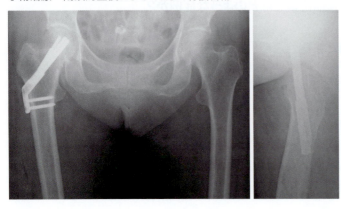

術後 2 か月，沈み込みあり，人工骨頭置換術

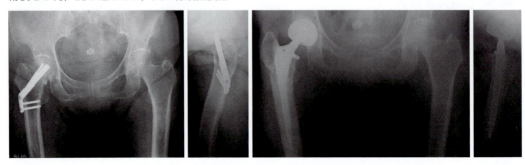

Q18 青壮年・高齢境界年齢における転位型骨折に対する対応は？

A 確実な治療としては骨接合術よりは THA

60〜65 歳のような境界年齢では判断が微妙です．患者との話し合いになるでしょうが，確実な治療として骨接合術よりは THA になるでしょう．また THA か BHA かは 70〜75 歳が境目になり，70 歳以下では THA を選択します[3,4]．

Q19 もしも転位型骨折に対して骨接合術を選択した場合にどのような整復法を施行すべきか？

A 「Noda 法」を推奨する

整復方法はいろいろとあるかもしれませんが，骨頭と臼蓋の固定性が最も確実な「Noda 法」を推奨します[5]．

Q20 もしも転位型骨折に対して骨接合術を選択した場合にどのような後療法を施行すべきか？

A 骨癒合まで PWB

転位型に対して施行した骨接合術は「青壮年対応」ですので，骨癒合まで PWB（部分荷重訓練）になるでしょう．

筆者が推奨する治療方法

年齢	Garden 分類	治療方法
65〜75 歳	Type 1〜2	骨接合術（multiple スクリュー固定，あるいは FNS）
	Type 3〜4	THA（人工関節置換術）
75 歳以上	Type 1〜2	骨接合術（外反，後捻角度ともに健側差 15°までを適応とする）
	Type 3〜4	BHA（人工骨頭置換術）
	Type 3〜4 ※全身状態不良 ※低 ADL	消極的骨接合術

FNS：femoral neck system（DePuy Synthes 社）

解説 1　高齢者の安定型頚部骨折における骨接合術の施行基準

以下の基準に当てはまるものを安定型と判断し，骨接合の適応としています．
①GAI：正面で 180°以内（あるいは健側差 15°以内），側面で 15°以内
②イメージ上の骨折部可動性なし
③正面画像で「キノコ型」ではないもの

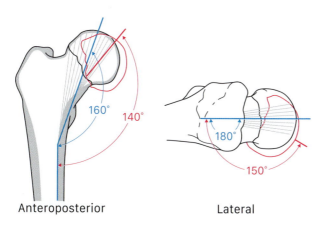

Anteroposterior　　　Lateral

X線正面および軸位画像では骨梁がわかりにくいので，代わりに CT 画像頚部軸の coronal 像と axial 像で GAI および後捻あるいは前捻角を測定するようにしています．

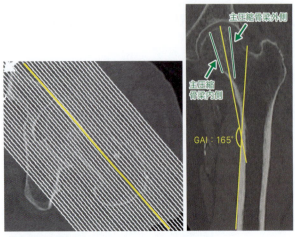

GAI：Garden Alignment Index の測定方法
骨頭主圧縮骨梁の中心線と大腿骨骨幹部内側皮質となす角度
Coronal面で頚部-骨幹部中心のスライス（黄線）を使用，GAI測定
正常範囲 160〜180°

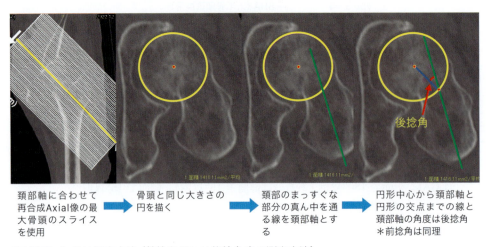

頚部軸に合わせて再合成Axial像の最大骨頭のスライスを使用 → 骨頭と同じ大きさの円を描く → 頚部のまっすぐな部分の真ん中を通る線を頚部軸とする → 円形中心から頚部軸と円形の交点までの線と頚部軸の角度は後捻角
＊前捻角は同理

CTを用いたGAI測定方法（前捻あるいは後捻角度の測定方法）

解説2　高齢者に対するBHA（非THA）の適応

　65〜75歳におけるBHA選択は，主に自力で車椅子移乗ができるADLがあり，内科的合併症その他の要因により10〜15年以内の活動余命であるとみなされる場合に選択します．

解説3　高齢者転位型骨折（Garden分類 Type3〜4）に対する消極的骨接合術

　ADLがベッド上あるいは座位にとどまり，車椅子移乗についても介助を必要とする場合には，人工骨頭置換ではなく骨接合を選択しています．骨接合は急性期除痛のためであり，経過中の骨接合破綻は許容します．すなわち，立位の可能性がある場合には選択しま

せん．
　ただし，骨接合に際しては可能な限り解剖学的整復を目指します．

解説4　骨接合方法

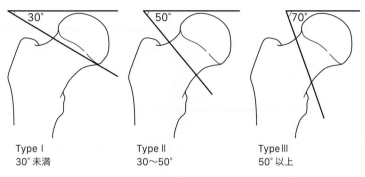

Pauwels分類

　Pauwels分類 Type Ⅰ は multiple スクリュー固定，あるいは FNS の 1 hole プレート，Type Ⅱ，Ⅲ は FNS 2 holes プレートを選択します．
　また，Pauwels分類 Type Ⅲ には Pauwels スクリュー（6.5 CCS）を追加挿入しますが，下図のように bicortical スクリューとします．

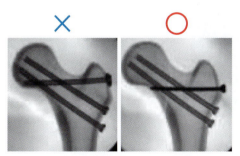

Pauwelsスクリューは骨幹部軸にほぼ垂直挿入

◆文献◆

1) Overmann AL, et al. Outcomes of elderly patients with nondisplaced or minimally displaced femoral neck fractures treated with internal fixation: A systematic review and meta-analysis. Injury 2019; 50 (12): 2158-2166
2) Laubach M, et al. Internal fixation versus hip arthroplasty in patients with nondisplaced femoral neck fractures: short-term results from a geriatric trauma registry. Eur J Trauma Emerg Surg 2022; 48 (3): 1851-1859
3) Wang F, et al. Comparison of bipolar hemiarthroplasty and total hip arthroplasty for displaced femoral neck fractures in the healthy elderly: a meta-analysis. BMC Musculoskelet Disord 2015; 16: 229
4) Yu Mori, et al. Does total hip arthroplasty in elderly patients with femoral neck fractures reduce complications?: A Japanese DPC study. J Orthop Sci 2024; S0949-2658 (24): 00137-4
5) Noda M, et al. Innovative technique of minimally invasive closed reduction for impacted femoral neck fractures (MICRIF). Orthop Surg (Hong Kong) 2019; 27 (1): 2309499019832418

29 大腿骨転子部骨折

症例1　**4 parts 転子部骨折（80代男性）**

受傷時　AO 31 A1.3　中野分類 Type Ⅰ 4 parts

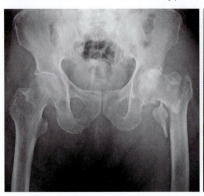 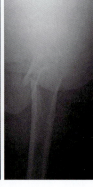 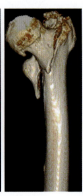 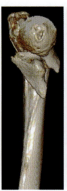 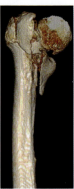

手術治療　cephalo-medullary nail 固定

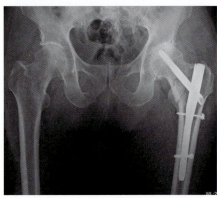 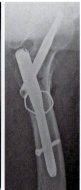

術後1年，骨癒合　全荷重歩行可

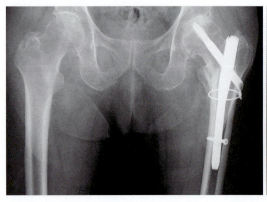 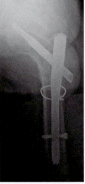

Q21 転子部骨折治療において適切な分類法は？

A AO分類に加えて中野分類が有用

日本では，CT分類の中野分類[1]，X線側面画像での生田分類[2]が治療計画を立てるために有用で，よく使われています．

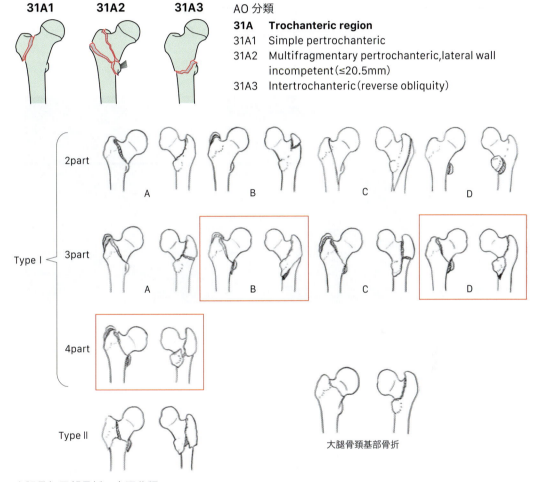

AO分類
31A　Trochanteric region
31A1　Simple pertrochanteric
31A2　Multifragmentary pertrochanteric, lateral wall incompetent (≤20.5mm)
31A3　Intertrochanteric (reverse obliquity)

大腿骨転子部骨折の中野分類
3-part B, 3-part D, 4-part（□部分）が不安定型とされる．
〔中野哲雄．高齢者大腿骨転子部骨折の理解と3D-CT分類の提案．MB Orthop 2006; 19 (5): 39-46 より改変〕

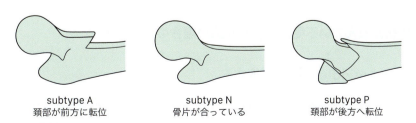

生田分類
〔生田拓也．大腿骨転子部骨折における骨折型分類について．骨折 2002; 24 (1): 158-162 より〕

Q22 整復方法は？

A 整復の主対象は内反転位であり，エレバトリウムなどを用いて subtype A となるようにする

　整復が問題になるのは，内反し後内側の支持性も破綻している Varus Impaction without Posterior Support (VIPS) といわれる骨折型です．そもそも受傷時に内反しているものは側面像で subtype P であり，それゆえに後方支持性も破綻しています．後内側の再建は基本的に無理ですので，目指すは「前方の安定性獲得」と「その維持」です．すなわち内反を矯正し subtype A にすることを心がけます[3]．

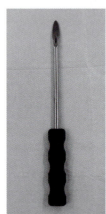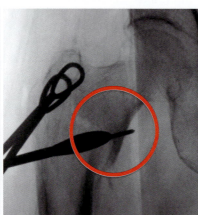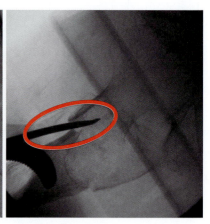

Q23 小転子の整復は必要か？

A 後内側支持ができ安定性に寄与するので，可能なら施行すべき

　後内側支持を担う小転子骨折の整復維持ができれば安定性に寄与します．ですから，もしも wiring で小転子の整復安定化ができるならば施行したほうがよいです．
　しかし，これまで筆者らは小転子の wiring を施行してきましたが，多くは無効でした．なかには有効と思われる事例もありましたが，それは小転子遠位部が骨幹部と連続しており，竹割りのように転位しているものに限定されていました．

Q24 遠位部まで骨折が及んでいる場合や髄腔が広い場合の対応は？

A Long nail あるいは middle nail を選択する

　Wiper motion が生じないように，十分な長さのネイルを選択する必要がありますが，判断に迷う場合には long nail を選択し，前方 bowing が強い場合はやむを得ず middle nail を選択するようにします[4]．

症例2　頚基部骨折（90代女性）

受傷時　AO分類 31A2.2　部分的頚基部

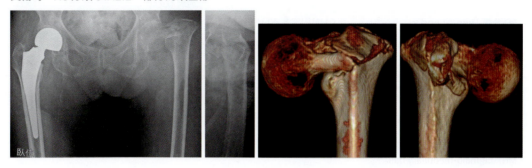

手術　ORIF with IMN

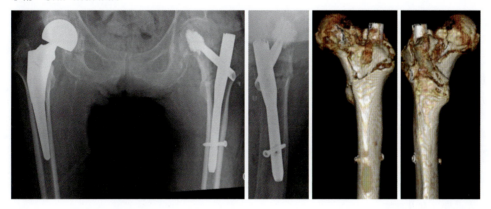

Q25　頚基部骨折は骨接合か，BHAか？

A　安定した固定が獲得できれば骨接合であり，それが無理ならBHAとする

　頚基部骨折の中でも，後方骨折は関節包外にあり骨頭の血行が保たれているものの，前方が骨頭下に近い骨折型，いわゆる前額面剪断型が問題になります．

　骨頭血行があるため骨接合術でよいのですが，固定破綻が起こりやすいためにBHAが選択肢に入ってきます．近年では cement augmentation が骨接合破綻を防ぐ解決手段の1つになってきています[5]．

筆者が推奨する治療方法

AO分類, 中野分類	治療方法
AO分類 Type A1 and 2	CMN固定あるいはDHS固定
中野分類 2 parts	多くは牽引下整復のみ，剪断型ではときに観血的整復が必要
中野分類 3/4 parts	特にVIPSタイプではsubtype Aへの組み替えが必要、整復が不十分な事例にはcement augmentation
AO分類 Type A3	wiringなどで解剖学的整復した後にCMNのlong versionで固定する
Basicervical	CMN固定あるいはBHA

VIPS：varus impaction without posterior support
CMN：cephalo-medullary nail
DHS：dynamic hip screw

解説 1　2 parts骨折に対するDHS

　そもそも単純2 parts骨折にはdynamic hip screw（DHS）固定が許容されます．特に剪断型2 parts骨折でWatson–Jonesアプローチで観血的整復を施行した場合には，DHSでの固定を考慮するのがよいと考えます．

解説 2　長い髄内釘（CMN）を考慮する場合

　多くの事例はshortタイプの髄内釘で固定が可能ですが，次のような場合には長い髄内釘が必要となります．
①小転子突出部から4 cm以上遠位に及ぶ骨折の場合．
②骨髄腔が広いstove pipe（髄腔径≧15 mm）で，swing motionを回避したい場合．

解説 3　遠位部外方化への対処

　遠位部の外方化（近位部の内方化）はmomentを増大させ荷重保持に不利ですので，回避しなければなりません．これは髄内釘を挿入する際に，骨頭骨片が押されて遠位部が外方化することが原因です．骨孔作成の際に内側部を削るようにすること，あるいはreduction clampを使用し外方化回避に努めることが望ましいでしょう．

解説 4　VIPSへの対処

　まずsubtype Aへの組み換えを行う必要があります．また，小転子骨折がなく一見posterior supportが存在するように思われても，varus変形している場合には後内側サポート機構は不十分と考えられますので，subtype Aへの組み換えを行うのがよいです．

解説5 | Cement augmentation の適応

頚部前内側部での荷重伝達が不十分なものや，骨頭部の把持力と回旋安定性に不安がある事例では cement augmentation を考慮します．

解説6 | 大転子の取り扱い

大転子骨片が「骨頭骨片とほぼ一塊」に後方に転位している場合，骨片の大きさにかかわらず大転子を骨幹部に対して整復することは「骨頭骨片の整復」および「ネイル刺入孔作成」に有利です．整復には大転子把持クランプを使用するのがよいでしょう．

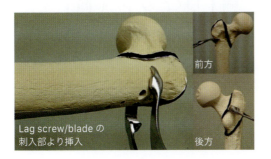

また，大きな GL 骨片では可能な限り小転子下に wiring を施行する（小転子頂部から 25〜30 mm あれば可能）ことが望ましいです．

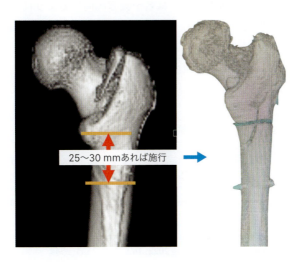

解説7 | AO分類 Type A3.3 の治療

AO分類 Type A3.3 といってもさまざまなパターンがあります．
①典型的には lateral wall が比較的長く「wiring 整復」が可能ですので，これを第一選択で行います．

②転子間線骨折部分が長い「山型骨折」の場合には A2 戦略で整復固定するのがよいです．
③髄内釘長は近位部分を支えるために必要十分に長いものを選択します．
④内側骨接触が欠如している場合には lateral cortical notching を考慮します．

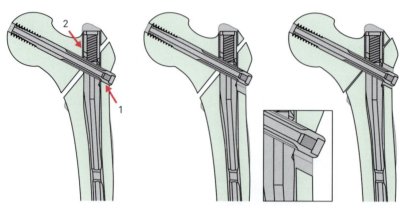

ラグスクリュー刺入部遠位の外側壁を削り，骨折部を圧迫させる
〔Hinz N, et al. Lateral cortical notching facilitates dynamization of proximal femoral nailing - A finite element analysis. Injury 2023; 54（11）: 111009 より〕

解説 8　頚基部骨折（Basicervical fracture）

頚基部骨折の主たる定義を前額面剪断型とすることが臨床上有用です．

術後 subtype P にならないように，ラグスクリューは若干後方へ向けるようにします．そして，骨頭把持力，回旋抵抗性を上げるために cement augmentation および Pauwels screw augmentation を行います．

以上で対応できない事例には人工骨頭置換を考慮することが望ましいです．

◆文献◆
1) 中野哲雄．高齢者大腿骨転子部骨折の理解と 3D-CT 分類の提案．MB Orthop 2006; 19: 39-45
2) 生田拓也．大腿骨転子部骨折における骨折型分類について．骨折 2002; 24（1）: 158-162
3) 徳永真巳．大腿骨転子部骨折において整復困難が予想される不安定な骨折型．内反陥入＋後方支持欠損型 Varus Impaction without Posterior Support Type（VIPS）．整形外科 surgical technique 2019; 9（4）: 412-421
4) 寺田忠司．ショート，ミドル，ロングネイルの使い分け．整形外科 surgical technique 2019; 9（4）: 446-453
5) Goodnough LH, et al. Indications for cement augmentation in fixation of geriatric intertrochanteric femur fractures: a systematic review of evidence. Arch Orthop Trauma Surg 2022; 142（10）: 2533-2544

30 大腿骨転子下骨折

> **症例1** 転子下らせん骨折（80代女性）

受傷時　AO分類 32A1（a）

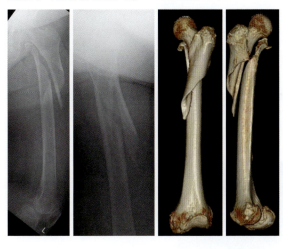

手術治療
IMN with wiring　　　　術後3か月，骨癒合

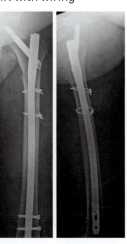
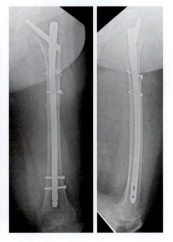

Q26 大腿骨転子下骨折の治療で注意する点は？

A 特有の内反，屈曲変形を解剖学的に整復すること

　大腿骨転子下骨折は筋群の牽引力により，屈曲，外転，外旋変形が生じやすいことは既知の事実です．注意点はさまざまな手法で解剖学的アライメントを獲得することと，必要ならば積極的に観血的整復術に変更することです[1]．

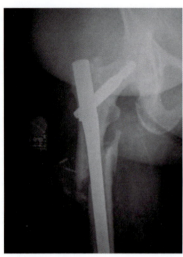
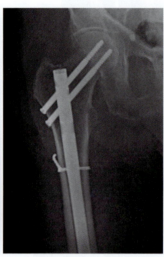

外転筋と腸腰筋により近位骨片は典型的な屈曲・外転・外旋変形を呈する．
〔Garrison I, et al. Subtrochanteric femur fractures: current review of management. EFORT Open Rev 2021; 6（2）: 145-151 より〕

観血的に整復し wiring をすることで適切なアライメントを獲得することができる

Q27 解剖学的整復を得るための手法は？

A 原則的に直接整復すること，wiringやclamp，joy stickなどの手法を用いる

　らせん骨折は cerclage wiring による整復が容易かつ確実です．他にも整復法はいろいろとあります．たとえば spatula 法や joy stick 法であり，またネイル刺入時に内反しないように注意点があります．

　まず「ガイドピン挿入が適切になされること」は前提ですので，それがうまくできなければ，cerclage wiring による整復を先行します．ただし，転子下骨折の中でも近位骨片が比較的長く，spatula 法で適切にガイドピン挿入ができれば，まずはガイドワイヤーを挿入し概ね整復しておいて，最終整復を cerclage wiring で行うという方針は妥当です[2,3]．

Q28 エントリーポイントは？

A 髄腔の延長上

側面刺入部は基本的には「髄腔の延長上」とします．前方から刺入すると屈曲変形を呈することになるので注意しましょう．

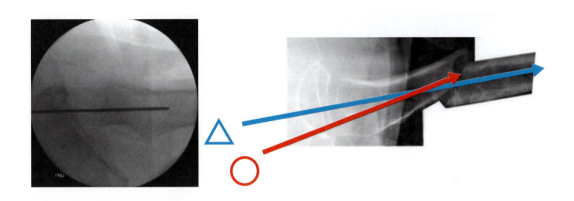

青線のように前方から刺入すると屈曲変形を呈します．

Q29 側臥位の適応は？

A 肥満例，陳旧例

側臥位の利点は理解できますが，ルーティンな方法にはならないでしょう．イメージコントロールが面倒ですので，肥満などでよほど刺入が厄介か，陳旧例の転子下骨折に限って適応とします[4]．側臥位でのイメージは正面像も側面像も，両方とも面倒です．

筆者が推奨する治療方法

解説1 治療目標

内反変形の絶対的回避が必要です．そのためには刺入点が外側に変位しないようにすることと，blockerピンを刺入してガイドワイヤーを刺入しアライメントを正しく調整誘導することが有効です．また，らせん骨折の部分があればwiringを多用します．

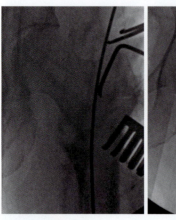 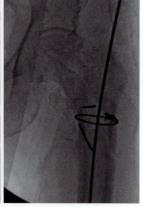

外側挿入の回避　　　　wiring/blockerピン

◆文献◆

1) Yoon RS, et al. Reducing subtrochanteric femur fractures: tips and tricks, do's and don'ts. J Orthop Trauma 2015; 29 (Suppl 4): S28-33
2) Hoskins W, et al. Subtrochanteric fracture: the effect of cerclage wire on fracture reduction and outcome. Injury 2015; 46 (10): 1992-1995
3) Kokkalis ZT, et al. Reduction techniques for difficult subtrochanteric fractures. Eur J Orthop Surg Traumatol 2019; 29 (1): 197-204
4) Johnsen P, et al. Antegrade femoral nailing in the lateral decubitus position: a case series, technical tips and review of literature. Eur J Orthop Surg Traumatol 2023; 33 (2): 381-384

Column　シンポジウム（討論）は小出しに，頻回に行うべき

　学会でのシンポジウム（討論）は，年に1回，イベント的に行われます．年に1回ですから「内容も盛りだくさん」になるのは仕方ありませんが，正直に言って消化できません．ですから，翌年も同じ討論をすることになるのです．そして，翌年もまた消化できないので，その翌年も同じ討論をすることになります．この繰り返しですが，非常に残念なことと思わないでしょうか？

　実のところ，解決は簡単です．それはシンポジウム（討論）を小出しに，頻回に開催すればよいのです．しかも，事前資料を提示することでプレゼン時間を大幅に縮小し，時間のほとんどを討論に使用するのです．

　これをネットワークの力を使って毎週開催することはいまの時代では容易なことです．

　もしも，この方法をうまく活用することができれば，どんなに思慮深く，臨床能力の高い外傷整形外科医が生まれることでしょう．

31 非定型大腿骨骨折

症例1　非定型大腿骨転子下骨折（30代男性，転倒受傷，ネフローゼ症候群で10年以上プレドニゾロン（PSL）内服）

受傷時

手術治療　IMN固定 with wiring

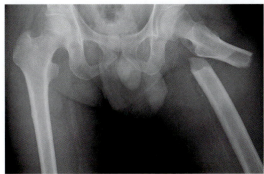
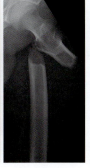
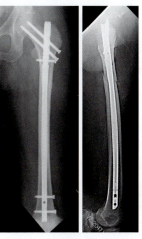

初診時から右側にも受診時に皮質の肥厚あり．左側術後4か月，歩行中に突然の右大腿部痛

受傷時

手術治療　IMN固定

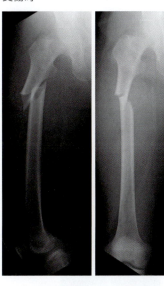
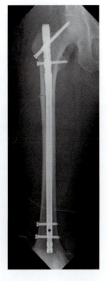

| 症例 2 | 非定型大腿骨転子下骨折（70 代男性，非外傷，捻っただけ）

受傷時

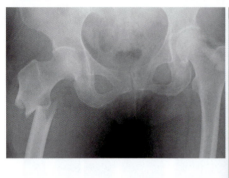
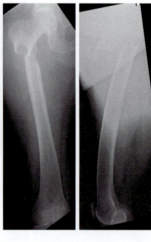

手術治療　IMN固定

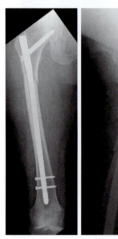

術後
3 か月　　　6 か月，髄内釘折損　　　再手術　　　再手術後 3 か月

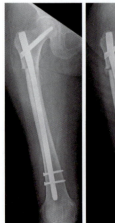
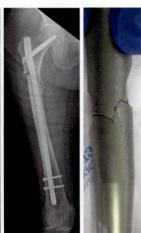
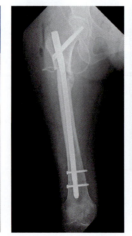
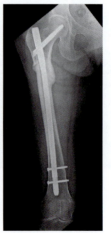

非定型大腿骨骨折の診断基準は？

 表を参照

非定型大腿骨骨折（AFF）とは，非外傷性もしくは軽微な外傷で生じた大腿骨転子下～骨幹部の骨折のことです．ビスホスホネート（BP）製剤の長期服用者に発生することが多いです[1]が，当てはまらない事例もたくさんあります．

疑った場合は診断基準に当てはめてみるべきです[2]が，正確に当てはまらなかったとしても AFF であるとみなして，正確な整復と固定を心がけるべきでしょう．

非定型大腿骨骨折（AFF）の定義

	AFFの定義を満たすには，骨折部位が小転子遠位部直下から大腿骨顆上でなければならない．さらに，下記主要項目中の4項目を満たさなければならない．一方で，副次項目は必須ではなく，AFFに伴うことがある項目である．
主要項目* (major features)	1. 発生機転：外傷なし，もしくは軽微な外傷（立位の高さからの転倒） 2. 骨折線：外側骨皮質に端を発し横骨折を示す．大腿骨内側に骨折線が抜ける斜骨折となることがある 3. 骨折型：両側骨皮質を貫通する完全骨折（内側スパイクを伴うことがある），もしくは不完全骨折の場合は外側のみ 4. 骨折型：非粉砕骨折，もしくは粉砕があってもごくわずか 5. 骨折部外側骨皮質の外骨膜もしくは内骨膜の限局性骨膜肥厚（「くちばし状（beaking）」もしくは「フレア状（flaring）」）
副次項目 (minor features)	・大腿骨骨幹部皮質厚の全般的な増加 ・片側性もしくは両側性の前駆症状：鼠径部痛や大腿部のだるさ，鈍痛 ・両側性の大腿骨骨幹部不全もしくは完全骨折 ・骨折遷延治癒

*除外：大腿骨頚部骨折，転子部骨折，転子下部まで及ぶ転子間らせん骨折，インプラント周囲骨折，原発性もしくは転移性骨腫瘍そして分類不能な骨疾患（Paget病，線維性骨異形成症など）に伴う病的骨折

 王分類とは？

 骨幹部中央の彎曲変形による「彎曲型 AFF」と，骨幹部近位の骨代謝過剰抑制の「転子下 AFF」がある[3]

王先生は非定型大腿骨骨折を，骨幹部中央の彎曲変形による「彎曲型 AFF」と，骨幹部近位・転子下の骨代謝過剰抑制型の「転子下 AFF」の2つに分類しました．前者は BP 製剤などの薬物投与歴はなく，物理的形態が問題とされます．一方，後者は BP 製剤などの薬物投与歴が大きく関与し，骨代謝回転が著明に抑制されています．

Q32 どのようなインプラントを選択するべきか？

A 「弯曲型 AFF」には RCN，「転子下 AFF」には CMN を推奨する

　筆者は転子下骨折には，力学的理由から reconstruction nail（RCN）よりも cephalomedullary nail（CMN）が有利であるように考えますが，どちらを用いても臨床成績にはあまり差異はありません[4]．なお，アライメント獲得には観血的整復と確実な刺入孔作成が必要であり，アライメントが不十分であれば前後像のみならず側面像でも転位が生じてしまいます．

Q33 手術で留意すべきことは？

A 適切なアライメント獲得が必要，転子下骨折では決して内反位にしない

　少しでも内反位とならないように，むしろやや外反位になるように整復しなければ，偽関節および髄内釘破損の合併症がかなり高くなるといわれています[5]．内反位を回避するために，観血的整復をためらわないようにし，刺入が外側に偏位しないように最大限の配慮（blocker ピン使用）が必要です．

　しかし，もしも整復が不十分で外側にギャップが生じてしまったならば，ギャップへの骨移植と骨折部外側への augmentation プレートが必要になるでしょう．Augmentation プレートは small LCP などでは不十分であり，上腕骨近位用，あるいは脛骨遠位内側用プレートが適当であると考えます．

Q34 術後の骨粗鬆症治療は？

A 先行投与されているビスホスホネート（BP）製剤の中止とテリパラチド（PTH）製剤の開始[6]

　非定型大腿骨骨折の骨接合術後には，長期 BP 製剤使用による悪影響（骨代謝の高度抑制）を軽減して骨折治療を促進するために，BP 製剤から PTH 製剤への切り替えが推奨されますが，多くの整形外科医はその考えに従っていることでしょう．

筆者が推奨する治療方法

王（Oh）分類	治療方法
転子下 AFF（骨代謝抑制）	cephalomedullary nail：TFNA long
弯曲型 AFF（骨幹部）	reconstruction nail：FRN，T2α

解説1　転子下 AFF（骨代謝抑制）の手術治療

以下の点に留意します.
①解剖学的からやや外反整復とする.
②可能な限りギャップをなくすため骨折部に圧迫をかける.
③内側にギャップが存在すれば，lateral cortical notchingを考慮する.

解説2　弯曲型 AFF（骨幹部）の手術治療

以下の点に留意します.
①健側弯曲に合わせて作図するが，髄内釘 IMN に沿った外弯を許容する.
②外弯変形は骨折部で矯正され，通常の FRN で固定する（作図確認は必須）.
③可能な限りギャップをなくすべく，骨折部を圧迫する.
④内側ギャップはある程度許容する（外側に骨移植してもあまり有効ではない）.

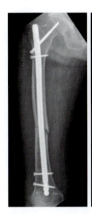
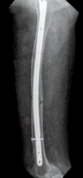
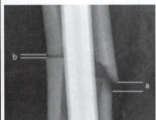
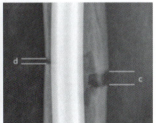

解説3　予防的髄内釘治療

疼痛や X 線上の変化が認められれば予防的髄内釘の適応としますが，骨折していないため弯曲に合わせて作図し，適切なインプラントを選択することが求められます.

解説4　術後治療

骨幹部近位 AFF は通常，骨代謝回転過剰抑制（SSBT）が関与しており PTH 製剤の適応ですが，骨幹部中央 AFF は SSBT の関与が乏しく，PTH 製剤の使用や骨吸収抑制剤の中止は必須となりません.

◆文献◆

1) Lenart BA, et al. Atypical fractures of the femoral diaphysis in postmenopausal women taking alendronate. N

Engl J Med 2008; 358（12）: 1304-1306
2) Shane E, et al. Atypical subtrochanteric and diaphyseal femoral fractures: second report of a task force of the American Society for Bone and Mineral Research. J Bone Miner Res 2014; 29（1）: 1-23
3) 王　耀東. 非定型大腿骨骨折のサブタイプ分類とその臨床応用. J Jp Orthop Assoc 2023; 97（4）: 238-244
4) Yoon YC, et al. Intramedullary nailing of subtrochanteric fractures in elderly patients: Comparative study of helical blade cephalomedullary nail versus reconstruction nail. Injury 2022; 53（4）: 1477-1483
5) Im GI, et al. Effect of teriparatide on healing of atypical femoral fractures: a systemic review. J Bone Metab 2015; 22（4）: 183-189

ちょっと深掘り

非定型大腿骨転子下骨折の整復許容範囲とは？

「絶対にunder-reductionにしない」ことはよく認識されていると思います．Under-reductionの指標は「外側骨皮質ギャップが少しでも生じること」ですので，術中ギャップが生じないように「直視下，イメージ下」にモニタリングすることが必要です．しかし，これで十分なのかという懸念が湧いてきます．非定型大腿骨転子下骨折が生じる事例では，もともと「やや内反」していたのではないかと推察します．おそらくは，under-reductionにしないというよりも，むしろover-reductionするべきなのではないかと考えます．そのためには，外側突出部を「若干」切除し外側に圧迫を加えるようにすることが有効だと筆者は考えています．

初回手術から骨移植，additional plateは必要？　有効？

初回手術からの骨移植やadditional plateは不十分なアライメントを補うものですが，不十分なアライメントは，そもそも許容されません．骨移植やadditional plateが話題になるのは陳旧例に対してであり，新鮮例には不適当に思います．

アライメントに少しでも懸念があれば，「潔くやり直す」というのは重要なメッセージであり，術中にこれを判断し実行できる医師は，レベルの高い臨床医です．学ぶべきはこういった「文献外事項」だと筆者は思います．

32 大腿骨骨幹部骨折

> 症例1　大腿骨遠位骨幹部骨折（20代女性，ジェットスキー損傷）

受傷時

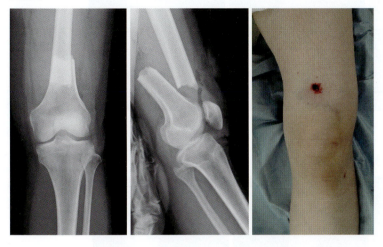

急性期治療　デブリドマン，創外固定

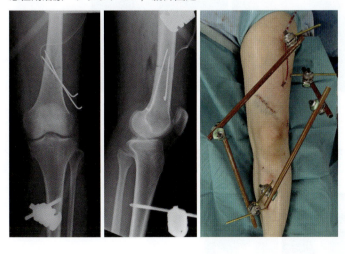

手術治療　順行性髄内釘固定

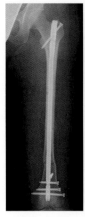
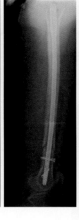
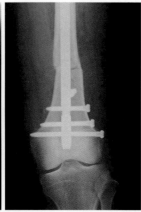
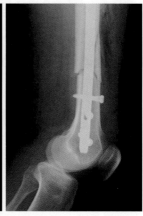

術後1年，骨癒合　下肢機能障害なし

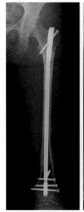
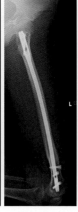
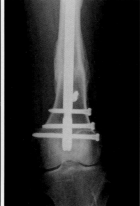
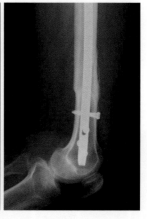

症例2　大腿骨骨幹部粉砕骨折（20代男性，交通事故）

受傷時　AO分類 Type 32C3

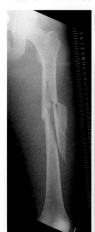
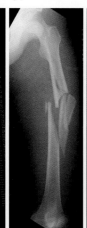
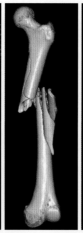
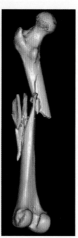

手術治療　IMN固定　　　　術後 1 年，骨癒合　歩行障害なし

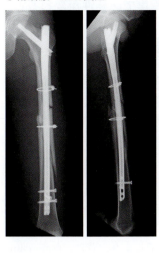
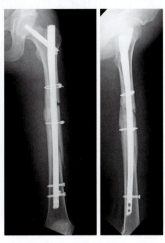

Q35 大腿骨骨幹部骨折における逆行性髄内釘の適応は？

A AO分類 32 と 33 の境界例，多発外傷例，肥満例など

　青壮年の遠位 1/4～1/3 レベルの大腿骨遠位骨幹部骨折は順行性髄内釘での固定が可能です．しかし，顆上骨折のレベルに近くなると逆行性髄内釘固定の適応になると思います[1,2]．

　また，多発外傷事例で通常の手術台での治療が望ましいもの，肥満例で近位からの挿入に支障があるものなども逆行性髄内釘の適応となります[3]．

Q36 大腿骨遠位骨幹部骨折治療の注意点は？

A 遠位横止めスクリューを 3 次元的に 3 本以上とする

　アライメントをしっかり獲得することはもちろんですが，遠位横止めスクリューは LM 方向，AP 方向を含めて 3 次元的に 3 本以上の挿入が必要と考えます．Blocker スクリューはアライメント保持や固定性増強に有用です[4]．

Q37 順行性髄内釘施行の際，近位スクリュー挿入方向は reconstruction mode？それとも static mode？

A 頚部骨折合併の危険性のあるものに reconstruction mode を使用

　CT で頚部骨折の有無をよく確認する必要がありますが，頚部骨折がなければ reconstruction mode の必然性はないでしょう．基本的には static mode ではないでしょうか[5,6]．

Q38 第3骨片整復の必要性は？　骨片のサイズや転位の程度で必要性が変わる？

A 大きな長斜骨折，さらに10 mm以上の転位では整復固定の適応

　Type B2で第3骨片が大きな長斜骨折で，さらに10 mm以上の転位があればwiringを用いた整復の適応としたいところです[7,8]．「粉砕骨折」では整復の適応はないだろうと考えます．

Q39 リーミング施行に際しての注意点は？

A 高速回転でゆっくり進める

　いまの時代，あえてnon-reamingを選択する医師はいないでしょう．昔は，non-reamingは骨活性保持のために行われることがありましたが，いまは安定性重視でリーミングを施行しています．

　また，髄内ダメージ（髄内圧上昇や脂肪塞栓）を軽減するためには，「高速回転でゆっくり進める」ように指導しています．

　これには動物実験がありますが，15, 50 mm/秒と150, 450回転/分の組み合わせでは，15 mm/秒と450回転/分がよいようです[9]．

筆者が推奨する治療方法

分類	治療方法
基本形	Antegrade reconstruction nail
大腿骨近位骨幹部	Cephalomedullaryあるいはreconstruction nail
多発外傷，両側例，肥満例，floating kneeなど	Retrograde nail
大腿骨遠位骨幹部（Infraisthmal）	Ante．あるいはretro. nail
脆弱性骨折	Retrograde nailあるいはEnder釘，MIPO

解説1　頸部骨折合併

　頸部骨折合併は10％程度に認められますので，必ずCT検索が必要です[5,6]．

解説2　近位1/4骨幹部骨折（転子下近傍）

　比較的高齢（70歳以上）で転子下骨折に近いものはcephalomedullary nailを選択しますが，弯曲の問題などでreconstruction nailを選択することもあります．最終的には作図をして決定します．青壮年相当で骨粗鬆のない事例ではreconstruction nailを選択します．

解説 3　Infraisthmal fracture について

　Antegrade reconstruction nail を選択した場合，遠位骨片には必ず LM 方向，AP 方向のスクリューを最大本数挿入して，力学的強度を上げることが必要です[4]．

　また，ガイドワイヤーは AP において「必ず」顆間窩中央に位置し，側面画像では「できるだけ」PCL 付着部前方に位置するようにします．

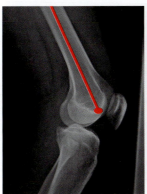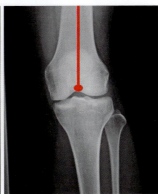

解説 4　整復固定としての wiring

　特に simple fracture においては，解剖学的整復が望ましいです．

　みなし Type A1（斜骨折あるいはらせん骨折）の場合は，常に wiring による整復固定を第一選択とします．その際，遠位 1/3 での骨折ではガイドロッドを挿入後に wiring で整復します．近位 1/3 あるいは転子下骨折の場合は近位骨片をコントロール後にガイドロッドを挿入し，その後 wiring で解剖学的に整復します．

解説 5　横骨折におけるギャップ解消

　横骨折においてギャップ形成は偽関節の原因となるので解消することが望ましいです．

　「新鮮例」においては mechanical compression を使用する必要はなく，「髄内釘挿入時に足底部をタッピングし，それでも生じたギャップには髄内釘で近位横止めをしたうえで，forward stroke で打ち込むことで十分に対応可能です．

解説 6　第 3 骨片転位の許容

　1 cm 以上の転位がある場合は，観血的整復と wiring での固定を考慮します[7,8]．

解説 7　脆弱性骨折に対する考え方

　全身状態を悪化させないように，低侵襲手術を選択します．Ender 釘，逆行性ネイル，MIPO のうちから短時間（60 分以内）で完遂できるものを選択します．

◆文献◆

1) Meccariello L, et al. Locking retrograde nail, non-locking retrograde nail and plate fixation in the treatment of distal third femoral shaft fractures: radiographic, bone densitometry and clinical outcomes. J Orthop Traumatol 2021; 22 (1): 33
2) Kim JW, et al. Treatment of infra-isthmal femoral fracture with an intramedullary nail: Is retrograde nailing a better option than antegrade nailing?. Arch Orthop Trauma Surg 2018; 138 (9): 1241-1247
3) Tucker MC, et al. Results of femoral intramedullary nailing in patients who are obese versus those who are not obese: a prospective multicenter comparison study. J Orthop Trauma 2007; 21 (8): 523-529
4) Watanabe Y, et al. Infra-isthmal fracture is a risk factor for nonunion after femoral nailing: a case-control study. J Orthop Sci 2013; 18 (1): 76-80
5) Lu Y, et al. Treatment comparison of femoral shaft with femoral neck fracture: a meta-analysis. J Orthop Surg Res 2020; 15 (1): 19
6) Hak DJ, et al. Ipsilateral femoral neck and shaft fractures: current diagnostic and treatment strategies. Orthopedics 2015; 38 (4): 247-251
7) Tsai YH, et al. The butterfly fragment in wedge-shaped femoral shaft fracture: comparison of two different surgical methods. Orthop Surg 2022; 14 (8): 1663-1672
8) Layon D, et al. The flipped third fragment in femoral shaft fractures: A reason for open reduction? Injury 2021; 52 (3): 589-593
9) Mousavi M, et al. Influence of controlled reaming on fat intravasation after femoral osteotomy in sheep. Clin Orthop Relat Res 2002: (394): 263-270

33 インプラント周囲骨折（THA）

症例1　人工股関節周囲骨折（75歳女性）

受傷時（Vancouver分類B2）

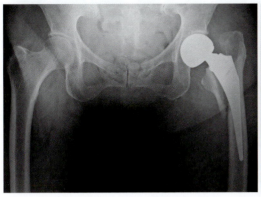
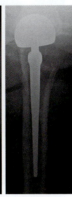

手術治療　人工骨頭再置換＋骨接合

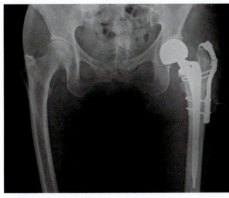
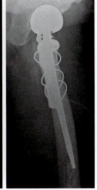

術後1年，歩行障害なし

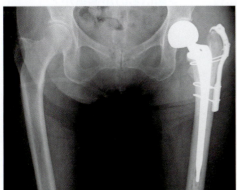
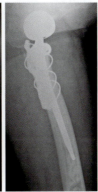

症例 2　人工股関節周囲骨折（80代男性）

受傷時（Vancouver 分類 B1）

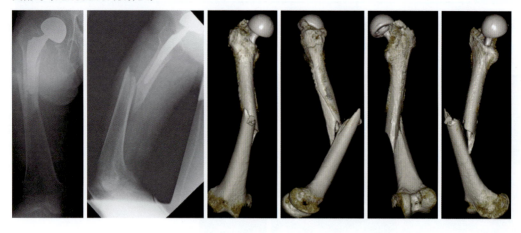

手術治療　プレート固定　術後 6 か月，歩行障害なし

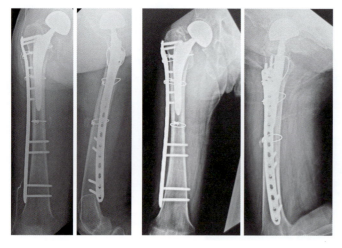

Q40 股関節インプラント周囲骨折の分類について，何を用いるのが適当か？

A　Vancouver 分類と Baba 分類を用いる

現在日本では Vancouver 分類と Baba 分類が汎用されています．治療上問題となるのは Vancouver 分類 Type B1 と B2 の相違です．B1 であれば骨接合術でよいですが，B2 になるとインプラントの入れ替えが必要だからです．これを X 線上の骨折部位で判断できるようにしたのが Baba 分類です[1]．

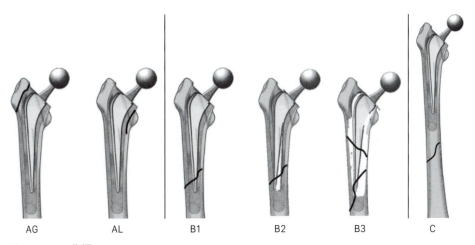

Vancouver分類
(Duncan CP, et al. Fractures of the femur after hip replacement. Instr Course Lect 1995; 44: 293-304 より)

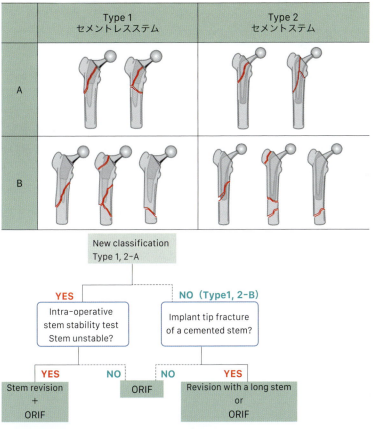

改訂 Baba 分類と治療アルゴリズム
[Baba T. New classification focusing on implant design useful for setting therapeutic strategy for periprosthetic femoral fractures. Int Orthop 2015; 39 (1): 1-5]

Q41 ゆるみの判断はどのように判断すればよいのか？

A 受傷前の臨床所見，X線画像における loosening，そして「Baba 分類」で判断

いまのところ，受傷前の大腿部痛などの臨床所見に加えて X 線所見上の loosening を参考にして，「Baba 分類」で判断しているのが現実的で，Baba 分類 Type 1A，2A では再置換を考慮します．

受傷時の X 線で，すでに沈み込みがあり，セメントレスの固定部位に骨折がある場合は，明白な Type B2 だと考えてよく，人工関節の再置換が必要です．

一方，インプラントの先端以遠の骨折であれば Vancouver 分類 Type C であり骨接合術を選択します．また，小転子より近位が保たれているのであれば Type B1 と考えて，骨接合術でよいのではないかと考えます．

ちなみに，ADL が寝たきり～車椅子レベルの患者さんには骨接合術にとどめるのが適切であると考えます．

 Q42 骨接合方法のポイントは？

A 十分に長いプレートを使用，インプラント周囲はスクリューと wiring の組み合わせで固定する

Vancouver 分類 Type AG であればフックプレート固定でよいです．Type AL で小さく，しかもインプラントの安定性に関係がない場合（そもそも，これが Type A なのですが）は放置でよいですが，骨片が大きい場合は Type B とみなして固定を考えます．

近位部のステム周囲骨折の Type B2 では，骨接合術は Cable-Ready® GTR プレート（Zimmer 社）を使用するのがよく，ステムは long stem でセメント固定に変更するのが適切です．

Type C では大転子レベルから遠位まで全長固定が望ましいです[2,3]．NCB（Non-contact Bridging）（Zimmer 社）の trochanter プレートが使用できればよいのですが，日本では現在のところ使用できませんので LCP DF プレートの翻転使用になるでしょう．

問題は非定型骨折の要素が背景にある場合で，ダブルプレート（外側と前方の 90：90）が適切でしょう[4]が，外側はできるだけ長く，前方は 12 cm（6 cm×2）以上が必要です．

筆者が推奨する治療方法

Vancouver 分類	治療方法
Type A	Cable-Ready® GTR（Zimmer 社）で骨接合
Type B1	LCP DF（DePuy Synthes 社）あるいは NCB（Zimmer 社）を用いて骨接合
Type B2.3	骨接合＋cement long stem BHA
Type C	LCP DF（DePuy Synthes 社）あるいは NCB（Zimmer 社）を用いて骨接合

解説 1　プレート固定のポイント

　インプラントを設置する前に完全整復を獲得しますが，長斜あるいはらせん骨折であれば cerclage wiring が有効です．原則的に全長プレートを選択します．インプラント周囲の固定はケーブルと monocortical スクリューをセットで使用しますが，shaft 径が 30 mm あれば locking attachment プレートの使用が可能となり有効です．

解説 2　AFF の要因を伴う Type C 骨折の固定

　Periprosthetic fracture の Type C に非定型骨折の要因が加わると，lateral プレートだけでは対応できず，ダブルプレートが必要になります．通常は lateral プレートに anterior プレートを加える方法をとるのですが，筆者は medial プレートを追加する方法を考慮しています．特に再手術例には選択すべきであると考えます．

●**動画 14**
　大腿骨骨幹部への内側アプローチ

◆文献◆

1) 馬場智規．改訂 Baba 分類：大腿骨ステム周囲骨折の治療に有効な分類法．Bone joint nerve 2019; 9（3）: 347-352
2) Moloney GB, et al. Proximal Periprosthetic Femur Fractures: Strategies for Internal Fixation. Am J Orthop（Belle Mead NJ）2016; 45（4）: 213-218
3) Giannoudis PV, et al. Principles of internal fixation and selection of implants for periprosthetic femoral fractures. Injury 2007; 38（6）: 669-687
4) Baba T, et al. Atypical periprosthetic femoral fractures after arthroplasty for fracture are at high risk of complications. Sci Rep 2021; 11（1）: 14378

7章 膝関節-下腿の外傷

34 インプラント周囲骨折（TKA）

症例1　人工膝関節周囲骨折（90代女性）

受傷時　Su分類 Type 2

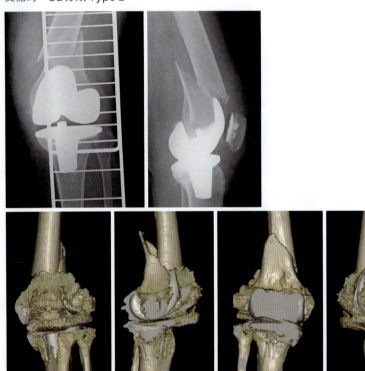

手術治療　髄内釘固定　　　術後1年，骨癒合　歩行障害なし

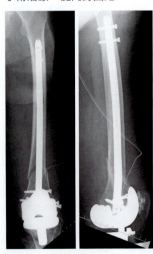
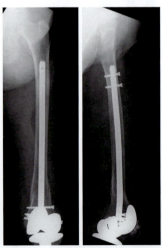

症例2　人工膝関節周囲骨折（70代女性）

受傷時　Su分類 Type 2

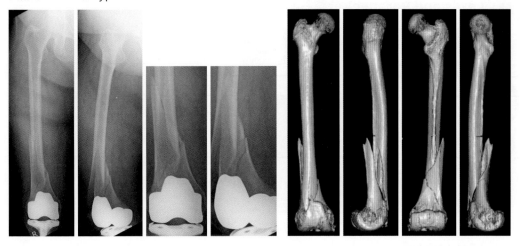

手術治療　プレート固定

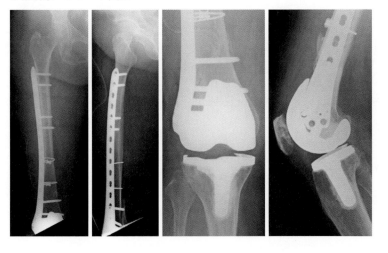

Q1 TKA周囲骨折の適切な分類は？

A Lewis and Rorabeck分類およびSu分類を用いる

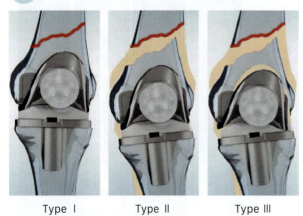

Lewis & Rorabeck 分類
(Rorabeck CH, et al. Classification of periprosthetic fractures complicating total knee arthroplasty. Orthop Clin North Am 1999; 30: 209-214 より)

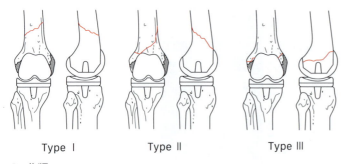

Su 分類
(Su ET, et al. Periprosthetic femoral fractures above total knee replacements. J Am Acad Orthop Surg 2004; 12: 12-20 より)

Q2 ゆるみの判断は？

A 骨折部位で決定し，インプラントにかかるSu分類 Type Ⅲはゆるみありと判断する

　大腿骨コンポーネントに接する程度だとSu分類Type Ⅱとなり，ゆるみはないと判断します．股関節においても同様ですが，インプラントにかかる部分の骨折だとゆるみが懸念されます．そのためSu分類Type Ⅲでは，ゆるみを想定した対応になります．しかし，多くの事例はType ⅡかⅡとⅢの間に分類されるため「ゆるみはないだろう」と考えています[1]．

Q3 固定方法の選択は？

A 髄内釘あるいはプレート固定かの判断は大腿骨コンポーネントの形状で決定する

　Su分類 Type IIであれば髄内釘とプレートのどちらも選択肢になりますが，髄内釘を選択する場合はまずTKAの大腿骨コンポーネントに髄内釘刺入に適したスペースがあることが必要です[2,3]．また，スペースがあったとしても，通常は後方から刺入される傾向にあるため，コンポーネントを跳ね上げ伸展変形をきたしてしまいます．伸展変形が生じないように最近は10°bend type nailが用意されています．

　次に「骨折型が髄内釘に適しているかどうか」ですが，それは遠位骨片に対して横止めスクリューが3本刺入できるかどうかに左右されます．また，RFN-Advanced Retrograde Femoral Nailing System（DePuy Synthes社）の lateral attachment plateを使用することで固定性が獲得されるかどうかにも左右されますが，それを作図で確認します．

　髄内釘の刺入と固定性に問題があればプレート固定になります[4]が，シングルプレートかダブルプレートかは骨折型に応じて判断しなければなりません[5]．内側プレートを追加しダブルプレート固定にするのは，①短断端骨折，あるいは②内側に粉砕がある場合，の2点が挙げられます．外側プレートで固定して不安定性を見てから追加固定（徒手検査で5～10°変位があれば不安定とみなす）を考慮するという判断でもよいのですが，脛骨プラトー骨折と同様に「最初からダブルプレート固定を想定」していないと，内側プレートスクリューの刺入領域がなくなりますので注意が必要です．なお，内側プレートとしては同側の脛骨近位外側用プレートが頻用されます．

　また，ダブルプレート施行には軟部組織に余裕がなければならないことはもちろんです．

筆者が推奨する治療方法

Su分類	治療方法
Type I, II	プレート固定あるいは髄内釘固定（open boxかつ軸アライメントが一致していることが必要）
Type III	Revision TKA

解説1　プレート固定のポイント

　インプラント設置前に完全整復を獲得することが必要ですが，長斜あるいはらせん骨折であればcerclage wiringが有効です．できるだけ全長プレートを選択しますが，遠位部スクリューは可能なかぎり多数本刺入します．

◆文献◆

1) Kim K, et al. Periprosthetic fractures after total knee arthroplasties. Clin Orthop Relat Res 2006; 446: 167-175
2) Currall VA, et al. Retrograde nailing for supracondylar fracture around total knee replacement: a compatibility study using the Trigen supracondylar nail. Knee 2007; 14 (3): 208-211

3) Thompson SM, et al. Periprosthetic supracondylar femoral fractures above a total knee replacement: compatibility guide for fixation with a retrograde intramedullary nail. J Arthroplasty 2014; 29 (8): 1639-1641
4) Wallace SS, et al. Periprosthetic fractures of the distal femur after total knee arthroplasty: Plate versus nail fixation. Orthop Traumatol Surg Res 2017; 103 (2): 257-262
5) Kriechling P, et al. Double plating is a suitable option for periprosthetic distal femur fracture compared to single plate fixation and distal femoral arthroplasty. Bone Jt Open 2024; 5 (6): 489-498

35 大腿骨遠位部骨折

> 症例1　大腿骨遠位部（50代女性，交通事故）

受傷時　AO分類 Type C3

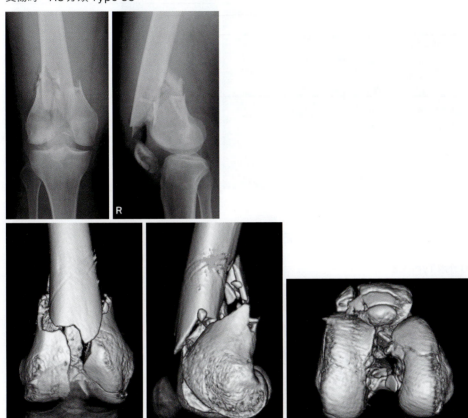

手術治療　lateral parapatellar アプローチで骨接合

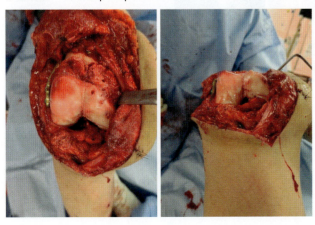

術後 12 か月，骨癒合　全荷重歩行可

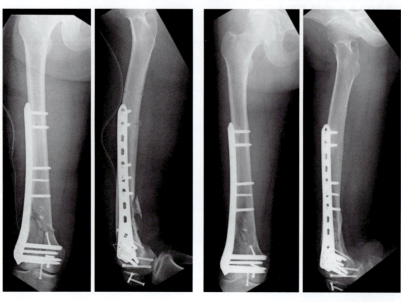

症例 2 　**大腿骨遠位部（40 代男性，交通事故）**

受傷時　AO 分類 Type C3

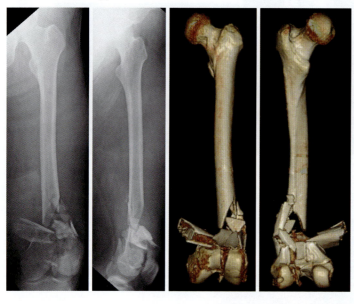

急性期治療　創外固定

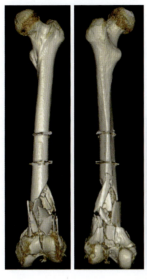
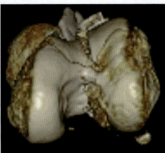

手術治療　髄内釘固定

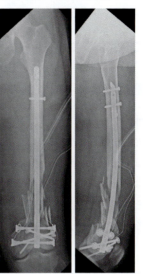

Q4 大腿骨遠位部骨折におけるプレートと髄内釘の使い分けは？

A 遠位骨片に3本のスクリューが有効に挿入できれば髄内釘を選択する

　関節面に骨折が及んでいても可能な限り髄内釘固定を考えます[1,2]が，逆行性髄内釘固定で効果的に固定できるかどうかは，遠位骨片に3本の横止めスクリューが有効に挿入できるか否かによります．つまり，遠位骨片が小さい場合はダブルプレートを選択する傾向にあるということです．いまは髄内釘に外側サポートプレートが使用できますので，外側部分が短くても内側がしっかりしていれば髄内釘で対応可能です．きちんと作図をして決定するとよいです．

　また，一般的には関節部の粉砕が強いType C3骨折ですとプレート固定を選択する傾向にあります[3]．「Type C3をType Aにできれば髄内釘でもプレートでも同じ」というほど，単純ではありません．髄内釘遠位はスクリューが3（または4）本しか挿入ができず，それが骨折した部位から挿入されると，せっかく整復した関節部が転位することになり，固定性も弱くなるのではないかと危惧されます．そのため，Type C1，C2や比較的simpleなC3ならよいでしょうが，典型的なC3だとプレートのほうが勝算はあると考えています．

Q5 大腿骨遠位端骨折に対するダブルプレート固定の適応は？

A ①内側の粉砕あるいはギャップの存在，②遠位骨片が小さい，③高度骨粗鬆症など

　プレート固定を選択した場合，ダブルプレートを選択したくなるポイントは，①内側の粉砕あるいはギャップ，②遠位骨片が小さい，③高度骨粗鬆症などです[4]．

　そして，内側プレートとしては，同側の脛骨近位外側プレートを用いることが一般的と

考えます．

 二期的にダブルプレート固定を考慮することはあるか？

 外側固定後に 10°以上の不安定性を有する場合

外側プレートでの固定後に通常はストレス撮影を施行するわけですが，10°以下の変位にとどまり不安定性があまりない場合はダブルプレートの適応に悩みます．そういった場合は6～8週間ほど経過観察し，骨性架橋が不十分な場合や骨吸収が生じる場合には二期的なプレート固定を考慮します．

そして，10°以上の変位が認められる場合は，1～2週間以内に内側プレート固定を追加するとよいです．

 関節面整復に適当なアプローチは？

 Lateral parapatellar アプローチ

髄内釘であれプレートであれ，関節部を整復する必要がある場合は，lateral parapatellar アプローチを選択するとよいでしょう．

筆者が推奨する治療方法

AO分類	治療方法
Type A1（顆部裂離）	ラグスクリュー固定（＋ワッシャー）
Type A2, 3	逆行性髄内釘あるいは MIPO
Type B1, 2	ラグスクリュー固定＋buttressプレート固定 高齢者で局所的，全身的合併症がある場合は，髄内釘も選択である
Type B3（Hoffa骨折）	スクリュー＋buttress plating
Type C1, C2	関節面整復（スクリュー）＋逆行性髄内釘
Type C3	関節面整復（スクリュー）＋外側プレート（＋内側プレート）

解説1　髄内釘の選択基準

髄内釘施行には遠位横止めスクリューが有効に挿入できることが必要です．4本刺入することが理想的ですが，最低3本刺入できれば許容とします．もちろん髄内釘の特性によるので横止めスクリューの位置を把握しておくことが必要です．

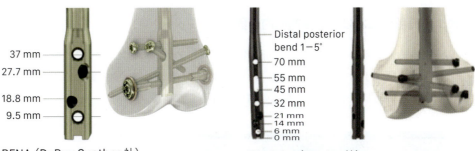

RFNA（DePuy Synthes社）　　T2 alpha（Stryker社）

4本刺入の場合に必要な内外側皮質長

インプラント選択	外側皮質長	内側皮質長（骨軸の傾きによる）
T2 alpha	32 mm＋10 mm→42 mm	42 mm＋10 mm→52 mm
RFNA	37 mm＋10 mm→47 mm	47 mm＋10 mm→57 mm

3本刺入の場合に必要な内外側皮質長

インプラント選択	外側皮質長	内側皮質長
T2 alpha	21 mm＋10 mm→31 mm	31 mm＋10 mm→41 mm
RFNA	37 mm＋10 mm→47 mm	47 mm＋10 mm→57 mm

　ここで注意したいのは，必要な皮質長は内側で10 mm弱ほど長いことです．これは大腿骨軸が機能軸より9°傾いていることを考えると容易に理解できます．また，RFNAの場合，3本刺入でも4本刺入でも必要な内外側皮質長に相違がありません．その理由は最近位の横止めスクリューと斜めスクリューの挿入レベルがほぼ同じだからです．なお，外側に限ってはサポートプレートが存在しますので，皮質が破壊されていても髄内釘を適応とすることができます．

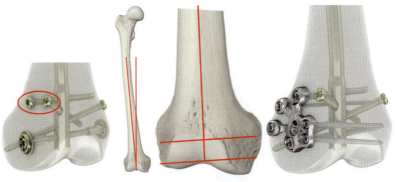

内側では10 mmほど長い健常皮質が必要

解説2　高齢者における消極的髄内釘固定

　全身的，局所的に余裕のない高齢者の場合は，プレートではなく髄内釘を選択して短時間で低侵襲な手術で固定を完遂したいものです．その場合,「髄内釘を若干突出させる」「骨折部を意図的に変形させる」などの対処は許容されます．

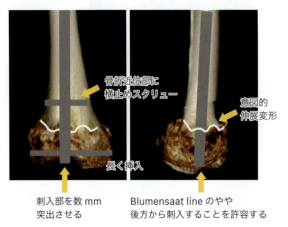

高齢者短断端骨折の down grade 処置

解説3　B1（外側）/B2（内側）顆部骨折

　転位がない，あるいは軽度の場合は，整復不要あるいは経皮的整復でスクリュー固定が可能です．また骨粗鬆症の程度や粉砕程度に応じて MIPO による buttress プレートを追加します．

　一方，転位が中等度の場合は観血的整復が必要です．その場合は medial あるいは lateral parapatellar アプローチで展開し観血的整復を行い，2本の 6.5 スクリューで固定します．また，buttress プレートを骨片被覆が十分になるように選択します．

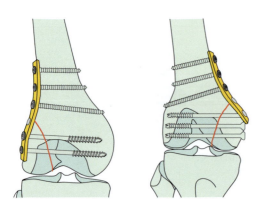

| 解説 4 | **Hoffa骨折** |

Hoffa骨折の治療は難しいものです．筆者は modified Letenneur 分類に従い以下の方針で治療法を決めています[5]．

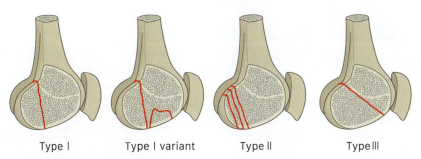

Modified Letenneur 分類

Type Ⅰ：PAラグスクリュー固定＋後方 buttress プレート固定あるいは側方プレート固定
Type Ⅱ：PAラグスクリュー固定
Type Ⅲ：APラグスクリュー固定＋側方プレート固定あるいは belt プレート固定

〔Pires RE, et al. Algorithmic treatment of Busch-Hoffa distal femur fractures: A technical note based on a modified Letenneur classification. Injury 2018; 49（8）: 1623-1629 より〕

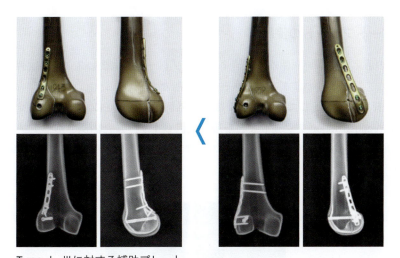

Type Ⅰ，Ⅲに対する補助プレート
右のほうが力学的に有利

〔Sun H, et al. Plate fixation for Letenneur type Ⅰ Hoffa fracture: a biomechanical study. Injury 2017; 48（7）: 1492-1498 より〕

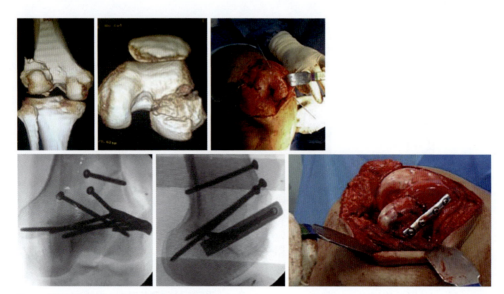

Type Ⅲに対する horizontal belt plate
〔Pires RE, et al. Algorithmic treatment of Busch-Hoffa distal femur fractures: A technical note based on a modified Letenneur classification. Injury 2018; 49（8）: 1623-1629 より〕

解説5　内側サポートプレートの使用

　髄内釘固定の適応ではない短断端骨折，また外側プレート固定後のストレス検査で10°程度の不安定性を認めるものはダブルプレートの適応です．

　内側サポートプレートとしては，同側下腿近位外側固定用のPLT，PTP，上腕骨近位Philos，small reconstructionプレートなどを適宜選択します．また内側サポートプレートの追加は段階的手術として施行しますが，その際はスクリュー挿入領域を前もって確保するようにします．

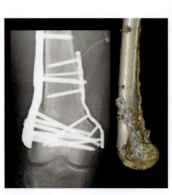

Small reconstruction使用

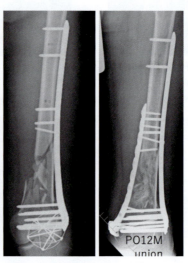

同側のPTPを使用している．内側からのスクリューの挿入領域の確保が必要

◆文献◆

1) Seifert J, et al. Retrograde fixation of distal femoral fractures: results using a new nail system. J Orthop Trauma 2003; 17（7）: 488-495
2) Garnavos C, et al. Retrograde nailing and compression bolts in the treatment of type C distal femoral fractures. Injury 2012; 43（7）: 1170-1175
3) Weight M. Early results of the less invasive stabilization system for mechanically unstable fractures of the distal femur（AO/OTA types A2, A3, C2, and C3）. J Orthop Trauma 2004; 18（8）: 503-508
4) Sain A, et al. Dual Plating of the Distal Femur: Indications and Surgical Techniques. Cureus 2019; 11（12）: e6483
5) Pires RE, et al. Algorithmic treatment of Busch-Hoffa distal femur fractures: A technical note based on a modified Letenneur classification. Injury 2018; 49（8）: 1623-1629

ちょっと深掘り

短断端骨折症例に対する逆行性髄内釘

　大腿骨遠位骨折の形状は複雑なため，単純にバイオメカニクス研究に頼ることはできません．「3本の遠位スクリューがきちんと挿入できる事例」を髄内釘固定の適応とするのは大まかな指標として妥当でしょう．しかし，高齢者における骨粗鬆の程度によって，ときに3本スクリューでうまくいき，ときにサポートプレートが必要になるでしょうから，あくまで曖昧な判断になります．

　髄内釘で完遂できると想定していても，術中に許容できない不安定性が認められた場合に備えて，プレートによるサポートが可能なように準備しておくべきでしょう．

　そして，短断端のために2本以下の遠位スクリューしか挿入できないと考えられる場合は，もちろんプレート固定，しかもダブルプレート固定になるのは必然だと考えます．

短断端粉砕骨折症例に対して髄内釘プレートとダブルプレートのどちらを選択？

　粉砕サイドが外側か内側か，それとも両側かによると考えます．一方が粉砕で，他方が非粉砕であれば，髄内釘＋粉砕サイドにプレート設置が有効な手段です．すなわち，骨折型によって判断するのが常套だと考えます．

　サポートプレートは通常は髄内釘とは独立して遠位部と近位部を固定するものですが，RFNAのように髄内釘と一体化した外側サイドロッキングプレートもあります．前者の髄内釘と独立したプレートの追加は骨折部を架橋するので，後者の一体型サイドロッキングプレートよりも強度が高いと推察されます．しかし，侵襲やプレート膨隆も高くなりますので，後者で対応できる事例はそれを選択するのが妥当な判断だと考えます．

　サイドロッキングプレートについては外側のみならず内側も，さらに遠位骨片に対するだけでなく，近位までを橋渡し固定ができるものが開発されれば治療の幅は広がると思います．

36 膝蓋骨骨折

> **症例 1**　膝蓋骨横骨折（70代男性，転倒）

受傷時　AO分類 34 Type C1 横骨折

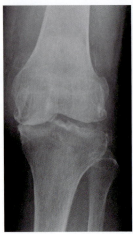
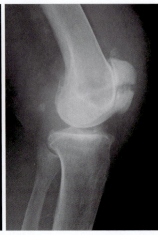
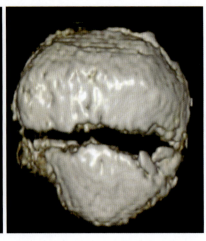

手術治療　TBW固定

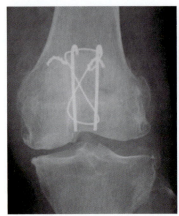
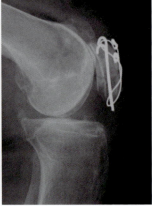

術後6か月，骨癒合　膝関節可動域制限なし

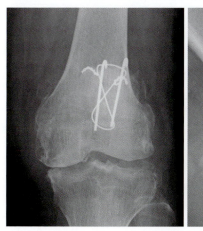
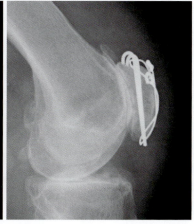

症例2　**膝蓋骨粉砕骨折（60代女性，階段転落受傷）**

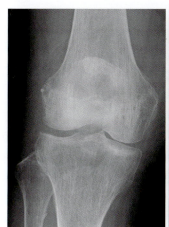
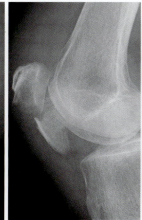
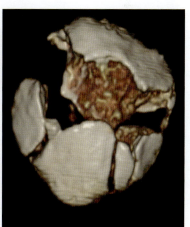

手術治療　ひまわり法

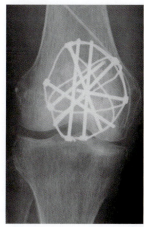
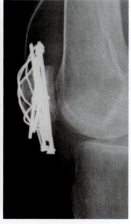

術後3か月，骨癒合　膝関節可動域制限なし

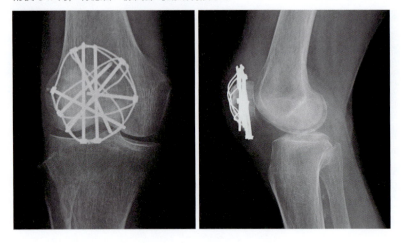

症例3　膝蓋骨下極骨折（50代女性　転倒受傷）

受傷時　AO分類 34 Type A1 あるいは C1.3

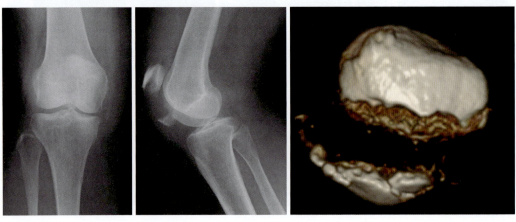

手術治療　TBW固定＋人工靱帯補強

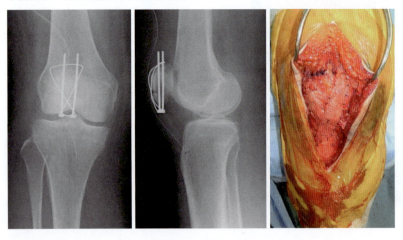

術後3か月，骨癒合　膝関節可動域制限なし

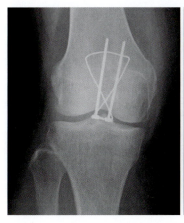
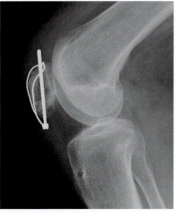

Q8 膝蓋骨横骨折に対するTBW固定のコツは？

A K-wireは骨折部の中央を貫通，巻きワイヤーは骨直近を通過させる[1)]

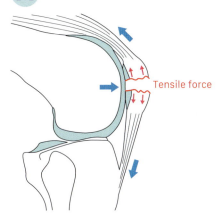
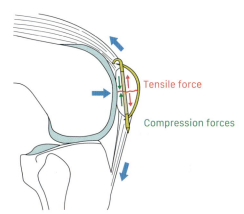

　骨折部を貫く鋼線は，基本的には骨折部の中央を貫通させるのですが，膝蓋骨においては骨形状，膝蓋腱，大腿四頭筋の付着部位置の関係から，遠位は側面画像で膝蓋骨の先端から，そして近位はやや浅めに挿入するようにします．その理由は遠位の膝蓋腱部は巻きワイヤーを通しやすいですが，近位の四頭筋腱部は浅めでなければ通しにくいためです（➡288頁，図参照）．

　また，巻きワイヤーは靱帯や腱内で骨の直近を通過させるようにします．「AIピンだと必然的に膝蓋腱の上になる」わけではありませんが，膝蓋腱の中をやや通しにくいのはその通りです．膝蓋腱の上に位置する利点はないので，AIピンでも可能なら「腱内もしくは腱下に passing」したほうがよいでしょう．

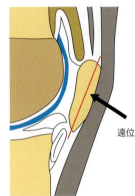

遠位は側面画像で膝蓋骨の先端から，近位はやや浅めに挿入

Q9 粉砕骨折の固定方法は？

A 「ひまわり法」あるいは専用プレートで固定する

　膝蓋骨粉砕骨折の治療は，小さく粉砕している骨折をいかに把持して膝関節伸展機構を再建するかにかかっています．文献には「数多の方法」がありますが，「数多ある」ということは決め手がないことの裏返しです[2]．

　「ひまわり法」は，粉砕骨片の把持力が得られる優れた方法の１つです．この「ひまわり法」は周辺骨把持が基本ですから，遠位骨片に３本として，近位にも２〜３本が必要です．すなわち全部で通常６本での固定が標準と考えます[3,4]．

　また，近年は専用プレートが各メーカーより上市されています．固定性の破綻が少ないようですし，粉砕骨折の標準的な方法となる印象をもっています．

Q10 インプラント選択によって後療法は異なるか？

A インプラント選択で後療法は変えない

　膝関節伸展位での全荷重，非荷重での自他動可動制限なしの原則は変えない固定方法を選択しますので，インプラント選択で後療法は変えないのが原則です．

Q11 下極骨折に対するTBWと周辺締結法の信頼度は？　確実な方法は？

A 確実性を高めるには，何らかのaugmentationが必要である

　膝蓋骨下極骨折に対して周辺締結を追加するのは１つの選択肢ですが，粉砕骨折以上にさまざまな方法が提唱されています．つまり，これも決め手がありません[5]．

　筆者もTBW固定と周辺締結法で再転位した経験が幾度かあり，より確実な方法を模索しました．いま考えているのは，下極骨折（つまり関節軟骨外骨折）だとしたら，augmentationが必要だということです．いかなるものを選択するかは術者の好みというか，

何を信じるか次第です．Augmentationの手法については，病院ごとに一定の方針を決め，後で固定が破綻しないように，むしろover indicationにすることが必要だと考えます．

筆者が推奨する治療方法

AO分類	治療方法
Type A 下極骨折	AIピンによるTBW固定＋LK人工靱帯によるaugmentation
Type B	ラグスクリュー（CCS） ※転位の少ない安定した事例は保存治療
Type C1，2	転位大→TBW固定あるいはスクリュー＋TBW固定 転位少→経皮スクリュー＋TBW固定
Type C3	粉砕例→ひまわり法あるいは専用プレート固定

解説1　AO分類

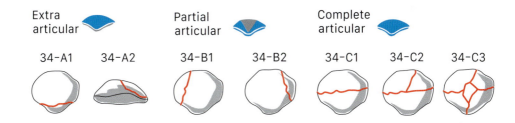

解説2　膝蓋骨下極骨折の治療

筆者が施行している「AIピンによるTBW固定＋LK人工靱帯によるaugmentation」のポイントは次の2つです．
①下極の保持力を上げるため，AIピンなどのスリーブピンでTBW固定を行う．
②固定性に不安がある症例（高齢者or粉砕ありor小骨片）はLK人工靱帯でaugmentationする．

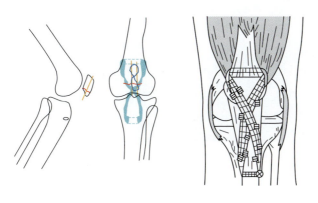

手術手順について以下に記載します．
①Tibial tuberosity の前方から 10 mm 背側に 4.5 mm の骨孔作成
②LK 人工靱帯 20 mm のテープ型を使用する．
③LK 人工靱帯は下層組織および靱帯自体に縫合固定する．
④LK 人工靱帯は膝関節 60°屈曲位で縫着するが，健側の Insall-Salvat ration を参考に膝蓋骨低位にならないようにする．その理由は膝屈曲 30〜60°以上で膝蓋腱はほぼ同じ長さになることに基づいている．骨折部が開大せず膝蓋腱が弛緩していない肢位で縫着する．

解説 3　通常 TBW の方法

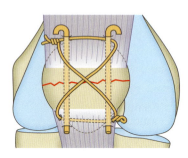

- 2.0 mm K-wire 使用し，側面でほぼ中央を通す
- K-wire は近位で bend し，遠位は 5 mm ほど突出させる
- 軟鋼線は 18 G を使用し，膝蓋腱と大腿直筋実質部を通すが膝蓋骨に隣接させる
- 軟鋼線は 2 か所で締め上げる

解説 4　転位が少ない場合の経皮的スクリュー＋TBW 固定の方法

　横骨折で関節面に 2〜3 mm 以上の転位があり骨折部離開が懸念される場合，clamp 整復後に経皮的スクリュー固定を施行し，軟鋼線固定を加えることが有効です．
　また，横骨折で関節面転位が 1 mm 程度で，骨折部離開の危険性が少ない場合は経皮的スクリュー固定のみでよいと考えます．

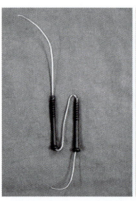 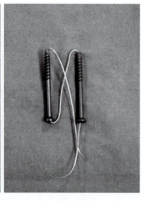 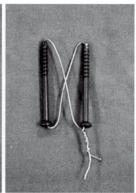

〔Cho JH. Percutaneous cannulated screws with tension band wiring technique in patella fractures. Knee Surg Relat Res 2013; 25（4）: 215-219 より〕

解説5　C3粉砕に対するひまわり法

筆者が施行している「ひまわり法」の手順は以下です．
①AIピン6本が基本，ピンはできるだけ分散させる．
②基本的に2 parts化から始める．
③粉砕している下極側より刺入する．
④下極からのピンは深いところから刺入する．
⑤遠位から周辺締結ワイヤーを通し始めるが，ワイヤーに張力をかけながらピンを打ち込んでいく．
⑥ダブルテンショナーの強度は200～250 N
⑦前方締結におけるシングルテンショナーの強度は100 N

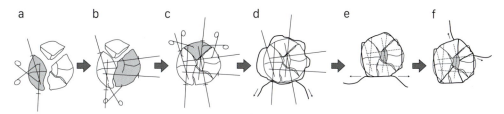

(圓尾明弘，他．膝蓋骨骨折に対するself-locking pin and circumferential wiring「ひまわり法」の臨床成績．骨折 2009; 31: 644-648 より)

解説6　高齢者，小転位事例に対する低侵襲固定法

小切開でのFiber wire固定が可能です．
Fiber wireはカニューレ針を使用して，膝蓋腱，膝蓋骨表面，大腿直筋付着部を通していき，近位部で縫合します．

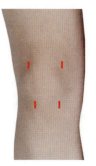 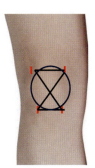 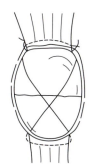

◆文献◆

1) Gwinner C, et al. Current concepts review: Fractures of the patella. GMS Interdiscip Plast Reconstr Surg DGPW 2016; 5: Doc01

2) Matthews B, et al. Comminuted patella fracture in elderly patients: a systematic review and case report. Geriatr Orthop Surg Rehabil 2017; 8 (3): 135-144
3) 圓尾明弘, 他. 膝蓋骨粉砕骨折に対する観血的治療—Self locking pin and circular wiringひまわり法. 中部整災誌 2003; 46: 123-124
4) Kizaki K, et al. Surgical management with self-locking pins and circumferential wiring for treating comminuted patella fractures achieved seiza-style sitting. Joints 2021 Jun 18; 7 (4): 218-221
5) Chang CH, et al. Surgical treatment of inferior pole fractures of the patella: a systematic review. J Exp Orthop 2023; 10 (1): 58

Column　討論なくして何の意味があるのか？

　知識の習得には,「聞いて1割, 質問して3割, プレゼンして8〜9割」などと言われています. せめて討論しなければ頭に定着しません.

　討論が十分でないセミナーは, 価値が半減するというものです.

37 脛骨近位部骨折

症例1 膝外側プラトー骨折（後外側 depression）（50代女性，跳び箱で受傷）

受傷時画像

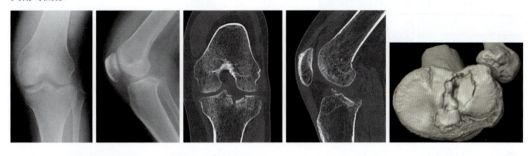

手術治療　関節鏡併用整復，プレート固定

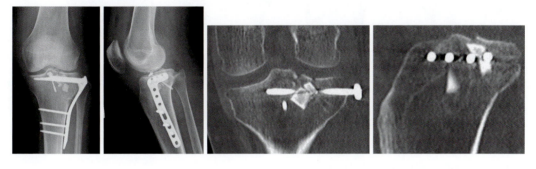

術後6か月，骨癒合　全荷重歩行可

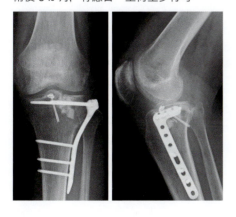

| 症例 2 | 両顆 extension 損傷（60代女性，スキーで受傷）

受傷時　修正 Schatzker 分類 Type V AL＋AM

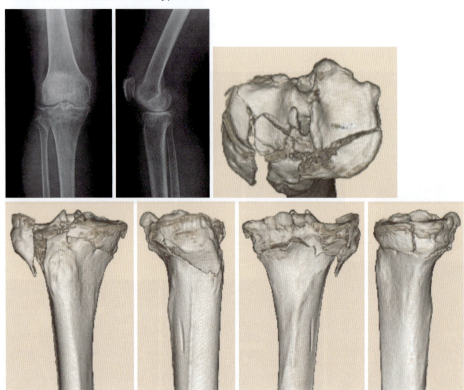

手術治療　前外側アプローチ＋内側アプローチ
前外側プレートおよび前内側，後内側プレートで固定

術後 5 か月，骨癒合　全荷重歩行可

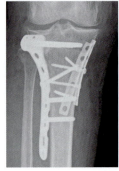
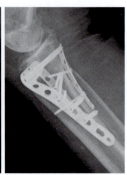
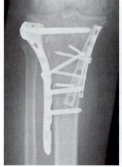
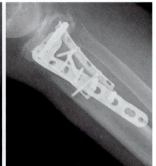

Q12 脛骨プラトー骨折の分類法は？

A Schatzker 分類が汎用される

AO 分類も用いますが，（修正）Schatzker 分類[1]が汎用されています．両方を併記するのがよいでしょう．

 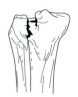 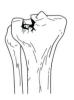 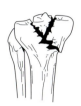 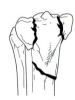

Type I Split　Type II Split-depression　Type III Central depression　Type IV Split fracture, medial plateau　Type V Bicondylar fracture　Type VI Dissociation of metaphysis and diaphysis

Schatzker 分類
（Zeltser DW, et al. Classifications in Brief: Schatzker classification of tibial plateau fractures. Clin Orthop Relat Res 2013; 471: 371-374 より）

 Q13 外側プラトー骨折に対するアプローチと整復方法は？

A Pure central depression は髄内整復，split-depression は前外側アプローチで open book 整復が標準的

Pure central depression に関しては，整復は髄内整復になるでしょう．整復モニタリングは関節鏡（AS）とイメージの両方です．

Split-depression では，前外側アプローチで open book で展開し整復するのが標準的です．この整復の際に，何を治療コンセプトにするかですが，「膝関節や足関節の治療」は「アライメントを正しくすること」，そして「instability をなくすこと」を目標にすることが掲げられています．筆者もその考えに同意しています[2]．

理論的には「解剖学的に整復できれば十分」と考えがちですが，実は多くの事例で under reduction になっています．それに伴い，解剖学的に整復したと思っても外反不安定性が生じています．以上のことから，「矯正骨切りに準じた治療」を考慮すべきではないかと考えています．

 Q14 外側プラトー骨折に対するインプラント選択は？

A ラフトプレート固定を原則とする

Depression 骨片を整復した後は，軟骨下には自家海綿骨を充填し，その下に人工骨を充填します．関節軟骨下の骨マントルは，1 cm 以上は欲しいです（すなわち，1 cm 以内には人工骨は設置しない）．プレート固定はラフト固定の概念で施行します．

Q15 両側プラトー骨折に対するアプローチと整復方法は？

A Posteromedialアプローチとanterolateralアプローチの2つを選択

両顆骨折では内側プラトーは基本的に比較的シンプルです．通常はposteromedialアプローチとanterolateralアプローチの両者を選択します[3]．

まず，内側プラトーを解剖学的に整復して，後内側あるいは真内側の方向からT型プレートで固定します．外側プラトーはsub meniscusで展開し，直視しながら関節面を持ち上げるのですが，十分に局所海綿骨を軟骨下に移植して1cm以上の骨マントルを獲得したいところです．そのため，局所海綿骨が不十分であれば自家腸骨移植を施行します．これは，いつも整復が不十分になりがちだからです．

そして，適切な整復ができたか否かは常に関節部の安定性をチェックして判断します．必要なら楔状人工骨を挟み込み外側プラトーを持ち上げるようにします．

 Q16 両側プラトー骨折に対するインプラント選択は？

A 内側はMTP3.5かTomoFix，外側はPTP 4.5

内側はMTP3.5（DePuy Synthes社）かTomoFix，そして外側はPTP 4.5（DePuy Synthes社）を用いています．内側プレートの最近位スクリューは，外側から刺入されるスクリューを想定して，関節面から1cmほど遠位に，しかも中央までの挿入にとどめるようにします．

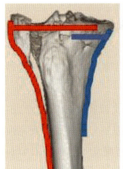 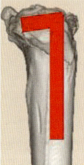 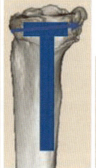 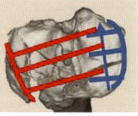

筆者が推奨する治療方法

AO分類	治療方法
A1.1	Lateral（Segond骨折）にはACL損傷治療
A1.2　（脛骨結節骨折）	ラグスクリュー固定
A1.3　（顆間隆起，ACLあるいはPCL付着部骨折）	ラグスクリュー固定あるいはTBW固定
A2/3　（関節外・骨幹端部骨折）	外側プレート固定あるいは髄内釘固定
B1.1　（外側split型骨折）	軟骨下骨へラグスクリュー固定＋MIPO（buttressプレート固定）
B1.2（内側split型骨折）	ラグスクリュー＋内側buttressプレート固定
B2.1，B3.1　（外側split-depression型骨折）	陥没骨片整復＋骨移植＋ラフトプレート固定
B3.2　（内側split-depression型骨折）	陥没骨片整復＋骨移植＋ラフトプレート固定
B3.3　内側プラトー＋lateral ext型骨折	第1段階：内側buttressプレート固定＋外側陥没部整復 第2段階：外側ラフトプレート固定
C1，C2，C3	ダブルプレート固定 陥没骨片整復＋骨移植＋両側プレート固定（内側buttress，外側ラフト）
Hyper extension	前外側，前内側buttressプレート固定

解説1　PCL付着部 avulsion 骨折

　PCL付着部骨折の手術適応は，若くて活動性が高く，理学所見で後方不安定性がある患者です[4]．この不安定性は後方ストレスX線で判断します．

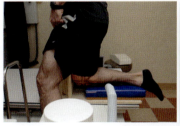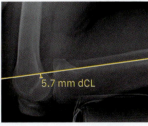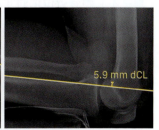

　骨片の大きさに応じて，以下のように固定法を考えています．

2 cm＜　　→　　スクリューとワッシャー

1 cm＞　　→　　pullout wire

1〜2 cm　→　　controversy

スクリュー径は4.0 mm CCSを基本とし，可能なら5.0 mmを考慮する．

後療法としては，以下のプロトコルとしています．
①Cast あるいは PCL 装具は 6 週間装着
②術翌日〜　他動 ROM 訓練 toe touch 歩行，大腿四頭筋エクササイズ（アイソメトリック）
③術後 3 週〜　自動 ROM 訓練，1/3 部分荷重（PWB）
④術後 6 週〜　ハムストリングスエクササイズ，全荷重（FWB）

解説 2　関節外骨折に対する外側 MIPO 法

関節外骨折で外側 MIPO 法を選択する場合の皮膚切開は「横斜皮切」とするのが適当です．

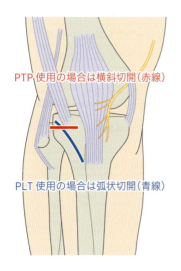
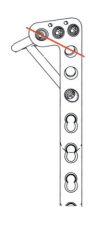

解説 3　脛骨近位に対する髄内釘固定

近位スクリューが 3 本有効に挿入できれば（約 4 cm の骨長），髄内釘固定が可能と判断しています[5]．さらに，サポートプレートを併用することで ML スクリューを有効活用し固定性を高めることができると考えます．

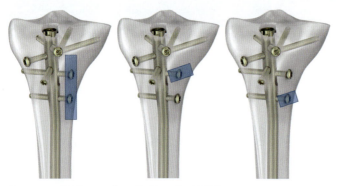

Supported 1/3 ロッキングプレートの設置

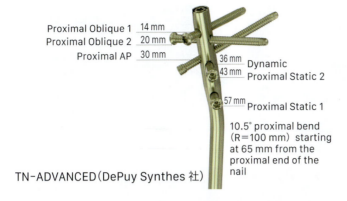

近位部骨折においては髄内釘の深度が重要です．より近位部から髄内釘が挿入されるようにガイドワイヤーが前方変位しないように blocker ピンおよび outer sleeve でコントロールします．深度指標は「最近位横止めスクリュー」がプラトー後方の近傍に刺入されるようにすることです．

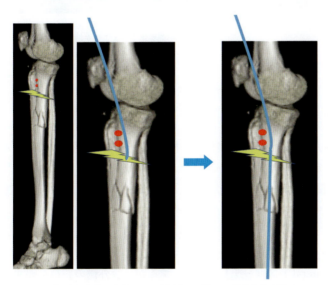

blockerピンあるいはスクリューでガイドワイヤーの前方変位を防ぐ

解説 4 　内側プレート固定

● 内側プラトーに対する内側プレート固定を施行する場合のポイント
- 多くの内側プラトーは陥没していない．
- 真内側に buttress プレート固定を行うが，その際は MCL の上に設置する．
- プレートは基本的に TomoFix を使用するが，通常は bending が必要
- プレート被覆率を最大限にする．
- 治療目標は，関節面 step off の整復よりも安定性（アライメント）にある．それゆえに多くの事例で内側壁矯正（いわゆる矯正骨切）が必要

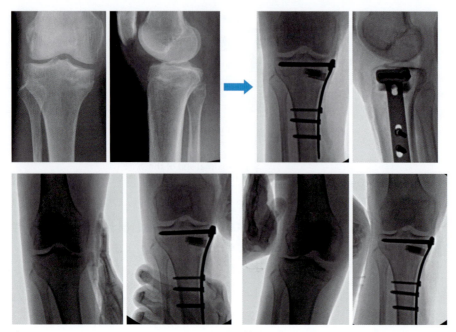

内反

外反
内側プラトー部を挙上，人工骨を挿入し支持している

> **解説 5** 外側プラトー骨折

外側プラトー骨折の前方 depression は伸展位で，後方 depression は屈曲位で不安定性と亜脱臼位を評価し，不安定性がなければ保存治療でよいと考えます．

そして，治療目標は「関節面 step off の整復」以上に「<u>安定性（アライメント）の確保</u>」にあるということを認識してほしいです．

●手術手順の基本ルール

①皮切は「仰臥位 anterolateral アプローチ」を基本とするが，後外側の整復を要する場合は「側臥位 Frosch アプローチ」も考慮する．
②腸脛靱帯（ITT）の前方 1/3 を切開，下腿伸筋群との連続性を保ったまま前後に展開する．この際，関節包には切り込まずに温存させるようにする．
③ここで large distractor を設置（大腿骨のシャンツピンは遠位部の回転中心近傍に刺入）
④Submeniscus 展開で関節面を直視する．
⑤Split-depression では骨折部から open book で展開する．
⑥関節裂隙が確認できなくなるまで打ち上げ矯正するが，少なくとも 1.0 cm 程度の骨マントルが形成されるように局所海綿骨移植あるいは自家海綿骨移植を行う．
⑦さらに，関節不安定性が消失するよう外側壁矯正（いわゆる矯正骨切的整復）を行い，楔状ボニッシュ人工骨移植で外側壁高の維持を行う．
⑧外側プラトー矯正プレート固定後に最終的に不安定性を確認し，MCL 修復の必要性を決定する．

| 解説 6 | ダブルプレートの作法 |

基本的に段階的手術とします．

第1段階：内側プラトー骨接合
- Posteromedial アプローチ
- プレートは常に<u>関節面骨折線に平行に設置</u>（通常は真内側の MCL 上に設置）するが，第 2 段階の lateral plate screw のために関節面から 1.5 cm 程度のスペースを作る．
- また，後方に適宜 provisional reduction プレートを用いる．
- プレートは基本的に TomoFix を使用するが bending が必要である．
- 被覆幅が必要な場合は AxSOS（横幅 38 mm）を使用する．

第2段階：外側プラトー骨接合
- 通常は anterolateral アプローチ，後外側の整復が求められる場合は Frosch アプローチとする．
- Split-depression に対しては submeniscus で直視，前方骨折部を open にする．
- Depression 部を挙上，関節軟骨下 1.0 cm は自家骨マントルを作成する．
- 外側プラトーの整復は under になりがちであり，山型にならないように外側壁に block 人工骨を挿入することを考慮する．

| 解説 7 | 後外側に対する Frosch アプローチ[6]

後外側骨片が陥没し後方傾斜が存在する場合は Frosch アプローチを用いて後方から整復しますが，その際の関節面モニタリングは前外側からの submeniscus アプローチを用いて行います．関節面を挙上した際の人工骨ブロック挿入は後方あるいは前外側のどちらか適切な部位から行います．

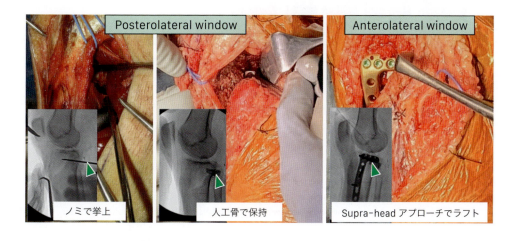

● 動画 15

Frosch アプローチ

解説 8　Large distractor の設置[7]

Submeniscus アプローチで関節面を直視する場合や，split-depression で外側プラトー全体を挙上する場合に設置します．また，内側プラトーでも骨片の整復のために使用することがあります．

大腿骨顆部のハーフピン刺入位置は側面像で Blumensaat line を確認し，この line より近位になる位置に挿入します．可能な限り回転中心に刺入することで膝関節の可動が可能になり，膝関節屈曲位でも distractor が可能となります．脛骨側は前方から骨軸に垂直に刺入します．注意点として，distractor の支柱と脛骨骨軸が平行となるように調整します．

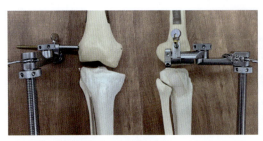

ハーフピンは大腿骨顆部回転中心に刺入
コネクターは small を使用し側面像で可能な限り前方に設置

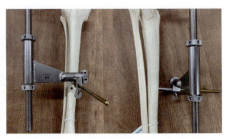

ハーフピンは脛骨前内側の皮質に刺入
コネクターは small を使用し延長側を設置

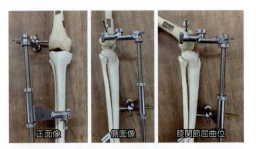

正面，側面ともに脛骨骨軸に平行設置とする

◆文献◆

1) Kfuri M, et al. Revisiting the Schatzker classification of tibial plateau fractures. Injury 2018; 49 (12): 2252-2263
2) Schatzker J, et al. Revisiting the management of tibial plateau fractures. Injury 2022 Jun; 53 (6): 2207-2218
3) Mthethwa J, et al. A review of the management of tibial plateau fractures. Musculoskelet Surg 2018; 102 (2): 119-127
4) Katsman A, et al. Posterior Cruciate Ligament Avulsion Fractures. Curr Rev Musculoskelet Med 2018; 11 (3): 503-509
5) Laflamme GY, et al. Proximal tibial fracture stability with intramedullary nail fixation using oblique interlocking screws. J Orthop Trauma 2003; 17 (7): 496-502

6) Frosch KH, et al. The concept of direct approach to lateral tibial plateau fractures and stepwise extension as needed. Eur J Trauma Emerg Surg 2020; 46（6）: 1211–1219
7) Paziuk T, et al. Lateral femoral distraction is a safe and necessary adjunct for articulator visualization during the operative treatment of tibial plateau fractures. J Orthop 2022; 33: 44–47

ちょっと深掘り

脛骨プラトー骨折の治療目標は，解剖学的整復か，関節安定性か？

　多くの外傷整形外科医は，解剖学的に整復されれば骨性の関節安定性は獲得されると考えています．しかし，骨折部を解剖学的に整復したようにみえて「実は整復不足」であることは散見されています．すなわち，不安定性が残存しているということです．

　したがって，手術中に膝関節の不安定性を段階的にチェックする必要があると考えています．最初に整復前の安定性をチェックします．その際，外側プラトー骨折であれば外反動揺性が認められます．次に解剖学的に整復し仮固定をした後に，もう一度チェックします（内側側副靱帯の影響は十分に考慮します）．そのときに骨性の安定性が不十分だと判断した場合は「矯正」すなわち wedge osteotomy を施行します．

　整復不足の原因は大きく2つあります．1つは「関節辺縁を含めた関節面の圧壊」であり，もう1つは「外側壁骨折部の圧壊」です．圧壊の程度は実際はっきりとはわかりません．その不明さが整復したようにみえて不十分になる要因になっています．

　この整復不足に対処するには，骨折部の整復に加えて，さらなる矯正手技が有効であると考えます（下図参照）．

・Split骨折に分類されても，潰れている可能性があるところは，赤 黄 橙 の3か所存在する．
・潰れているところは整復できないし，整復しない．
・治療は「黄色部分」を関節が安定する「位置」に移動すること．
・必然的に「人工骨サポート（緑部分）」が必要になる．

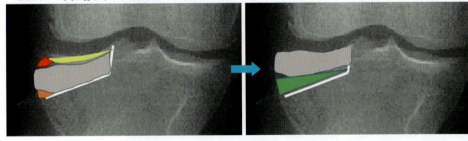

38 脛骨骨幹部骨折

症例 1 下腿骨幹部骨折，腓骨近位部骨折，後果骨折（40代女性，転倒受傷）

受傷時　AO分類 Type 42A1b

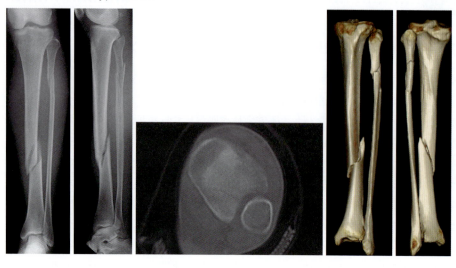

手術治療
1. 後果固定 APスクリュー
2. Supra-patellar アプローチで髄内釘固定（Expert tibia）

術後6か月，骨癒合　全荷重歩行可

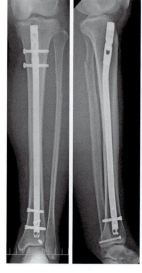
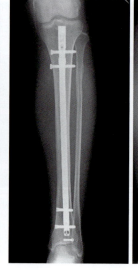
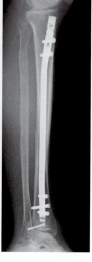

| 症例 2 | 脛骨遠位骨幹部骨折（40代男性，機械に挟まれて受傷）|

受傷時　AO分類 42B3c　　　緊急手術　創外固定

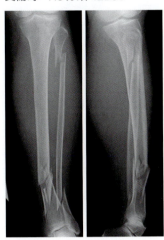 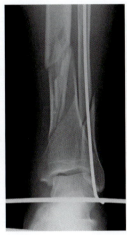 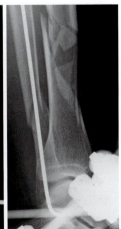

手術治療　髄内釘固定　　　術後6か月，骨癒合　全荷重歩行可

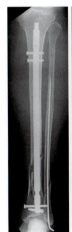 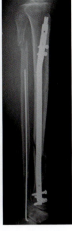 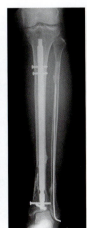 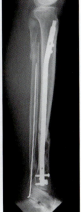

Q17 脛骨骨幹部骨折に対する治療法選択の考え方は？

A すべての脛骨骨幹部骨折に対して髄内釘固定が標準である

　Sarmientoは，ほとんどすべての閉鎖性脛骨骨幹部骨折は functional brace で治療できると報告しています[1]．ただ，それを施行する医師は少数です．理由は，髄内釘固定が簡単で管理も容易だからです．

　また，Ender釘を施行すると functional brace による管理がずっと楽になります．つまり，すべての脛骨骨幹部骨折は Ender釘＋functional brace で治療できるはずなのです[2]が，ただ施行しないだけなのです．

Q18 髄内釘を施行する場合のアプローチの選択は supra-patellar ？ それとも lateral parapatellar ？

A 近位骨幹部骨折では supra-patellar アプローチ，中央〜遠位骨幹部では lateral parapatellar アプローチを選択する

まず，どの骨折部位であれ，整復位保持が容易な semiextension position でネイルを挿入したいものです．そして，もし可能なら関節外アプローチである lateral parapatellar[3]を選択するに越したことはありません．

ただ，このアプローチでは刺入孔がどうしても少し外側に変位しますし，挿入が前方よりになりますので，近位部骨折では supra-patellar のほうがアライメントは獲得しやすいと思います．

おそらくは，滑膜ひだをきちんと切離すれば，ほとんどの事例で supra-patellar アプローチが可能です[4]．しかし，それでも挿入が困難な事例があった場合は，関節外 lateral parapatellar に移行することは可能に思います[5]．

また，open parapatellar アプローチは，近位部骨折に対して supra-patellar アプローチができない事例に適応になり得ると考えます．

Q19 脛骨骨幹部骨折に伴う後果骨折の診断と治療は？

A 脛腓骨らせん骨折では常に後果骨折の検索を行い固定する

脛骨の遠位骨幹部らせん骨折で腓骨骨折部位が異なる場合，後果骨折合併の割合は10％を超えます[6]ので，必ずCT検索をしておくべきでしょう．脛骨遠位に後果骨折線があるにもかかわらず，それを配慮せずに髄内釘を挿入すると転位してしまうことがあり，そうなると修正は大変になります．危機管理の観点から，転位のないうちにスクリュー固定をしてしまうことを強く推奨します．

Q20 横止めスクリューの本数や挿入方向は？

A 近・遠位骨幹部骨折における短断端側の横止めスクリューは最低3本以上を multi directional に挿入

骨幹峡部より近位，あるいは遠位側の横止めスクリューは最低3本以上，しかも multi directional に挿入すべきと考えておいてよいと思います．

Q21 骨折部のギャップはどのように修正する？

A 近位部から骨幹狭部の骨折に生じたギャップは forward stroke によって容易に消失する

そもそも論ですが，髄内釘を刺入する際になぜギャップが生じるかというと，骨幹狭部を通過する際の摩擦で遠位側を押してしまうために生じると推察します．そのため近位部から骨幹狭部の骨折に生じたギャップが修正対象であり，それは forward stroke によって容易に消失します．

骨幹狭部を過ぎた後の遠位部骨折ではそもそもギャップは生じないはずですし，修正対象ではありません．筆者の印象としては，陳旧遷延癒合（偽関節）例で圧迫をかける以外にコンプレッションスクリュー・デバイスの必要性を感じることはありません．

Q22 脛骨遠位骨幹部骨折に対する髄内釘の適応は？

A Multidirectionalで角状安定スクリューが3本挿入できれば髄内釘固定の適応

遠位横止めスクリューが Multidirectional に3本挿入でき，しかも角状安定であれば髄内釘固定の適応と考えてよいでしょう．もしも遠位骨片が小さく，遠位横止めスクリュー3本がきっちり挿入できなかったとしたら，追加固定（プレート）で対応するのが有効です．しかし，これは AO 分類 42 ではなく 43 が施行対象です．

Q23 脛骨骨幹部骨折における「腓骨内固定」の適応は？

A 腓骨中央部骨折は髄内鋼線固定，腓骨遠位部骨折はプレート固定を行う

腓骨の整復固定は重要であり，足関節安定性に関係する場合は常に解剖学的に整復しプレート固定をする必要があります[7]．

また，足関節に関係していなくとも下腿の安定性とアライメントには寄与しますので，腓骨骨折が中央ならば腓骨は髄内鋼線固定し，腓骨骨折が遠位気味であればプレート固定します．すなわち，腓骨が無処置となるのは腓骨の近位部骨折のみであり，あとはすべて何らかの固定を行うということです．

固定の順番ですが，脛骨がシンプルで腓骨が粉砕という例外事例を除いて，腓骨が解剖学的に整復固定できるという条件付きですが，原則的に腓骨は脛骨に先行して固定します．

脛骨の髄内釘自体で安定性が完遂する場合に腓骨固定は関係がない（固定しなくともよい）と言われていると思いますが，脛骨単純骨折で絶対的安定性が得られた場合以外は，脛骨の固定性は不十分です．ですから，その場合は腓骨固定の役割は大きいと考えます．腓骨を固定せずとも「髄内釘の固定性と脛骨自身の骨癒合能力」によってあまり問題が生じていない症例が多いですが，腓骨は整復固定するに越したことはないと思います．

筆者が推奨する治療方針

	治療方法
成人	髄内釘固定, 髄腔径狭小例にはプレート固定
若年 (20代前半以下)	Ender釘固定

解説1　髄内釘固定

　骨折のタイプにかかわらず，すべて髄内釘で固定するのが標準的治療です．そして，近位 1/3 は supra-patellar アプローチ，中央 1/3〜遠位 1/3 は lateral parapatellar アプローチで挿入します．

　TNA ネイルは T2α ネイルに比較して近位 bend が強く，後方皮質へのインピンジの可能性があります．術前の作図によりますが，近位 1/3 では T2α のほうが有利です．骨幹部中央から遠位にかけての骨折であれば，どのインプラントを選択しても問題はありません．

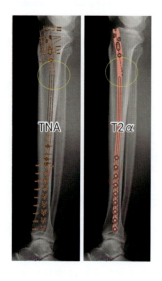

解説2　脛骨・腓骨遠位骨折の治療

　腓骨と脛骨の骨折部位が異なる場合（らせん骨折）は，常に脛骨遠位部への骨折波及に注意し，遠位部の骨折線が認められれば脛骨骨幹部骨折固定に先がけて AP スクリューで固定します．

　また，脛骨骨折レベルが 1/4〜1/3 以下では，原則的に腓骨の骨接合を先行して行います．例外は腓骨粉砕，脛骨シンプルの場合であり，その場合は脛骨を先行固定しますが，脛骨は解剖学的整復が求められます．

解説3　プレート固定の適応

髄腔径が小さく髄内釘挿入が困難な事例ではプレート固定の適応があります．また，インプラント周囲（TKA後など），偽関節や過去の骨折・手術既往などで髄腔閉鎖症例にも適応とします．

また，膝関節・脛骨近位前面などの髄内釘entry point近傍に挫滅・開放創が存在する場合もプレート固定の適応です．

解説4　Ender釘固定の適応

10代，あるいは20代などの若年，あるいはnarrow canalはEnder釘固定を考慮します．

解説5　横骨折におけるギャップ解消

横骨折においてギャップ形成は偽関節の原因となるので解消が望ましいです．「新鮮例」ではmechanical compressionを使用する必要はなく，「挿入時の足底部タッピング」あるいは「forward stroke」で十分に対応可能です．

◆文献◆

1) Sarmiento A, et al. Tibial shaft fractures treated with functional braces. Experience with 780 fractures. J Bone Joint Surg Br 1989; 71（4）: 602-609
2) Ando K, et al. Ender nailing for tibial shaft fractures. J Orthop Sci 2000; 5（3）: 217-222
3) Stella M, et al. Semiextended Tibial Nail Insertion Using an Extraarticular Lateral Parapatellar Approach: A 24-Month Follow-up Prospective Cohort Study. J Orthop Trauma 2019; 33（10）: e366-e371
4) Cereijo C, et al. intramedullary nail fixation of tibial shaft fractures: suprapatellar approach. JBJS Essent Surg Tech 2018; 8（3）: e24
5) Rothberg DL, et al. A comparison of the open semi-extended parapatellar versus standard entry tibial nailing techniques and knee pain: a randomized controlled trial. J Orthop Trauma 2019; 33（1）: 31-36
6) Hou Z, et al. A occult and regular combination injury: the posterior malleolar fracture associated with spiral tibial shaft fracture. J Trauma 2009; 66（5）: 1385-1390
7) Egol KA, et al. Does fibular plating improve alignment after intramedullary nailing of distal metaphyseal tibia fractures? J Orthop Trauma 2006; 20（2）: 94-103

39 脛骨遠位部骨折

症例1 内反型 Pilon 骨折（50代男性，転落受傷）

受傷時

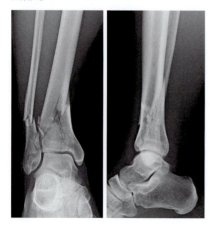

緊急創外固定

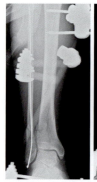
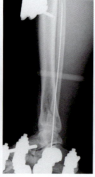
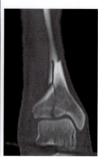
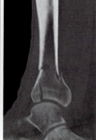
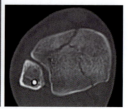

手術治療　腓骨，脛骨内側プレート固定　　　　術後6か月，骨癒合　全荷重歩行可

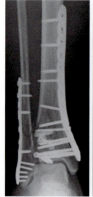
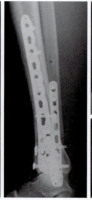
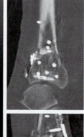
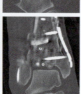
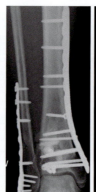
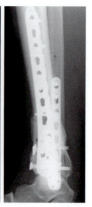

Q24 Pilon骨折の損傷形態は？

A 内反型，外反型，軸圧型

大雑把ですが，内反型，外反型，軸圧型があります[1]．多くは外反軸圧型であり，前方部の関節面損傷が生じます．

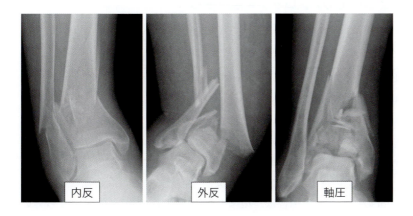

Q25 初期治療で施行するべきことは？

A アライメント保持に尽きる

エキスパートであれば，初期治療において①腓骨プレート固定，②脛骨 metadiaphyseal spike部分の整復固定（Type B化），③Volkmann骨片に対する後方 buttress プレート設置を施行してもよいですが，それは病態把握が十分にできたうえでの話であり，普通はそうはいきません．

となると，創外固定および腓骨髄内ピンでいったん撤退するのが妥当な選択です．しかも，初期治療は臨時手術ですから，アライメント保持のダメージコントロール（DCO）にとどめたいところです．

Q26 Rüediが提唱した標準的治療戦略とは？

A 腓骨骨整合先行の2段階手術

骨接合術後の軟部壊死トラブルが多かったPilon骨折に対して，段階的手術をすることにより合併症を軽減させたのがRüediです[2]．

彼の治療方法は2段階に分けられています．
第1段階：合併する腓骨骨折の解剖学的整復および固定と創外固定を施行．
第2段階：軟部腫脹が改善した1～2週間後に第2段階に移行．

①関節面の解剖学的修復
②骨幹端の骨欠損への自家骨移植
③内反防止のため内側 buttress プレート固定

Q27 アプローチ選択における注意点は？

A 穿通枝を考慮した2つ以上のアプローチを選択する

通常は腓骨に対するアプローチと脛骨に対するアプローチ（+α）であり，2つ以上の皮膚切開が必要です．2-incision における「間隔」は，random pattern の皮膚血行であれば，1：2の法則に従う必要があります．つまり，14 cm の皮膚縦切開を加えるのであれば，間隔は少なくとも7 cm は必要ということです．

しかし，perforator が含まれる axial pattern であればその限りではありません．これは angiosome からくる考えです[3]．血管損傷がない，つまりは perforator が完全に温存されているのであれば，1-incision であれば，どこを切離しても大丈夫でしょうし，2-incision を加えた結果として，それぞれの皮膚領域に perforator が存在していれば問題はないでしょう．ただし，perforator の損傷がある場合は，損傷された側は random pattern になっているので，広範囲剥離を避けなければなりません．

Q28 プレート設置の選択は？

A 腓骨プレートに加えて脛骨前方および内側プレートを選択する

まずは，腓骨の解剖学的整復固定が必要です．Pilon 骨折の場合は，たとえ横骨折でも，骨折高位は基本的に遠位レベルです．だとすると，腓骨の安定性が足関節 mortise に影響を与えますので，原則的にはプレートによる強固な固定が必要です．

その後の脛骨に対するプレート固定ですが，内反型骨折で前方の陥没が少ない場合は，基本的に内側プレートを主体にします[4]．

症例 2　外反型 Pilon 骨折（40 代男性，転落受傷）

受傷時

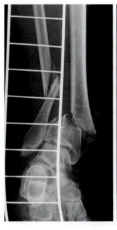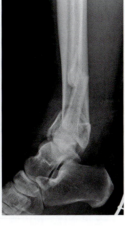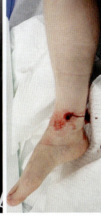

緊急手術　腓骨髄内鋼線固定，創外固定

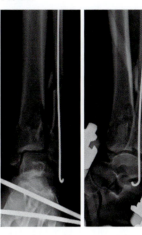

手術治療　PL アプローチで腓骨プレート固定，Volkmann 骨片の buttress 固定
拡大 AM アプローチで脛骨プレート固定

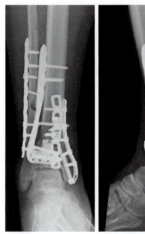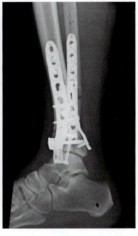

術後 6 か月，骨癒合　全荷重歩行可

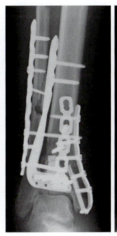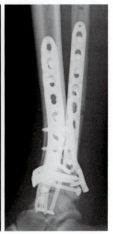

外反型に対するアプローチ選択の注意点は？

A　後外側骨片に対する整復固定の必要性を判断し，逆行性腓腹動脈皮弁穿通枝の温存を考慮する

　ポイントは 2 つあると考えます．
　第一に，軟部組織破綻の危険性が高い場合は，後々の逆行性腓腹動脈皮弁（RSAF）が可能になるように穿通枝損傷を避けることです．そして第二に，後外側骨片（Volkmann）に buttress 固定が必要かどうかを判断すること[5,6]ですが，それが必要な場合は後外側アプローチを選択します．

Q30 Type A 戦略と B 戦略の使い分けは？

A Type B 戦略が標準的

　Pilon 骨折に対しては，できる限り Type B 戦略を選択するように計画を立てます[7]．多くの事例は粉砕が強いといっても，解剖学的整復固定が可能です．

Q31 後外側骨片へのアプローチと整復方法についての考え方は？

A 後外側アプローチによる buttress プレート固定と逆行性腓腹動脈皮弁施行のバランスを考慮する

　整復に最も大切な後外側骨片は何とか buttress 整復固定をしたいところです．軟部組織破綻が生じないと判断されれば後外側アプローチによる buttress プレート固定を用いますが，逆行性腓腹動脈（RSAF）が必要かもしれないと思えば，後内側アプローチを用いて後外側（Volkmann）の buttress 固定を行うのがよいでしょう．

筆者が推奨する治療方法

AO 分類	治療方法
急性期治療	創外固定（＋腓骨髄内鋼線固定）
Type A	髄内釘あるいはプレート（MIPO）固定
Type B	ラグスクリュー＋buttress プレート固定
Type C（Pilon 骨折）	骨折病態に応じた複数アプローチとプレート固定

解説1　急性期における創外固定

　脛骨遠位部の関節外骨折（Type A）に対して創外固定を施行する場合は，脛骨に2本のハーフピン，踵骨に1本の貫通ピンを刺入して行います．これでコントロールできない場合，補助として足底より髄内 K-wire を刺入します．
　Pilon 骨折に対しては，近位は脛骨にハーフピンを任意の位置に2本挿入することは上記と同様ですが，遠位は1本を「踵骨」に，もう1本を「距骨」あるいは「楔状骨」に貫通ピンで刺入するようにします．

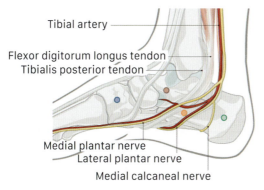

遠位部のピン刺入位置選択

創外固定設置後の側面アライメントですが，距骨ドームに円を投影し，脛骨軸が円の中心を通るように調整します．

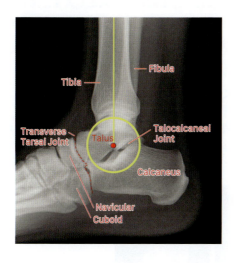

解説2　脛骨遠位関節外骨折（AO-43A）に対する髄内釘

遠位骨片に3本以上の横止めスクリューが挿入できるように，脛骨遠位の有効骨片長によって次のような計画を立てます．有効骨片長とは遠位横止めスクリューが刺入できる骨片長です．
- 有効骨片長が32 mm以上の場合はTN Advancedを選択する．
- 32 mm以上で3本のスクリュー，50 mm以上では4本のスクリューの挿入が可能となる．
- 32 mm以下の場合ではT2αも含めて作図をして決定する．
- 32 mm以下でTNAを選択する場合は1/3円ロッキングプレートを補助プレートとして用いる．

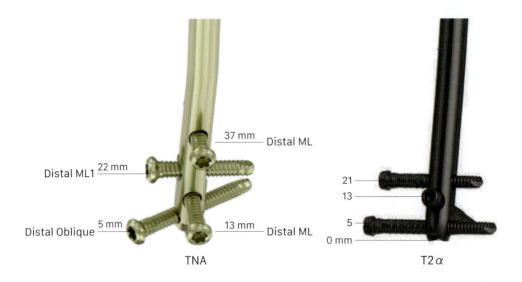

　遠位腓骨骨折は解剖学的整復固定が可能な場合は原則的に先行固定します．また，脛骨のガイドワイヤーは epiphyseal scar を貫通させて関節面直上まで挿入しますが，そのためには先端リーマーで掘削する必要があります．

解説 3　脛骨髄内釘遠位部への補助プレート

　脛骨遠位部 distal スクリュー固定の安定性が不十分と判断される場合は，1/3 円ロッキングプレートなどでの補助プレート固定を考慮します．

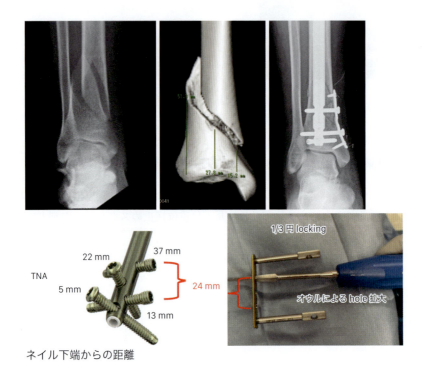

解説 4　Anterior MIPO施行のためのアプローチ

　関節面整復の必要がない脛骨遠位部骨折に対して何らかの事情で前方プレート固定が適しているると判断された場合にMIPOで行うことが可能です[8].

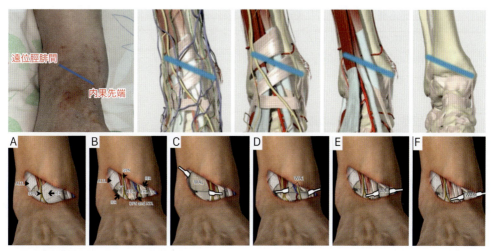

Distal tibiaに対するAnterior MIPO

解説 5　Pilon骨折の治療ポイント

- Rüedi and Allgowerの段階的手術を行う.
- Acute ORIFは低エネルギー損傷, 軟部組織の腫脹軽度, 損傷形態・手術戦略が明確な場合に考慮する.
- 創外固定 (Ilizarov/TSF/Hybridなど) による確定的手術 (±小切開による関節面整復・固定) は重度軟部組織合併症, 患者・患肢が観血的治療に耐えられない場合に考慮する.

解説 6　Pilon骨折に対する段階的手術のポイント

　筆者が施行しているPilon骨折に対する段階的手術は以下の手続きで施行します.

第1段階：spanning創外固定とSCAN
- 骨折型の評価 (内反, 外反) を行う.
- 腓骨骨折部の評価を行い, 解剖学的整復固定にどのような固定が適当かを判断する.
- 脛骨関節部骨折部の評価を行う.
- Volkmann骨片の転位方向と程度を評価する (後上方に転位している場合はbuttressプレート固定の適応とする).
- 脛骨骨幹部 Metadiaphysis spikeの存在を確認する (C type→B typeへ整復できるかの判断).

第2段階：腓骨骨接合＋α→再SCAN

- 軟部状態が許せば，腓骨骨折の骨接合術を先行施行する．
- 腓骨短縮防止のため，外側プレートを基本とし，distraction device使用を考慮する．
- 単純横骨折の場合は逆行性髄内ピンでも固定可能である（解剖学的腓骨長，アライメント，回旋整復のうえ）．
- Volkmann骨片が後上方に転位している場合は，腓骨骨接合に続いて後外側アプローチからbuttressプレート固定を行う．ただし骨片にはスクリューを挿入しない．
- Metadiaphysis spikeが存在していれば，ラグスクリューあるいはsmallプレートで整復固定する．

第3段階：脛骨関節部の確定的骨接合

- アプローチと主要buttressプレートを選択する．
- 前方粉砕大＋内側粉砕大→拡大前内側アプローチ，主要プレートは前方，サブプレートは内側
- 前方粉砕大＋内側粉砕小→前方アプローチ，主要プレートは前方，サブプレートは内側
- 前方粉砕小→前内側プレート，主要プレートは内側，サブプレートは前方

> **解説7** 骨折型とアプローチのまとめ

　　Pilon骨折の病態は複雑であり，アプローチ選択もさまざまです．筆者が施行している骨折病態別のアプローチ選択を表にしました．

後外側骨片転位 （要buttress）	＋	＋	＋	－～△	－	－
前方関節面粉砕	＋	＋	－～△	＋	＋	－～△
内側支柱粉砕	－～△	＋	＋	－～△～＋	＋	＋
1stアプローチ	PL	PL	PL	DL＋M	L	L
プレート固定	L＋PL	L＋PL	L＋PL	L,（P） MA＋sM	L	L
2ndアプローチ	A＋sM	eAM	AM＋sA	なし	eAM	AM＋sA
プレート固定	MA＋sM	MA＋sM	MM＋sA	なし	MA＋sM	MM＋sA

【アプローチ】
lateral (L)：外側, posterolateral (PL)：後外側, direct lateral (DL)：直外側, anteromedial (AM)：前内側, ext. anteromedial (eAM)：拡大前内側, anterior (A)：前方, medial (M)：内側, sub anterior (sA)：補助前方

【プレート】
lateral (L)：腓骨外側, posterolateral (PL)：脛骨後外側, posterior (P)：脛骨後方, main anterior (MA)：主要前方, sub medial (sM)：補助内側, main medial (MM)：主要内側, sub anterior (sA)：補助前方

解説8　拡大前内側アプローチ extended anteromedial approach（eAM）

　Extended anteromedial approachの皮切は，以前は先行論文を参考にして下図の①を用いていましたが，軟部トラブルが多かったためにいまでは下図の③のように角度を鈍にするようにしています．

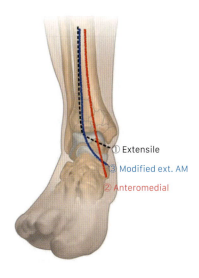

● 動画 16

Extended anteromedial approach

解説9　直外側アプローチ　Direct lateral approach[9]

　Direct lateral approachはFeminoらが提示した方法に準じて施行していますが，腓骨から脛骨遠位前面が広く展開される優れたアプローチです．

　このアプローチは皮膚穿通枝がすべて温存され皮弁壊死は生じにくいはずですが，切開線の角の領域は血行不良になることを経験します．切開の角度は急峻にならないように注意します．

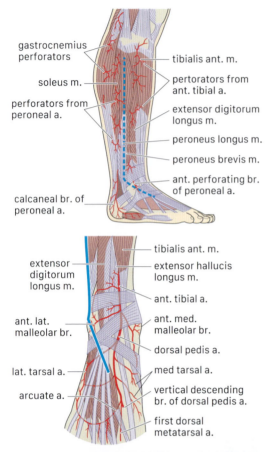

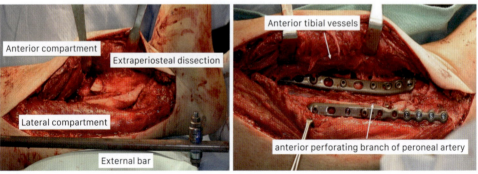

（Femino JE, et al. The direct lateral approach to the distal tibia and fibula: a single incision technique for distal tibial and pilon fractures. Iowa Orthop J 2009; 29: 143-148 より）

解説 10　Posterior Pilon骨折の治療

　Posterior Pilon骨折とは後外側から後内側に及ぶposterior malleolar fractureで，軸圧剪断外力を伴うものです．関節面の陥没と外側部と内側部の近位方向転位を伴います．手術体位は伏臥位で後外側と後内側の２つのアプローチで整復固定を施行します．

| 解説 11 | 末梢血管障害の既往を有する Pilon 骨折[10]

　既往に末梢血管障害を有する事例では，皮弁術で対応することは適切ではなく，骨接合術自体の侵襲レベルを低下させて対応するのが適当です．基本的には「順行性髄内釘による距腿関節固定」を選択します．

　その手順は次のようなものです．
①順行性髄内釘の選択は距骨に 3 本の横止めスクリューが刺入できることが条件である．
　距骨の縦長が 21＋5 mm 以上あれば T2α も考慮されるが，通常は Phoenix を選択する．
②髄内釘の径については脛骨関節面刺入部が温存されている場合は 10 mm を選択，破壊されている場合は骨幹狭部での固定確保のために full reaming nail を選択する．

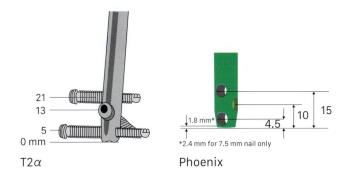

T2α　　　　　Phoenix

③順行性にガイドロッドを刺入するために，足底よりドリリングし誘導する．

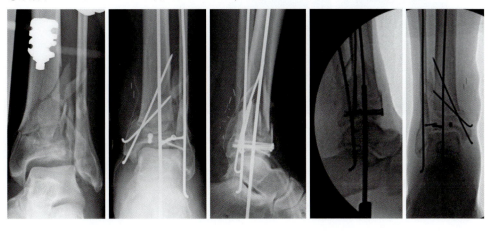

④足底より脛骨中央に鋼線を刺入する．5 mmでドリリングし，脛骨近位部から挿入したガイドロッドを貫通させる．以後は通常のリーミングを施行したうえで髄内釘固定を行う．

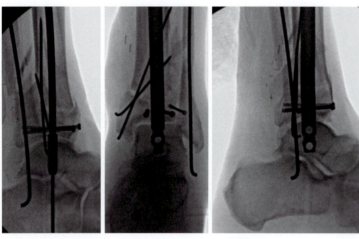

1.5 mm over ream　　　　　　　ネイル刺入

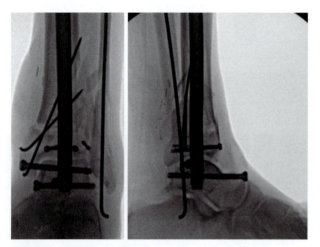

遠位横止めスクリュー刺入

●動画 17
脛骨遠位部骨折 spanning 髄内釘

◆文献◆

1) Mair O, et al. Management of Pilon Fractures−Current Concepts. Front Surg 2021; 8: 764232
2) Rüedi T. Fractures of the lower end of the tibia into the ankle joint: results 9 years after open reduction and internal fixation. Injury 1973; 5（2）: 130-134
3) Taylor GI. The angiosomes of the body and their supply to perforator flaps. Clin Plast Surg 2003; 30（3）: 331-342
4) Hong CC, et al. Should the location of distal tibial plating be influenced by the varus or valgus fracture pattern of tibial pilon fracture?. Arch Orthop Trauma Surg 2022; 142（11）: 2999-3007
5) Gao Y, et al. Early reduction of the posterior column: a surgical technique in AO/OTA C3 tibial Pilon frac-

tures. J Pers Med 2023; 13（3）: 551
6) Huang M, et al. Tips and Tricks in surgical reduction of the posterior column of AO/OTA C3 pilon fractures. BMC Musculoskelet Disord 2022; 23（1）: 2
7) Saad BN, et al. Pilon Fractures: Challenges and Solutions. Orthop Res Rev 2019; 11: 149-157
8) Wu D, et al. Novel anterior curved incision combined with MIPO for Pilon fracture treatment. BMC Musculoskelet Disord 2020; 21（1）: 176
9) Femino JE, et al. The direct lateral approach to the distal tibia and fibula: a single incision technique for distal tibial and pilon fractures. Iowa Orthop J 2009; 29: 143-148
10) Hasan YO, et al. Tibiotalar nailing using an antegrade intramedullary tibial nail: a salvage procedure for unstable distal tibia and ankle fractures in the frail elderly patient. Eur J Orthop Surg Traumatol 2024; 34（2）: 847-852

ちょっと深掘り

アプローチに対する考察，「前方系＋（後）内側」か，「前方系＋後外側」か？

　いわゆる Type C3 Pilon 骨折は，腓骨，後果，内側，前方のすべてが損傷されており，整復固定には通常 2 つ以上のアプローチが必要です．腓骨に対しては外側アプローチで施行するとして，脛骨に対して「前方系＋（後）内側」と「前方系＋後外側」の 2 つに分けられます．そのどちらを選択するかは，「骨折の部位と損傷程度」によって判断すべきですが，後果骨折の整復制動を後外側から施行することが必要かどうかでアプローチを考えるのが妥当だと考えます．

　腓骨遠位部骨折に伴い，後外側骨片が「後方，近位，そして外方」に強く転位している場合は後外側アプローチによる buttress 固定が適切であり，その場合は「後外側アプローチ」に「前内側系アプローチ」を選択するということになります．その際，側臥位「後外側アプローチ」で腓骨骨接合と後外側骨片 buttress 固定を行い，その後に仰臥位「前内側アプローチ」で内側と前方の整復固定を行いますが，この過程は 2 回に分けることもあります．

　一方，後外側骨片の転位程度が軽度であれば後外側 buttress 固定は不要であり，その場合は「前外側系」＋「（後）内側」ということになるだろうと思います．その際も腓骨固定を先行するのが原則ですので，仰臥位「前外側アプローチ」でまず腓骨を整復固定し，その後「（後）内側アプローチ」で内側の整復固定と必要に応じて後果に対する buttress 固定を施行し，最後に再度「前外側アプローチ」から前方部を整復固定します．

前方系アプローチは anteromedial か，direct lateral か，Kesagake か？

　前方系アプローチは，「前内側アプローチ」と「direct lateral あるいは Kesagake アプローチ」と大きく 2 つに分けられます．どちらを選択するかは，すでに述べたように「後外側骨片に対する buttress 固定が必要」かどうかに左右されます．それが必要な場合は「前内側アプローチ」になり，不要な場合は direct lateral か Kesagake アプローチになります．

　ここでは次に，「direct lateral と Kesagake アプローチ」の選択について考えてみたいと思います．

　「Direct lateral アプローチ」は脛骨遠位に対する展開に優位性があり，「Kesagake アプロー

チ」は脛骨内方への展開に優位性があるように思います．図に direct lateral あるいは Kesagake アプローチの術野を提示します．Curved incision における凹側はテンションのために展開に制限がかかるため，Kesagake は direct lateral よりも腓骨遠位部の術野が不良になります．

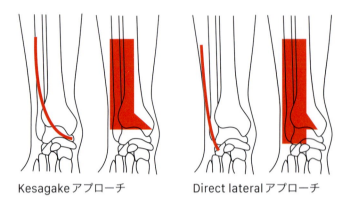

Kesagake アプローチ　　　　　Direct lateral アプローチ

また，「direct lateral アプローチ」と「Kesagake アプローチ」のいずれも Type B 戦略のための内側支柱再建はできません．そこで，「(後)内側アプローチ」の追加アプローチが必要になるのですが，「Kesagake アプローチ」では direct lateral アプローチに比較して内側追加アプローチは小範囲となる傾向にあるため，Type B 戦略は施行しにくく Type A 戦略となるように思います．

したがって，Type B 戦略のために内側追加アプローチの展開領域を広くするには「direct lateral アプローチ」に「(後)内側アプローチ」とするのが適していると考えます．

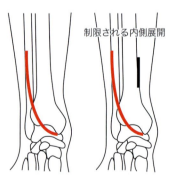 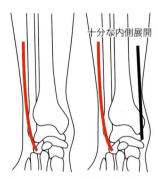

Kesagake アプローチ　　　　　Direct lateral アプローチ

以上から考える「Kesagake アプローチ」の適応は，①骨幹部よりの腓骨骨折と，②転位の少ない内側支柱や後果骨折（MIPO 可），③Type A 戦略で治療するもの，になると思います．一方，「direct lateral アプローチ」には適応制限はありません．

転位している後外側骨片の最適な整復・固定法は？　その場合のアプローチは？

　Pilon骨折治療整復の第一の鍵は腓骨外果整復であり，後外側骨片は第二のkey fragmentです．後外側骨片には遠位後脛腓靱帯（PITFL）が付着しているため，腓骨外果整復を先行することである程度整復されるわけですが，後外側骨片がかなり「後方」にシフトしている場合は別個に整復する必要があります．

　その場合，脛骨骨折が①外反型でメインプレートが前外側なのか，②内反型でメインプレートが内側なのかでアプローチと方法が変わります．①の場合，脛骨アプローチは拡大前内側になりますので，後外側骨片は腓骨外果固定時の後外側アプローチで整復しbuttressプレート固定します．そして②の場合は，脛骨アプローチは内側アプローチになりますので次の戦略を選択します．

　まず，腓骨はdirect lateralアプローチで解剖学的に整復しプレート固定します．次に後外側骨片は内側アプローチの内後方から整復し制動します．脛骨メインプレートは内側に設置しますが，前方からのサブプレートあるいはAPスクリューはdirect lateralアプローチで行います．

脛骨遠位部骨折における髄内釘固定，遠位スクリューは3本必要か，2本で十分か？

　AO分類43のextraarticular/multifragmentary fractureに対して髄内釘固定を施行する場合，distalスクリューが2本で十分ということはないでしょうし，「2本で十分だから3本挿入できる事例にも2本で止める」ということにもなりません．「3本が十分に挿入できることが望ましい」ことを前提にして治療を考えるべきです．AOテキストに記載されている「Insert the greatest number of screws distal to the fracture as possible」は正しい表現だと考えます．

遠位スクリューが2本以下の場合，補助プレート固定は有用な方法か？

　髄内釘＋補助プレートが各長管骨の骨端・骨幹端部骨折固定に用いられています．固定性を向上させる手法として有用であることは疑いのないところです．

　脛骨遠位部骨折43A3，C2骨折で髄内釘のdistalロッキングスクリュー挿入が2本（あるいはそれ以下）にとどまる事例に対して，内側補助ミニプレートを使用できる軟部状態であれば施行することが望ましいのはもちろんです．さらに加えて「骨折部を挟んでの固定が可能」であれば，もちろん選択施行すべきだと思います．

8章 足の外傷

40 足関節骨折

症例1 定型的足関節 AO 分類 Type B 骨折（50代女性）

受傷時　AO 分類 44B3　Lauge-Hansen 分類 SER 型 stage IV

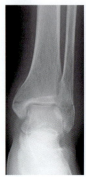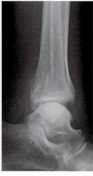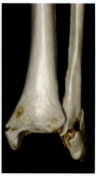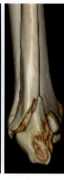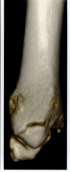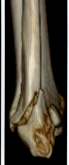

手術治療　外果プレート固定，内果スクリュー固定　　　術後3か月，骨癒合　全荷重歩行可

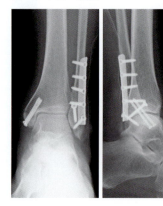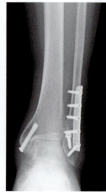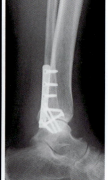

症例2 足関節 AO 分類 Type C 骨折（30代男性）

受傷時　AO 分類 44C2.1　　　　　緊急手術　足底ピン固定

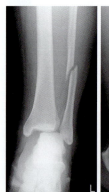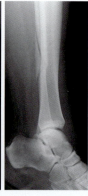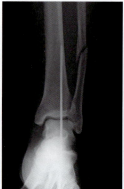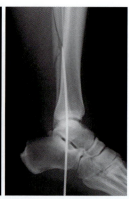

手術治療　腓骨プレート固定，脛腓間固定

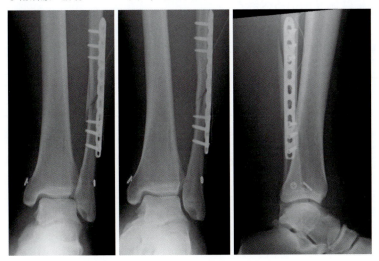

症例3　軟部組織不良を伴う足関節（80代女性）

受傷時　AO分類 Type B 骨折

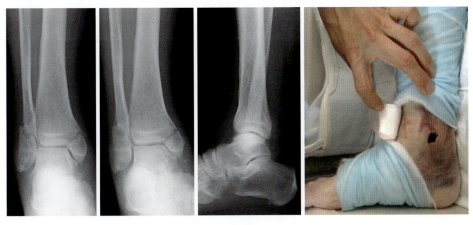

手術治療　スクリュー固定

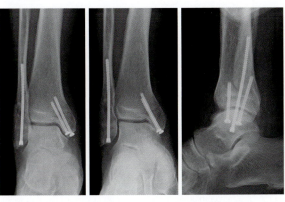

術後3か月，骨癒合　独歩可

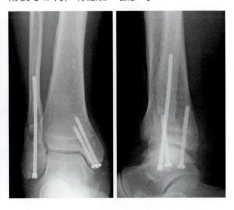

足関節骨折の分類には何を用いるべき？

A AO分類およびLauge–Hansen分類の両方を用いる

AO分類とLauge–Hansen分類の2つを用いて分類するのがよいでしょう．

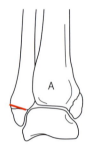
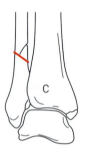

44-A1：単独
44-A2：内果骨折合併
44-A3：後内側骨折合併

44-B1：単独
44-B2：内側部損傷合併
44-B3：内側部損傷＋Volkmann

44-C1：腓骨骨幹部単純
44-C2：腓骨骨幹部多骨片
44-C3：腓骨近位部損傷骨折
　　　（Maisonneuve）

AO-OTA Classification（Weber分類をもとにして細分化した分類）

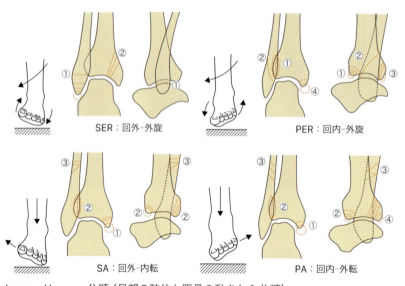

Lauge–Hansen分類（足部の肢位と距骨の動きから分類）

受傷時の初期治療としては何をすべき？

A 解剖学的アライメントを獲得，維持する

術前待機としては，アライメントが維持できればシーネ固定でよいのですが，それができない場合が問題です．外固定でアライメントが得られなければ「創外固定」や「足底軸

ピン固定」の適応となりますが，後者のほうが簡便であると思います．

Q3 AO分類 Type Bにおける腓骨の固定方法は？

A Antiglideプレート固定を推奨する

　Type Bは遠位脛腓間で生じる外旋骨折です．解剖学的整復はもちろんのことですが，整復後にどのような固定を用いるかが問題です．外側プレートと後外側からのantiglideプレートがありますが，転位外力に拮抗することを考えると，antiglideプレートのほうが理にかなっていると考えます[1,2]．

Q4 AO分類 Type Cにおける腓骨の固定方法は？

A 近位のMaisonneuve骨折以外は腓骨の解剖学的プレート固定を施行する

　Type Cにおける腓骨骨折レベルは遠位骨幹部から中央，そして近位とさまざまです．足関節の安定性を獲得するためには，すべて解剖学的整復をしてプレートで固定することが望ましいと考えます[3]．ただし，近位の腓骨神経近傍レベル（Maisonneuve骨折）ですとプレート固定ができませんので，その場合は諦めて，遠位の脛腓間を2本のスクリューで固定するのがよいです．

Q5 脛腓間固定の必要性についてどのように判断するとよい？

A 外方ストレステストで判断する

　まずsyndesmosis instabilityを評価しなければなりません．外旋ストレスではover indicationになりますので，cotton test（外方ストレス）で判断するのがよいのではないかと思います[4]．

　そして，腓骨の解剖学的整復固定後にsyndesmosisが静的に開大している場合は「整復してスクリュー固定」，静的には整復されているが動的に不安定（健側より2〜3 mm以上の開大）な場合は「suture button」というのが筆者の方針です[5]．

　腓骨を固定できないC3はもちろん脛腓間スクリュー固定一択です．しかも2本，4 cortexで行います．ところでSuture buttonの設置レベルについては，いままでも話題になったことがありますが，文献上もunclearですし，見解をもっている足の再建外傷外科医に聞きたいところです．

後果骨折の固定の必要性は？

 25〜30%を超える後果骨折は整復固定の適応

　後果骨折をいかに対処するかは話題です．関節面に占める割合にはいろいろと議論がありますが，関節面の適合性（亜脱）に関与するほど大きければ，整復固定の適応です[6,7]．

　そして，関節面の25%以下では関節面再建の意味合いはありません．ただし，後果固定がsyndesmosisの安定化に寄与しているという報告があります[8]．しかしおそらく後果骨折固定によるsyndesmosis安定効果はほとんどないと考えています．

　さて，後果骨折の固定方法についてですが，プレートの適応は「骨折が近位に及び，大きいもの」です．

　骨片が大きい場合には前方からのスクリューで捉えやすいのですが，骨折が近位に及んでいるということは，それだけ骨片が大きく「足関節の後方亜脱臼」が懸念されます．治療は解剖学的整復と制動であり，buttressプレート固定が適当と考えるのが標準だと思います．

　APスクリューは後果骨折に対する消極的手術であり，これで対処ができるようなものは，そもそも必要がないとも考えられます．整復と固定性のことを考えると，論理的にはPAスクリューに優位性があり，筆者もPAスクリューしか施行しません[9]．

　しかし，APスクリューを挿入するという話が伝統的にあり，またPAスクリューは腓腹神経損傷を起こすという見解がありますが，同意できません．

高齢者の足関節骨折はどのように対処するとよい？

軟部状態が健常ではない場合は，スクリュー固定を選択する[10]

　高齢者，特に血管合併症を有している事例は容易に軟部破綻を起こします．必ず皮膚血行動態の評価が必要です．

　足関節骨折の場合，内果固定はいざ知らず，外果固定は省略できません．そして，軟部トラブルは内側よりも外側に生じやすい（骨接合皮切とインプラントの大きさによる？）のです．

　まず，術前に軟部状態を評価しましょう．高齢，糖尿病，閉塞性動脈硬化症，血液透析などの合併は危険因子であり注意が必要です．そして次に理学所見ですが，皮膚の健常性と足背動脈と後脛骨動脈の状態を見ます．触知が良好であれば一安心（プレート可能かも）ですが，不良であれば問題です．さらにskin perfusion pressure（SPP）を測定し皮膚血行状態の参考にします．

　さて，通常の外側プレートができないと判断した場合には消極的手術を考えます．その場合，腓骨髄内スクリューだけではおそらく「固定性が弱い」ので，外果から脛骨へのスクリュー固定の追加が必要です．

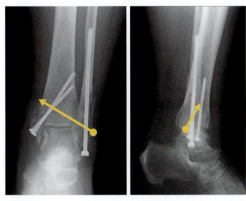

腓骨髄内スクリュー固定においては脛腓間スクリュー固定を追加する

 後療法（荷重）はどう考えるべきか？

 装具装着下に荷重歩行を許可する

　足関節骨折にはそもそも免荷は必要ありません．「Type C骨折のsyndesmosisスクリュー挿入事例」と「巨大後果骨折固定例」が免荷の適応になるでしょうが，これはcase by caseであり，そのまま荷重としていることも多いです．

筆者が推奨する治療方法

AO分類	治療方法
急性期	創外固定あるいは足底ピン固定
Type A1	・外果骨折→TBWあるいはTBP(tension band plate)で固定
Type A2，A3	・外果骨折→Type A1 参照 ・内果横/斜骨折→ラグスクリュー固定 ・内果縦骨折→ラグスクリュー固定＋buttressプレート固定
Type B1	・外果骨折→ ラグスクリュー＋antiglide プレート
Type B2	・外果骨折→Type B1 参照 ・内果横骨折→ラグスクリューあるいはTBW固定
Type B3	・外果・内果骨折→B1・B2 参照 ・Volkmann骨折 　25％以下→基本的に固定不要 　25～40％→PAラグスクリューあるいはTBW固定 　40％以上→PAスクリュー固定（外果固定に先行する） Metaphyseal Extension Type（関節面-結節隆起間：結節隆起-骨折線間が1：1以上）ではbuttressプレート固定を選択する
Type C1/2	・腓骨骨折→bridgingプレート固定で腓骨長再現 ・内果骨折→骨質良い→ラグスクリュー固定 　　　　　　→骨質不良/小骨片→TBW固定 ・脛腓間（Syndesmosis）→腓骨固定後にCotton testで動的に不安定（静的に安定）なものはZip tight固定する．静的に不安定（malalignment）があれば腓骨のmalreductionを検討する．Malreductionがなく圧迫整復が可能ならZip tightで固定する
Type C3	脛腓間（syndesmosis）を2本のスクリューで固定，2本のスクリューはロッキングプレートで連結されていることが望ましい

> **解説 1** 初期治療における足底ピン固定

　足関節骨折は基本的に徒手整復，外固定でよいのですが，アライメント保持が得られないものには創外固定あるいは足底ピンを施行するべきです．筆者は簡易的な足底ピン固定を第一選択にしています．

> **解説 2** Antiglide プレート

　プレートの力学的意義は回旋に対する抵抗性であり，それゆえに最遠位部「後面」にあてがい，外側の峰にかからないようにするのがよいと考えています．

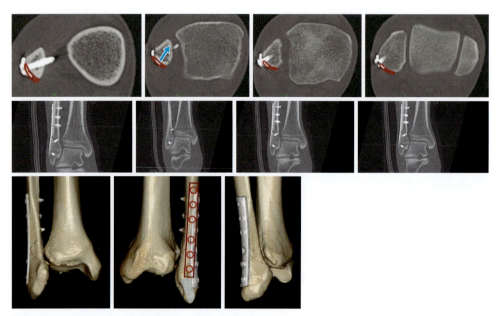

筆者が考える理想的なプレート設置位置は，腓骨の後面である

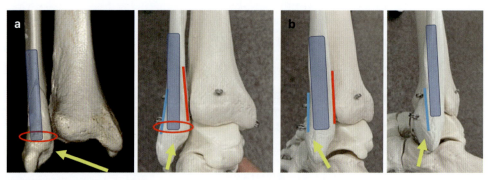

外側峰を避けたプレート設置
a：最遠位は1つの面しかない
b：遠位外側峰（水色線）にかからないようにする

腓骨筋腱の synovial part を障害せずに最も遠位にあてるようにします．通常は足関節レベルよりやや遠位に位置します．

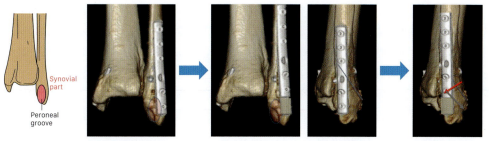

この事例では Synovial part にプレートが設置されている

Synovial part を避けてプレートを設置する

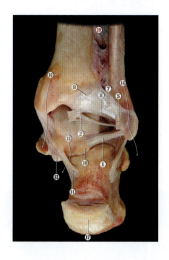

ラグスクリュー固定はらせん骨折の中央部のやや「遠位」に位置することが理想と考えます．それゆえ，プレート設置との関係で前方からの独立スクリューを挿入することが多くなります．

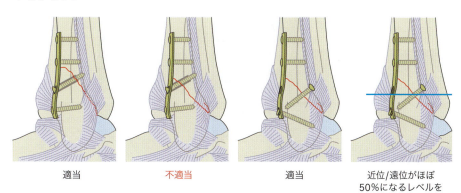

適当　　　不適当　　　適当　　　近位/遠位がほぼ50％になるレベルをラグスクリューが通過するようにする

●動画 18
腓骨 antiglide プレート固定

解説3 後果骨折の取り扱い

　AO分類 Type Bで40%を超える後果骨折は，関節面再建として厳格な解剖学的整復固定が必要です．その場合，腓骨固定より前に後果固定を行います．その理由は腓骨固定を先にすると整復位のイメージを確認しにくいことにあります．しかしながら，後果骨折の整復には腓骨の先行整復が必要です．

　以上から筆者は，①腓骨仮固定→②後果整復固定→③腓骨固定→④内果整復固定の順序で手術を施行するようにしています．また大きな後果骨折に対しては，ラグスクリューに加えてプレート固定が必要です．

　Haraguchi分類 Type 2への対応についてですが，介在骨片が存在する場合は最初に外側の腓骨骨折部から除去する必要があります．そして，内側後果（PM）に上方転位（2～3 mm）が存在すれば，外側後果（PL）の整復に先行して内側後果を整復固定する必要があると考えます．

　以上より，以下の手順で対応しています．
①半側臥位，floppy position
②PLアプローチ，介在骨片除去
③MedialアプローチでPM整復固定
④外果とPLの整復固定

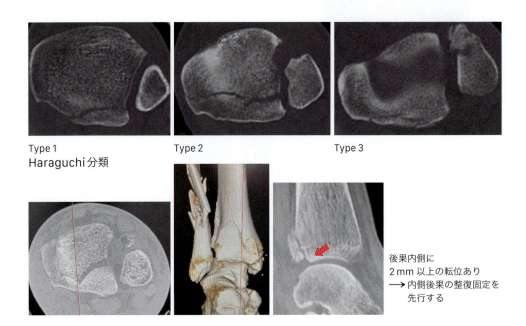

Type 1　　Type 2　　Type 3
Haraguchi分類

後果内側に
2 mm以上の転位あり
→内側後果の整復固定を先行する

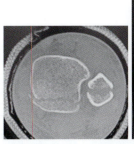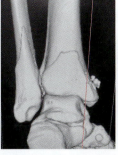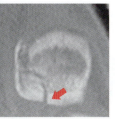

1 mm 程度の転位
→ 内側後果の整復不要

後外側から整復する後果骨片内側縁の垂直転位距離を計測

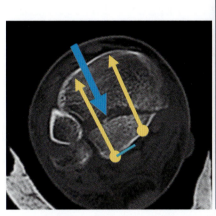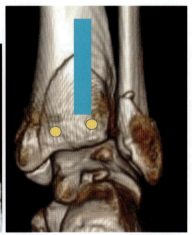

大きな後果骨折に対する固定手技
①介在骨片（青矢印）を外側から除去する．
②腓骨外果の仮固定後に後果を整復し，PA ラグスクリューのガイドワイヤーを刺入する（黄色矢印）．
③buttress プレートは後外側（青線）に設置する
④整復位を確認し固定を完了させる．

解説 4　Bosworth 骨折の治療

　Bosworth 骨折は Type B 骨折の中で，外果骨折の近位部が後方に過剰に変位し，脛骨にロックして整復が不可能になったものです．まず，初期治療として遠位脛腓骨関節の前方を小切開し，elevators を用いて locking を解除します．それが不可能ならオープンにして整復します．あとは，腓骨骨接合になりますが，通常の Type B 骨折よりも脛腓間の不安定性が強く，lateral shift test (Cotton test) にて syndesmosis が 2 mm 以上解離した場合に Zip tight 固定を考慮します．

解説 5　Bridging plate による腓骨再建

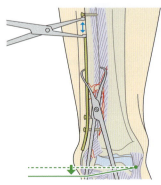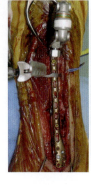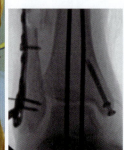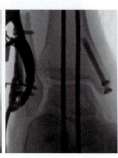

　Type C 骨折においては腓骨長の完全回復が必要です．筆者は distractor を用いて骨折部をわずか（0.5 mm ほど）に開大するようにプレート固定しています．これは通常のプレート固定操作では骨折部が圧壊してわずかに短縮する傾向にあるためです．

解説 6　脛腓間 Zip tight 固定

　Syndesmosis の不安定テストは「足関節内旋位」での「lateral shift」で行っています．これは AITFL 損傷の影響を除外するためです．そして，2 mm 以上の開大がある場合は不安定性ありとして制動術を行います．制動術としては Zip tight 固定を選択しますが，足関節レベルから 2 cm 以内（可能なら 1 cm のレベル）に挿入するようにしています．

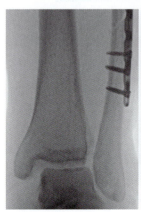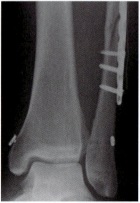

Zip tight は関節レベルの 1 cm 近位に挿入するようにする

解説 7　脛腓間スクリュー固定

　Maisonneuve 骨折などで腓骨のプレート固定ができない場合，syndesmosis の不安定性に対して脛腓間スクリュー固定を施行しますが，足関節レベルから 2〜4 cm の部位に 2 本挿入しています．またスクリューは 3.5 mm cortical スクリューを 4 cortex で挿入します．

　なお，2 本のスクリューはロッキングプレートで連結することを推奨しています．

解説8 高齢者足関節骨折への対応

　糖尿病，腎不全，末梢動脈疾患合併など，皮膚血行に問題がある事例に対しては，小切開低侵襲手術を心がけます．
　まず，血行状態評価のために以下の検査を施行します．
①理学所見：末梢主要血管（足背，後脛骨動脈）触知，ドップラー血流計
②画像検査：エコー，造影CT
③SPP（skin perfusion pressure）
　総合判断になりますが，末梢動脈疾患では消極的手術として，典型的足関節骨折は「両果スクリュー固定＋脛腓間スクリュー固定」を施行しますが，Type BとCでは脛腓間スクリュー挿入部位は異なります．

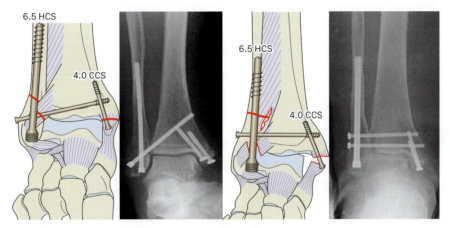

Type B　　　　　　　　　　　　Type C

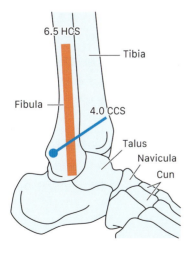

脛腓間スクリューは腓骨髄内スクリューの後方から刺入する

◆文献◆

1) Treadwell JR, et al. The antiglide plate for the Danis-Weber type-B fibular fracture: a review of 71 cases. J Foot

Ankle Surg 1993; 32（6）: 573-579
2) Kilian M, et al. Antiglide versus lateral plate fixation for Danis-Weber type B malleolar fractures caused by supination-external rotation injury. J Clin Orthop Trauma 2017; 8（4）: 327-331
3) J Solari, et al. Ankle mortise stability in Weber C fractures: indications for syndesmotic fixation. J Orthop Trauma 1991; 5（2）: 190-195
4) Van den Bekerom MP. Diagnosing syndesmotic instability in ankle fractures. World J Orthop 2011; 2（7）: 51-56
5) Lehtola R, et al. Suture button versus syndesmosis screw fixation in pronation-external rotation ankle fractures: A minimum 6-year follow-up of a randomised controlled trial. Injury 2021; 52（10）: 3143-3149
6) Verhage SM, et al. Persistent postoperative step-off of the posterior malleolus leads to higher incidence of posttraumatic osteoarthritis in trimalleolar fractures. Arch Orthop Trauma Surg 2019; 139（3）: 323-329
7) Bartoníček J, et al. Posterior Malleolar Fractures: Changing Concepts and Recent Developments. Foot Ankle Clin 2017; 22（1）: 125-145
8) Fitzpatrick E, et al. Effect of Posterior Malleolus Fracture on Syndesmotic Reduction: A Cadaveric Study. J Bone Joint Surg Am 2018; 100（3）: 243-248
9) O'Connor TJ, et al." A to p" screw versus posterolateral plate for posterior malleolus fixation in trimalleolar ankle fractures. J Orthop Trauma 2015; 29（4）: e151-156
10) White TO, et al. A prospective randomised controlled trial of the fibular nail versus standard open reduction and internal fixation for fixation of ankle fractures in elderly patients. Bone Joint J 2016; 98-B（9）: 1248-1252

ちょっと深掘り

足関節後果骨折の手術適応は？　Syndesmosis 安定化に有効か？

　いままで，足関節果部骨折における後果整復固定の目的とされてきたのは，①関節面の再建と②syndesmosis 安定化の2つであったと思います．

　しかし，いまや後者の syndesmosis 安定化の意味は特殊例を除いてほとんどなく，関節面の再建を重視し遠位脛腓関節部の 25% 以下のものは放置してよいと考えます．

　その理由は，後下脛腓靱帯（PITFL）構造は腓骨から後果骨片を超えて内側まで連続性があるためであり，断裂している事例は極めて稀です．すなわち，腓骨を整復固定した時点で後果骨片は自動的に整復され PITFL も緊張を取り戻していますので，後果を固定してもしなくても syndesmosis stability には関係がありません．すなわち，後果骨片を固定することによって「後方安定化」が得られることにはなりません．

　しかし，「PA（回内-外転）受傷機転による lateral shift pattern」の後果骨片が唯一 syndesmosis 安定化のための固定対象になりえると考えます．このような事例においては腓骨外果固定後に後外側を直接観察し後果骨片の可動性を調べ，さらに後果骨片の固定前後で syndesmosis stability test をするべきでしょう．

Haraguchi 分類 Type 2 の後内側骨片は固定すべき？

　後内側骨片を有する Haraguchi 分類 Type 2 は「外旋＋軸圧メカニズム」で生じており，そのため後内側骨片は「土手」として整復固定する必要性があるだろうといまは考えています．もちろん損傷程度には差があり，外果と内果を固定した後に外旋・軸圧ストレステ

ストを施行して，距骨が後方に亜脱臼しなければ放置でよいと考えます．しかし，判断基準があいまいですので，現時点では基本的に整復固定したほうが無難だろうとの立場をとっています．

ちなみに，後内側から整復固定するというMasonの方針についてですが，内果，後内側骨片が腓骨の整復によらずに整復固定ができる場合に限って内側先行固定には同意しますが，腓骨短縮転位が後果整復に大きく影響を与えている場合には腓骨先行固定にするべきと考えます．

足関節骨折に伴う Tillaux-Chaput 骨折は固定する？

B TypeでもC TypeでもTillaux-Chaput骨折の合併は多いでしょうし，ほとんどすべての事例で前脛腓靱帯損傷（AITFL）機構は破綻していることでしょう．

この場合，第一の問題は「修復する必要があるのか？」であり，それは果部骨接合後のsyndesmosis instabilityの有無で決定しなければなりません．その際に instability testにER testを用いると，臨床的に過剰診断になってしまいます．筆者はCotton testで不安定性の有無を判断すべきだと考えます．

そして，Cotton testでsyndesmosis instabilityがあったとして，第二の問題はTillaux-Chaput骨折固定で対応するのか，それともzip tightによる制動で対応するのかです．

Cotton test陽性の場合のsyndesmosis instabilityの原因は，主として「骨間靱帯の破綻」であり「AITFLの破綻」は副次的でしょうから，zip tightによる制動を主体として，Tillaux-Chaput骨折固定は任意とするのがよいと思います．

足関節 Type C 骨折における腓骨骨折の固定方法は？

足関節骨折の最終的な治療目的はMortis/遠位脛腓間のアライメントと安定性確保にあります．Type C骨折においては腓骨の解剖学的整復固定が獲得されたうえでの遠位脛腓間の不安定性評価が必要であり，最初から遠位脛腓間部は展開しておきます．

腓骨骨折レベルが5 cm以内ですと，骨接合術後に遠位脛腓間は安定している事例が多いとされていますが，そのような事例でのプレートは遠位脛腓関節近傍まで設置されますので，結果的には直視することになります．また，5 cmを超えるType C骨折では遠位脛腓間の不安定性が危惧されますので，最初から「別皮切もしくは皮切を延長して確認する」が妥当だと考えます．すなわち，どのような状況でも遠位脛腓間部は展開するということです．

さて，腓骨骨接合時の腓骨長についてはわずかな短縮でも回避すべきと考えます．いままで，多くのType C骨折事例を対外カンファレンスで閲覧してきましたが，ほとんどの事例で延長器を使用しておらず，そのためなのかは不明ですが腓骨が短縮している事例が多々見受けられました．

そこで，筆者らは「腓骨骨折に少しでも粉砕があったり，第3骨片を伴う事例」などでは，延長器を使用して，わずか（0.5 mmほど）にギャップがあるように再建するのがちょうどよいのではないかと考えています．

足関節骨折において deltoid ligament を修復すべき症例とは？

　内側を展開すべき事例は，まずは「deltoid ligamentの嵌頓」が疑われる事例であり，展開して嵌頓を解除したならば，そのときは修復もするでしょうが，最初から修復すべき事例は不明瞭です．

　以前より，Mortiseは①腓骨外果，②内果（deltoid），③遠位脛腓間の3つのうち2つが修復されれば安定化するといわれてきました．つまり，①腓骨外果，②内果（deltoid）の2つが修復されれば，③遠位脛腓間を制動しなくても安定化するので，「脛腓間固定の代替としてのdeltoid ligament修復」という話が出てくるのでしょう．

　しかしこれは，論文にしたいがための手術にも思えます．「deltoidの修復」と「遠位脛腓間制動」はどちらが容易で確実でしょうか？　もちろん後者でしょう！　ですから，一般的患者と一般的外傷整形外科医には不要に思います．

　アスリートであれば，すべての構造を低侵襲で確実に修復したいところでしょうが，アスリートとは誰のことでしょうか？　オリンピックに出るかもしれない体操選手なら考えるでしょうが，市民スポーツレベルでは不要ではないかと思います．

41 踵骨骨折

> **症例1** 踵骨 tongue type 骨折（60代男性）

受傷時

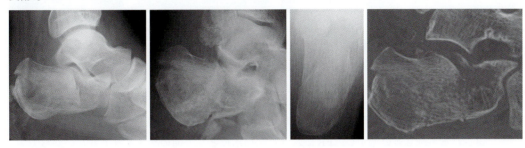

手術治療　Westhues整復，スクリュー固定　　　術後6か月，骨癒合　全荷重歩行可

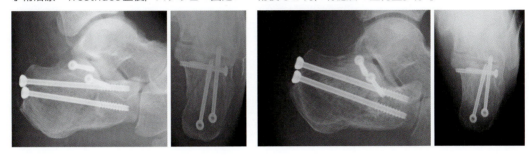

> **症例2** 踵骨 joint depression type 骨折（80代女性）

受傷時

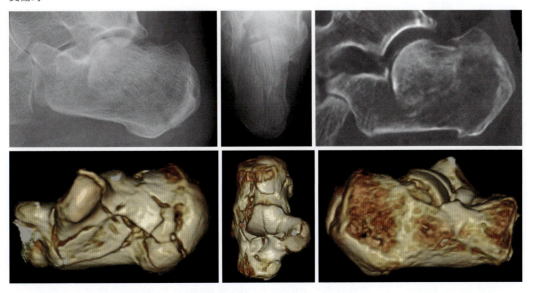

手術治療　S-Tアプローチ，スクリュー固定　　　術後6か月，変形治癒骨折，歩行時痛軽度

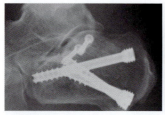
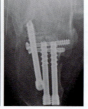
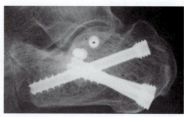
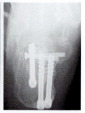

Q9 受傷時における大本法の位置付けは？

A 踵骨骨折の初期整復としてルーチンに施行する

　筆者は，日本の整形外科医なら全員，大本法[1]をやるものと思っていました．実際，整復される事例も多いですし，ERにおける初期治療として何のデメリットもないからです．

　これは余談ですが，昔々，AOコースを受講した際に，外国人講師が「踵骨骨折」の講義をしました．その際に筆者は「日本ではほぼ全員，大本法という徒手整復法を行い，とても有効である」と発言したところ，某先生から「そんなことはない．日本でも一部の整形外科医が施行しているだけである」というコメントをいただき，驚いたことを記憶しています．

　それはさておき，「大本法」は有効ではあってもデメリットはない，といまでも思います．そして，大本法は，本来は踵骨の距骨関節面骨片を整復するものであり，関節面骨片に靱帯が付着していないと成功せず，関節面骨片が整復されると同時に体部内反も整復されると考えられています．

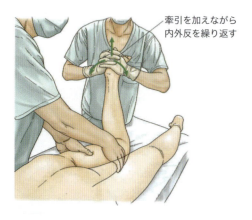

牽引を加えながら内外反を繰り返す

Q10 踵骨骨折の手術適応は？

A 少ない侵襲で可能な限り解剖学的状態とすることができれば，多くの症例で適応となる[2]

　関節面の転位が2mm以上や体部変形が10°以上という数字的基準がありますが，これはinjury factorです．これ以外にpatient factorsやsurgeon factorsが手術適応を複雑にし

ています．

「転位が残っても臨床成績はよい．だから厳密に整復する意義は少ない」という意見はありますが，乱暴だと思います．少ない侵襲で可能な限り解剖学的状態に戻すことができればそれに越したことはありません．

Q11 Tongue type骨折の整復法と固定法は？

A Westhues整復とスクリュー固定を行う

　Tongue type骨折は内側部の短縮や内反変形などはあまりありません．通常，粉砕は強くなく，後距踵関節部の転位はWesthues法[3]で整復でき，スクリュー固定で対処可能です．
　そして，スクリュー固定としては，Westhuesスクリューと後距踵関節面固定スクリューで治療します．

Q12 Depression type骨折の整復法と固定法は？

A 初期に体部整復を施行し，達成できればスクリュー固定が可能である

　多くのdepression type骨折は関節面が転位し，踵骨は短縮し，そして内反しています．筆者は原則的に体部の変形から整復していくことが理にかなっていると考えています[4]．つまりは「短縮と内反」を整復するのですが，これは下図のように内側のアライメントを整復することに相違ありません．体部整復ができれば後は関節面の整復固定であり，これは難しくありません．初期に体部整復を行うためにも，受傷時の大本法は必要であり，大本法が不十分な場合は，翌日にjoy stick整復あるいは創外固定を施行しておくと，最終的に関節面の整復固定が容易になります．

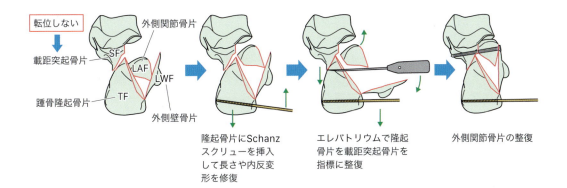

載距突起スクリュー挿入のコツは？

A **15〜20°程度前方に向けて挿入する**

　後距踵関節部固定スクリューを載距突起に向けて挿入しますが，いくつかのポイントがあるので挙げておきます．
①後距踵関節面に細いwireを挿入すると関節面方向の指標になる．
②刺入部は関節面から6〜8 mmのところにする．これはスクリューから関節面まで3〜4 mmほど確保するためである．
③刺入方向は3DCTで確認するとよいが，おおよそ15〜20°程度前方に向けて挿入するとよい．
④ガイドワイヤーを挿入したら，Broden viewとaxial viewで確認するとよい．

 骨欠損部には人工骨を留置するべきか？

A **原則的に不要である**

　骨欠損が生じるのは大部分が骨梁のないところ（Gissane下部）ですので，一般的には不要であるといわれています[5]．Bone cystもこの部位に生じます．ただし，後距踵関節下の骨欠損であれば別ですので，骨移植を考慮します．

 スクリューの太さは何mmが適切か？

A **体部スクリューは6.5 mm，関節面固定スクリューは4.0 mmが適切である**

　スクリュー径はできるだけ太いものを用います．なぜなら曲げ剛性は直径の4乗に比例するからです．つまり5 mmスクリューと6.5 mmスクリューでは曲げ強度は3倍違うのです．
　筆者は体部固定のスクリューは6.5 mm，関節面固定のスクリューは4.0 mmを選択しています．Westhuesスクリュー（lateral columnスクリュー）の効きが悪い場合は，踵立方関節（non mobile joint）を貫通させるとよいです．

 超高齢者の場合，手術適応は変わるか？

A **既往に末梢血管障害があれば非手術適応とする**

　スクリュー固定に適しているのは，よい骨質と低い粉砕度です．高齢者になるとスクリューは固定強度には不利ですが，プレート固定は軟部組織に不利です．もしもプレート固定が必要なら血管造影CTやSPPなどで末梢血管と皮膚血行を評価するとよいですが，切開が躊躇われる場合は，何もしないほうがトラブルが生じず得策です[6]．

筆者が推奨する治療方法

Essex-Lopresti 分類および Sanders 分類	治療方法
Tongue type	
Type ⅡA and B	Westhues スクリュー＋ACS (ST app.)
Type ⅡC	Westhues スクリュー
Type Ⅲ～	Westhues スクリュー＋ACS (ST app.)
Beak (extreme tongue) 骨折	Compression スクリュー＋augmentation wire
Depression type	
Type ⅡA and B	MWS, LCS, ACS, (LWS, AS), (ST app.)
Type ⅡC	MWS/ASS, LCS, ACS, (LWS, AS), (ST app.)
Type Ⅲ/Ⅳ	MWS, LCS, ACS, (LWS, AS), (ST app.) あるいはプレート固定

(LWS, AS) はサブとして選択する
ACS：articular compression screw
MWS：medial wall screw
LCS：lateral column screw (Westhues)
ASS：articular support screw
LWS：lateral wall screw
AS：anterior screw
ST app.：sinus tarsi アプローチ

解説1　踵骨骨折の分類

メカニズムから Essex-Lopresti 分類の tongue type と depression type に分けられます．

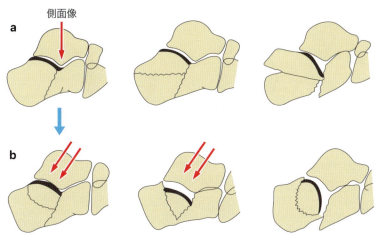

Essex-Lopresti 分類
a：Tongue type，b：depression type
〔Essex-Lopresti P. The mechanism, reduction technique, and results in fractures of the os calcis. Br J Surg 1952; 39 (157): 395-419 より〕

そして後距踵関節面の粉砕度から Sanders 分類を行います．

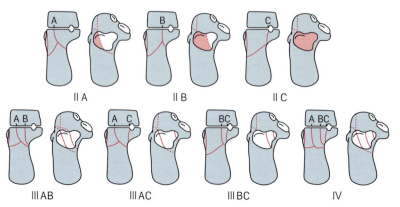

Sanders 分類

〔Sanders R. Displaced intra-articular fractures of the calcaneus. J Bone Joint Surg Am 2000; 82（2）: 225-250 より〕

解説 2　Depression タイプの標準的骨折線

通常は前方突起骨片，体部骨片，載距突起，外側関節面骨片，外側壁骨片の大きく 5 つに分けて考えることができます．

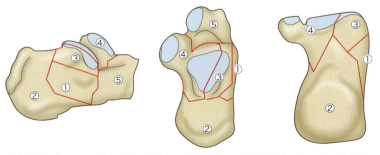

①外側壁骨片，②踵骨体部骨片，③外側関節面骨片，④載距突起（＋内側関節面）骨片，⑤前方突起骨片

解説 3　初期治療法

●初期治療

基本方針は体部の整復を急性期（受傷 24 時間以内）に完遂することです．まず，受傷時に X 線撮影（軸位・側面＋健側）を行い，骨折型によらず大本法整復（坐骨神経＋伏在神経ブロック）を施行します．そのうえで，両側 CT・整復後 X 線（軸位・側面）で骨折形態の精査を行い，Essex-Lopresti 分類と Sanders 分類で分類します．

● **急性期整復**

　大本法整復が不十分な場合には，受傷翌日に手術室で追加整復します．整復対象は内反変形と短縮，上方転位の整復です．

　Tongue タイプの場合は Westhues 法（体部骨片の引き下げに伴い，内反も整復されやすくなる）を行います．

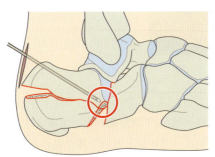

必ず tongue 骨片前方の軟骨下骨（後距踵関節）に刺入し骨片把持力を高める

　Depression タイプで踵骨体部の内反，短縮の整復が必要な場合には創外固定を施行します．創外固定は脛骨内側-踵骨体部骨片間にモノチューブ（黄）創外固定を設置し，短縮と内反の矯正を行いますが，その際，アキレス腱をゆるめるため，計画・手術ともに「自然底屈位」で行うこととします[7]．

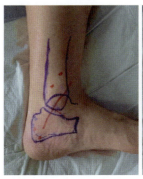 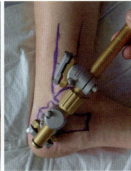 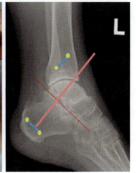

● **踵骨創外固定の手順**

　準備器材は φ5 mm ハーフピン（125〜150 mm 長），手関節用モノチューブ（黄色），T アダプターです．

　以下に施行手順を提示します．

①ハーフピン刺入位置：側面透視画像を参考

　踵骨：踵骨結節部に，後距踵関節面（posterior facet：PF）に並行に刺入する．

　脛骨：PF に垂直に刺入．遠位ピンは epiphyseal line 後方，近位ピンは骨軸中央で関節面から 30 mm ほど近位に刺入する．

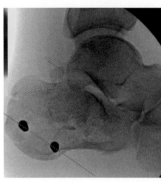
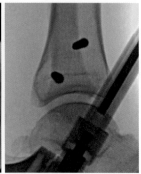

②モノチューブ設置位置

踵骨側にT adaptorをつけ，モノチューブのロッドとPF関節面が直交するよう設置する．ハーフピンの前方に設置して，ピンとモノチューブロッドとの干渉を避ける．

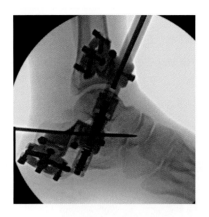

③整復

足関節を自然底屈位で整復する．徒手で最大限に踵骨体部の短縮をとる（大本法と同様の操作で遠位後方へ牽引する）．クランプ締結後にさらに10 mmほどmechanical spanningをかける．

以上の操作で体部骨片と載距突起骨片の位置関係が整復されていれば，あとは確定的内固定時に外側関節面を直視下整復するのみとなる．

解説 4　Westhuesスクリュー[3]

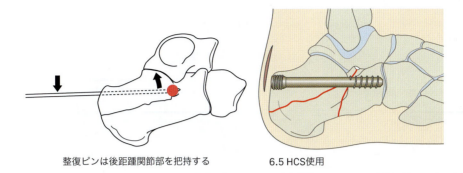

整復ピンは後距踵関節部を把持する　　　6.5 HCS使用

解説 5　Beak骨折のスクリュー固定[8]

　骨片転位による軟部状態が不良なものには緊急整復が必要ですが，軟部状態が保たれているものでは最大底屈位で管理可能です．

　手術治療では，整復にあたって閉鎖的に鋭の骨把持クランプで整復が可能でなければ，「小切開」として整復阻害組織を取り除きます．健常骨の場合はスクリュー固定のみでよいですが，背景に骨粗鬆症がある場合はスクリュー固定に加えて braided wire あるいは人工靱帯での補強を基本とします．

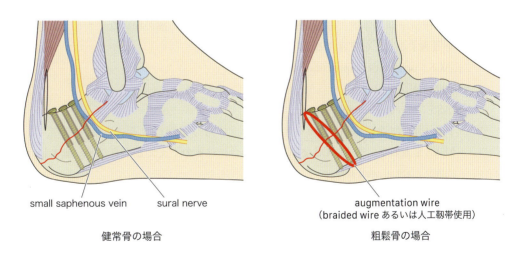

健常骨の場合　　　　　　　　　　　　粗鬆骨の場合

解説 6　スクリュー固定手技

　筆者はすべての踵骨骨折に対してスクリュー固定を基本とします．スクリューの種類は essentialスクリューと additionalスクリューに大別します．

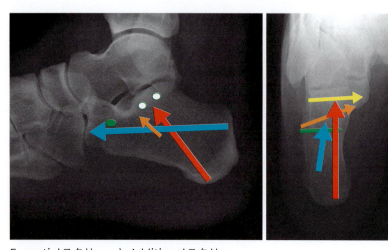

Essentialスクリューと Additional スクリュー
MWS (ASS)：🡒, LCS：🡒, ACS：🡒, LWS：🡒, AS：🡒

Essentialスクリュー
　MWS：medial wall screw
　LCS：lateral column screw (Westhues)
・Lateral columnスクリューと Westhuesスクリューは両者とも同じような軌道を通るが，概念的に Westhuesスクリューは Gissaneの下方を通り外側関節面骨片を下支えとし，lateral columnスクリューは一次骨折線に直交する．
・スクリューは基本的に踵骨内にとどめるが，踵骨前方部の粉砕などがあれば踵立方関節を貫通することを許容する．
　ACS：articular compression screw

Additionalスクリュー
　ASS：articular support screw
・Type ⅡCに近い depressionタイプの骨折に対して施行することがあるが，この際は MWSを兼ねる．また ACSを挿入した場合にはその下支えとすることが望ましい．
　LWS：lateral wall screw
　AS：anterior screw

● 基本的整復手技
①腫脹軽減後に sinus tarsiアプローチ (STA) を用いて骨接合術を施行[9]
②急性期の短縮内反整復が不十分な場合は STAから体部と載距突起骨片間の噛み込みを解除
③体部整復：体部骨片を載距突起骨片に対して整復（引き下げ/外反/外側へ押し込み）し，MWSガイドピン刺入（スクリュー長計測のうえ，距骨へピンを進めておく）
④後距踵関節面の整復：STAから後距踵関節面を整復（直接挙上＋後方経アキレス腱）し，ACSガイドピンで仮固定するが ACSは 2本が基本．また ⅡB/C–C depressionには ASSを考慮するが，これは稀である．
⑤前方突起の縦割れがあるときは ASで固定

⑥体部と前方突起間を LCS（WS）ガイドピン固定．前方突起中央に向けて刺入
⑦外側壁整復：外側壁を押し込み整復．外側壁の固定に必要なら LWS を刺入
⑧一度整復仮固定したうえで，ガイドピンを順次スクリューへ入れ替え
⑨入れ替えは，ACS→MWS→LCS（WS）→前方突起スクリュー→LWS の順に施行

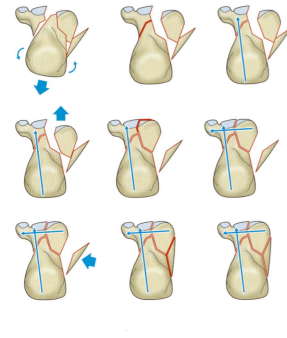

体部骨片の整復
底屈位で下方に牽引し載距突起骨片との噛み込みを解除
経皮的に内反変形を矯正し，必要に応じて外側への転位を整復
載距突起骨片との位置関係を合わせて仮固定

外側関節面の整復
Sinus tarsi アプローチからの直接整復と経アキレス腱的に経皮整復
距骨に押し付けるようにして整復し，載距突起骨片と仮固定

外側壁の整復
外側壁を嵌め込むことで，外側関節面の下支えとする

Medial wall screw：
②体部骨片と④載距突起骨片を固定する

Articular compression screw：
③外側関節面骨片と④載距突起（＋内側関節面）骨片を固定する

Lateral column screw：
②体部骨片と⑤前方突起骨片を固定する

Westhues screw：
③舌状型の外側関節面骨片と⑤前方突起骨片間を固定する

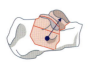 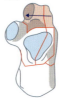

Lateral wall screw：
①外側壁骨片に対する compression screw
多くは④載距突起骨片に刺入される

前方突起スクリュー

①外側壁骨片
②踵骨体部骨折
③外側関節面骨片
④載距突起（＋内側関節面）骨片
⑤前方突起骨片

（→ 348 頁「解説 2」参照）

● 動画 19
踵骨スクリュー固定

解説 7　プレート固定の適応[10]

プレート固定の適応は限定的です．①外側壁および体部の破壊度が強く，スクリュー固定では固定性保持に懸念があるもの，そして②亜急性期例，陳旧例で整復に難渋するために，拡大Lアプローチ（ELA）を要するものが主な適応です．

解説 8　アキレス腱付着部剥離骨折の手術方法[11]

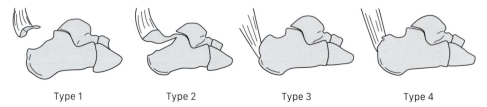

Type 1　　Type 2　　Type 3　　Type 4

修正 Beavis 分類
〔Beavis RC, et al. Avulsion fracture of the calcaneal tuberosity: a case report and literature review. Foot Ankle Int 2008; 29 (8): 863-866 より〕
〔Liu Z, et al. Calcaneal tuberosity avulsion fractures—A review. Injury 2024 (2); 55: 111207 より〕

　修正 Beavis 分類 Type Ⅰ に対する固定方法は以下の通りです．
・骨片＞3 cm 四方の場合は，4.5 HCS あるいは 5.0 CCS 2 本で固定し，braided wire あるいは人工靱帯で補助固定する．
・骨片＜3 cm 四方の場合は，4.0 CCS 2 本で固定し，1 cm 幅の人工靱帯を使用し面で支える．

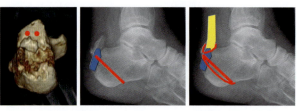

骨片が 3 cm 以下の場合：4.0 CCS 2 本（赤）＋人工靱帯（黄）で固定

◆文献◆

1) Omoto H, et al. Method for manual reduction of displaced intra-articular fracture of the calcaneus: technique, indications and limitations. Foot Ankle Int 2001; 22 (11): 874-879
2) Bruce J, et al. Surgical versus conservative interventions for displaced intra-articular calcaneal fractures. Cochrane Database Syst Rev 2013; (1): CD008628
3) Golec E, et al.［Long-term results of treatment for articular calcaneus fractures with Westhues method］. Chir Narzadow Ruchu Ortop Pol 2003; 68 (3): 185-189

4) Schleunes S, et al. Current Management of Intra-Articular Calcaneal Fractures. Clin Podiatr Med Surg 2024; 41（3）: 473-490
5) Park YH, et al. Bone Defects After Surgery for Displaced Intraarticular Calcaneal Fractures Spontaneously Improve Without Bone Grafting. Clin Orthop Relat Res 2021; 479（6）: 1265-1272
6) Sagray BA, et al. Diabetic calcaneal fractures. Clin Podiatr Med Surg 2013; 30（1）: 111-118
7) Kim GB, et al. Intra-articular Calcaneal Fracture Treatment With Staged Medial External Fixation. Foot Ankle Int 2022; 43（8）: 1084-1091
8) Zeidan A, et al. Beak-type fractures of the calcaneus. Ugeskr Laeger 2024; 186（8）: V10230635
9) Schepers T. Sinus Tarsi Approach with Screws-Only Fixation for Displaced Intra-Articular Calcaneal Fractures. Clin Podiatr Med Surg 2019; 36（2）: 211-224
10) Zeman P, et al.［Long-term results of calcaneal fracture treatment by open reduction and internal fixation using a calcaneal locking compression plate from an extended lateral approach］. Acta Chir Orthop Traumatol Cech 2008; 75（6）: 457-464
11) Rauer T, et al. Avulsion fracture of the calcaneal tuberosity: case report and literature review. J Foot Ankle Surg 2018; 57（1）: 191-195

ちょっと深掘り

踵骨骨折はどのようなときにプレート固定を選択するべき？

　筆者が拡大L字アプローチ（ELA）を用いてプレート固定をする適応は粉砕例と陳旧例です．粉砕例といっても外側壁（特にGissane部）と前方の粉砕にとどまる場合はSTAでのスクリューにミニプレートを追加することで対処可能です．ですから，新鮮例にフルサイズの踵骨用プレートを用いることはほとんどありません．

　さて，スクリュー固定よりもプレート固定のほうが「手技的に容易で確実」というのはその通りです．しかし，容易で確実だからといって，ほぼすべての踵骨骨折にMIPOを施行している医師達の報告には同意できません．彼らのほとんどの論文において，「整復が維持され軟部トラブルも少ない」と述べられていると思いますが，スクリュー固定で治療できるものにも施行しており，過剰適応であると筆者は思います．STA MIPOで軟部トラブルがないといってもプレートが相当の重荷になっていることは明らかであり，報告されていない軟部破綻は多いと推察します．

Column AIとシンポジウムをしたい

　現行の学会やセミナーのシンポジウムや討論に筆者は強いストレスを感じています．深掘りがされることは稀であり，いつもその前に時間切れとなってしまっているからです．なかには話が辿々しいばかりか冗長で，しかも呂律の回っていないシンポジストがおられますが，そのような人は登壇してはなりません．「AIシンポジスト」が待ち遠しいと思っているのは筆者だけでしょうか？

42 距骨骨折

> **症例1** 距骨頸部骨折（40代男性，転落）

受傷時　Hawkins分類 Type II　後距踵関節脱臼

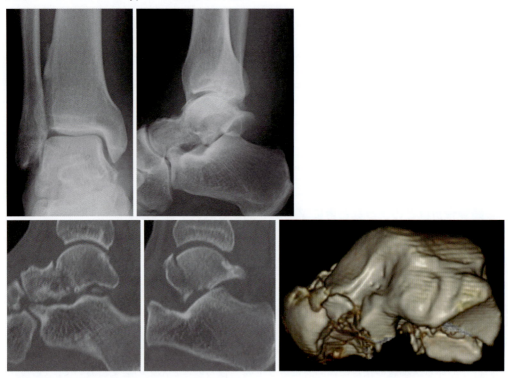

緊急手術　創外固定

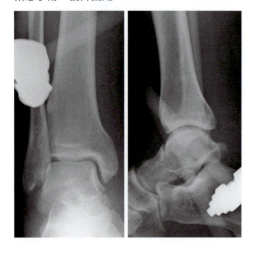

手術治療　観血的整復スクリュー固定

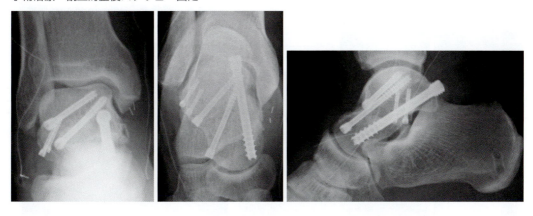

術後6か月，Hawkins sign陽性

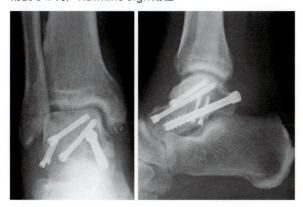

| 症例 2 | **距骨体部骨折（30代男性，交通事故）** |

受傷時　AO分類 Type 81B2.2/Sneppen分類 Type B（coronal shearing）

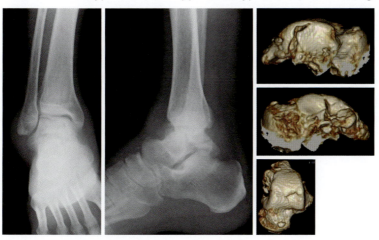

手術治療　内外果骨切り展開・整復，スクリューおよび
ミニプレート固定

術後1年，骨癒合，Hawkings sign陽性

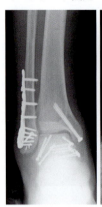
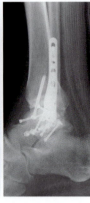
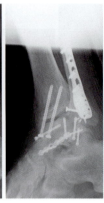
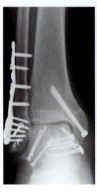
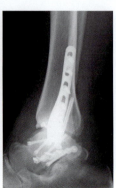

Q17 距骨骨折の分類は？

A 距骨頚部骨折に Hawkins 分類，距骨体部骨折には Sneppen 分類を用いる

　距骨頚部骨折には Hawkins 分類を用いていますが，これは転位分類であり，骨折形態分類ではないことに注意してください．

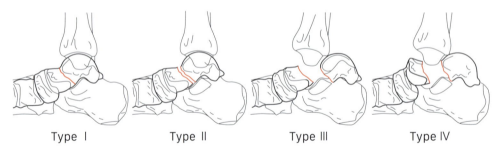

〔Alton T, et al. Classifications in Brief: The Hawkins classification for talus fractures. Clin Orthop Relat Res 2015; 473（9）: 3046-3049 より〕

一方，距骨体部骨折にはSneppen分類を用います．こちらは形態分類です．

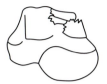
A. Compression fracture

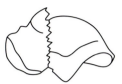
B. Coronal shearing fracture

C. Sagittal shearing fracture

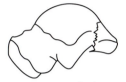
D. Fracture in the posterior tubercle

E. Fracture in the lateral tubercle

F. Crush fracture

Sneppen分類
〔Sneppen O, et al. Fracture of the body of the talus. Acta Orthop Scand 1977; 48(3): 317-324 より〕

距骨骨折に特有のX線画像は？

A AP画像としてcanal viewを撮影する

　骨折形態の把握には，いまの時代はCTを用いているのが普通です．ただ，術中の整復位やインプラントの位置を確認するために2方向X線画像が必要だと思います．そしてAP画像に相当するのがcanal viewです．

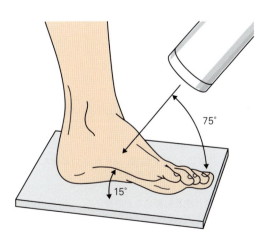
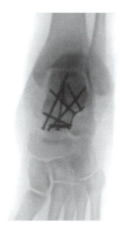

Q19 緊急手術の必要性は？

 ### A （亜）脱臼例は緊急で整復する

　距骨頚部骨折の「脱臼や亜脱臼」については緊急で整復する必要があります[1,2]．その際に，ある程度のアライメントが保持できればよく，完全である必要はありません．

　最初に，整復できるかどうかの判断が必要ですが，Hawkins分類 Type Ⅱが徒手整復の対象になり，その成功率は60％程度です．しかし，関節部の両側が脱臼しているHawkins分類 Type Ⅲ，Ⅳはそもそも徒手整復が困難ですので，観血的整復とします．なぜなら整復操作は1か所の転位だと力が加わりやすく成功しやすいのですが，2か所の転位は最低限joy stickなどを使用して直接力を加えなければ無理だと考えるからです．

　ところで整復にはブロック麻酔による完全除痛が必要です．腓腹筋が弛緩するように膝を屈曲させ，足関節を底屈させます．足部を掴んで牽引，体部に対して整復するようにします．整復されると基本的に安定しているので，スプリント固定で待機可能となります．

Q20 最終的な整復固定方法は？

A 完全整復のうえでスクリュー固定を基本とする[3]

　距骨頚部骨折の整復には内外側アプローチを用います．Joy stickなどを用いて解剖学的に整復し，仮固定します．スクリュー固定をする場合は間隔を開けて，できるだけ骨折線に垂直に挿入します．術前のCTで骨折面に対する角度が70°以上になるように，また，スクリュー間隔が開くように，後方からのPAスクリューの選択も考慮します．

　骨折部に粉砕がある場合はプレート固定を行う場合がありますが，足根骨用のプレートを切離して使用するか，手指骨用のプレートを使用しています．プレート固定は内外側部の粉砕がある場合に適応となりますが，実際に必要となる事例は多くありません．Bridgingスクリュー固定は1つの代替手段です．

筆者が推奨する治療方法

Hawkins分類	治療方法
頚部骨折（およびSneppen分類） 　Type Ⅰ 　Type Ⅱ 　Type Ⅲ，Ⅳ	CRIF（PAスクリュー使用） ORIF（内外側アプローチで整復，APあるいはPAスクリュー使用，粉砕部はプレート固定）
体部骨折（Sneppen分類） 　Type A, B, C　head	損傷側の展開，内外側とも骨切りが必要 整復→スクリュー固定
Type E　Lateral process 　　Small（subtalarに無関係） 　　Large（subtalarに関係）	Lateralアプローチで *in situ* スクリュー固定 外果骨切り展開
Type D　Posterior process 　　1 cm以上，転位あり	後内側アプローチで整復，スクリュー固定

解説1　Non displacement neck fracture

6.5 HCS 2本を用いて後方から固定するのが最も容易で確実です．

解説2　Displaced neck fracture[4]

筆者は以下の手順での整復と固定を推奨しています．
① 両側前方から骨折部を展開，主として joy stick などを使用して整復し仮固定する．
② 骨折部の整復位と安定性がスクリュー固定で獲得されるか否かを判断する．
③ 多くの事例でブロック骨移植とスクリュー固定で対応可能〔6.5 HCS（DePuy Synthes 社）使用〕である．
④ 骨欠損などでスクリュー固定が難しい場合にはプレート固定を施行する〔VA foot（DePuy Synthes 社）の立方骨あるいは舟状骨用のものを切離し使用〕．
⑤ スクリュー刺入は，骨折面に対して 70°以上の垂直位となるように PA スクリューも選択する．

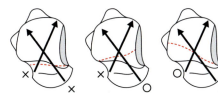
×矢印のスクリューは骨折線に対して斜方向であり適切ではない

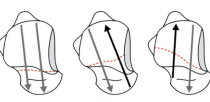
グレーの矢印のように後方スクリューを選択すると骨折線に対して垂直方向に挿入可能となる

解説3　Body fracture の展開：medial malleolar osteotomy

距骨体部の展開には脛骨内果を骨切りして展開しますが，関節包および後方の後脛骨筋腱床部を鋭的に切開するようにします．

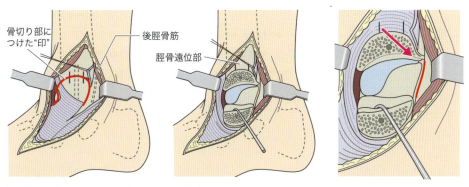
後脛骨筋腱の床部を切離して術野を拡大

● 動画 20
距骨体部骨折に対する内果骨切り

◆文献◆
1) Lin S, et al. Management of talar neck fractures. Orthopedics 2011; 34（9）: 715-721
2) Vallier HA, et al. Talar neck fractures: results and outcomes. J Bone Joint Surg Am 2004; 86（8）: 1616-1624
3) Early JS. Talus fracture management. Foot Ankle Clin 2008; 13（4）: 635-657
4) 伊澤雄太．距骨頸部骨折におけるラグスクリュー刺入方向の検討．骨折 2023; 45（4）: 1113-1117

ちょっと深掘り

距骨頸部骨折に対する固定法はスクリュー固定か，プレート固定か？

　距骨頸部骨折に対しては，まず解剖学的に整復します．そのために，両側前方から骨折部を展開し，主として joy stick などを使用して整復し仮固定します．そうして得られた骨折部の整復位と安定性がスクリュー固定で獲得されるか否かが問題になり，骨欠損などでスクリュー固定が難しいとなるとプレート固定を施行することになります．その場合はVA foot（DePuy Synthes 社）の立方骨あるいは舟状骨用のものを切って使用しています．

　しかし，骨欠損の形状と程度が問題であり，たとえ粉砕があったとしても，多くの事例でブロック骨移植とスクリュー固定で対応可能なのではないかと思いますし，HCS（DePuy Synthes 社）は compression スクリューとしても bridging スクリューとしても使用できるので有用です．

　スクリュー固定の術後回旋抵抗性は，スクリューが骨折部で交差刺入されると chop stick 現象が起こり問題ですので，骨折部に垂直かつ平行に2本挿入できれば，高い安定性が獲得できると考えています．

スクリュー固定の際の方向，アプローチは？　APか，PAか，3皮切か？

　スクリュー固定をする場合は骨折線に対して70°以上になるように配慮したいところです．整復操作は両側前方アプローチになりますが，スクリュー挿入は必要に応じて後方切開刺入でPAスクリューを用いるのがよいと考えています．

　個別のCT判断でAPスクリューなのかPAスクリューなのかを選択することになるでしょうが，どちらかを適切に選択することで，理論的には骨折部に70°以上の角度で挿入することが可能となります．

43 Lisfranc関節損傷

症例1　Lisfranc損傷（30代男性）

受傷時

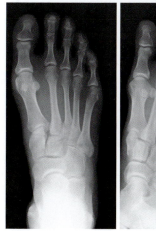
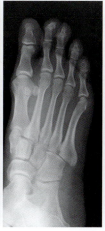
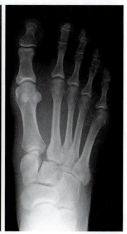

荷重位

手術治療　観血的整復，スクリュー固定　　　術後6か月，全荷重歩行可

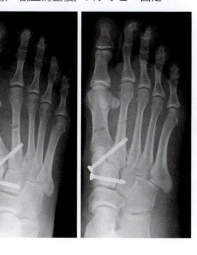
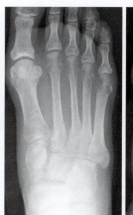
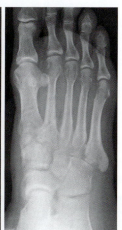

症例2　Lisfranc関節脱臼骨折（20代女性）

受傷時　Myerson分類 Type B

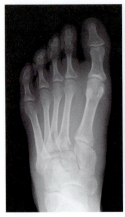
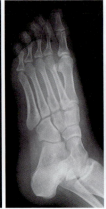
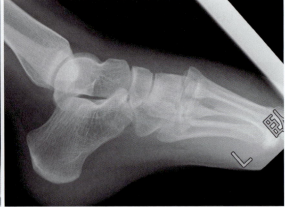

徒手整復　ピンニング仮固定

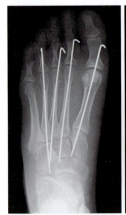
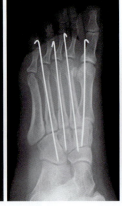
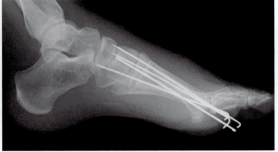

手術治療　観血的整復，スクリューおよびプレート固定

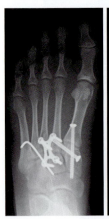
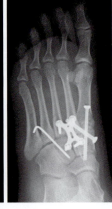
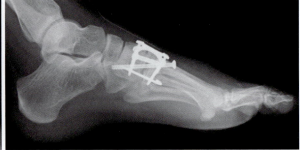

術後1年，ランニング障害なし

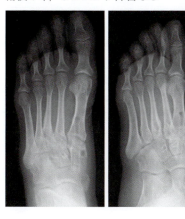

Q21 Lisfranc関節損傷の分類は？

A 低エネルギー損傷ではNunley分類，高エネルギー損傷ではMyerson分類

　Lisfranc関節損傷は，低エネルギー損傷であるLisfranc靱帯損傷と，高エネルギー損傷であるLisfranc関節脱臼骨折に分けられます．治療に対する考え方と方法が異なりますので，注意が必要です．

　自ずと分類も異なります．低エネルギーLisfranc靱帯損傷ではNunley分類を用いますが，これは第1/2間の不安定性の程度によるstage分類です．一方，高エネルギーLisfranc関節脱臼骨折ではMyerson分類を用いるのが一般的です．

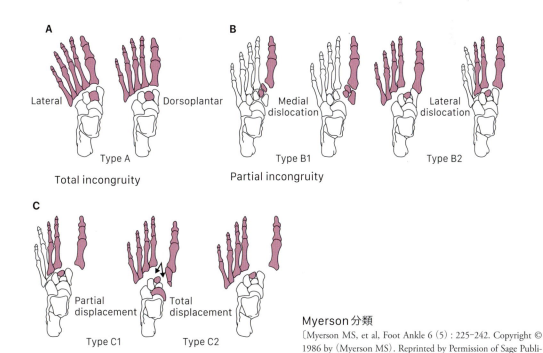

Myerson分類
〔Myerson MS, et al, Foot Ankle 6 (5): 225-242. Copyright © 1986 by (Myerson MS). Reprinted by Permission of Sage Publications〕

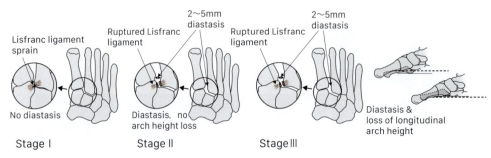

Nunley and Vetullo 分類
〔Nunley JA, et al. Classification, investigation, and management of midfoot sprains: Lisfranc injuries in the athlete. Am J Sports Med 2002; 30（6）: 871-878 より〕

低エネルギー Lisfranc 靱帯損傷の手術適応と方法は？

A Nunley 分類 stage Ⅱ以上で手術治療だが，方法は多岐にわたる

　Nunley 分類の stage Ⅱ以上，すなわちストレス X 線による第1/2間の開大が対側比較で2mm以上の場合は手術適応としています[1]．

　手術固定の対象は基本的に第1/2間ですが，その方法としてスクリュー固定，suture ボタン，プレート固定が候補になります．どの方法を選択するかは決め手がなく，術者の好みに左右されています[2,3]．

　筆者は以前にはスクリュー固定を主に選択していましたが，近年は軟部組織が許せば関節部をスクリューが貫通しないプレート固定を好むようになっています．しかし，プレート固定は bulky であり，それが問題です．

　また，近年は柔らかい suture ボタン固定を選択する流れにあるようです．C1/M2 だけ suture ボタンで固定し，それ以外の損傷はスクリュー固定やプレート固定にするのもよい方法です．

高エネルギー Lisfranc 関節脱臼の手術は？

A 第2 Lisfranc 関節の解剖学的整復と強固な固定が基本

　まずは第2 Lisfranc 関節の解剖学的整復と強固な固定が基本です．筆者はプレート固定を主体に考えています．第2 Lisfranc 関節が整復後に強固に固定されれば，あとは第1, 3, 4, 5 Lisfranc 関節と第1/2間の固定になりますが，すでに概ね整復されています．

　第1関節の不安定性が強ければ第一選択はプレート固定ですが，軟部組織に不安があれば中足骨頭から髄内スクリュー固定も代替案です．

　第3関節は基本的にスクリュー固定であり，第4, 5関節はピンニングになります．また，第1/2間は低エネルギー Lisfranc 靱帯損傷に準じています．

　Lisfranc 関節損傷の部位と不安定性はさまざまですので，個別に計画を立てる必要があるでしょう[4,5]．

筆者が推奨する治療方法

高エネルギー損傷

Myerson分類	治療方法
緊急初期対応	軟部組織管理優先 ・開放骨折に対して洗浄・デブリドマン・NPWT ・コンパートメント症候群に対して減張切開（積極的には施行しない） ・骨折転位に対して，簡易整復・鋼線固定
Type A	2nd→プレート固定，1st，3rd→スクリュー固定，4th，5th→ピンニング固定
Type B (med)	1st→スクリューあるいはプレート固定
Type B (lat)	2nd→プレート固定，3rd→スクリュー固定，4th，5th→骨折転位に対して，簡易整復・鋼線固定
Type C	2nd→プレート固定，1st，3rd→スクリュー固定，4th，5th→骨折転位に対して，簡易整復・鋼線固定 C1/M2→スクリュー固定

1st〜5th：Lisfranc関節

低エネルギー損傷

Nunley分類	治療方法
Stage Ⅱ以上 ストレスX線による開大 必要に応じて麻酔下診断 Diastasis 2 mm以上 （健側比較）	ORIF（解説5参照）

解説1　初期治療としての鋼線固定

　関節（亜）脱臼などアライメントが破綻している状態は改善する必要があります．整復後に第1〜3列には経髄内ピン，第4，5列には外側ピンを刺入します．確定的手術は，軟部状態が改善する受傷後7〜14日が適当です．

解説2　Lisfranc脱臼骨折に対する整復固定の基本

　高エネルギー関節脱臼骨折に対する足根骨整復・固定の原則は以下の通りです．
Lisfranc関節
・2nd line→プレート固定
・1st　→ダブルスクリュー固定
・3rd　→スクリュー固定
・4，5th　→ピンニング固定

●動画21
　Lisfranc関節脱臼

解説3 第1 Lisfranc関節に対する順行性髄内固定

　順行性髄内スクリュー固定は，軟部組織状態が不良でありORIFを回避したい場合に選択します．具体的には第1中足骨頭より6.5 HCSを挿入し固定しますが，刺入深度は内側楔状骨の軟骨下骨までとします．

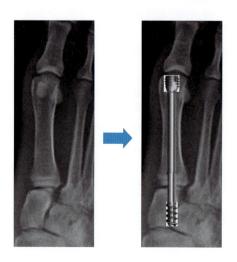

解説4 Lisfranc靱帯損傷（脱臼骨折との中間損傷を含む）の診断

　第1/2間のDiastasisが2 mm以上（健側比較）のNunley分類stage Ⅱ/Ⅲを手術適応にしています．ストレスX線で開大させ健側と比較します．手術は創部展開による解剖学的整復と固定を推奨します．

解説5 Lisfranc靱帯損傷の骨接合術手順

　筆者は以下を方針にしています．
- 背側縦切開（dorsomedial：1-2間および3-4間の展開）
- Lisfranc関節は直視する．
- 手術・固定は内側外側へ進める．
- スクリュー固定手順　C：cuneiform（楔状骨），M：metatarsal（中足骨）
  ①C1/C2（整復仮固定）
  ②M2/C2（整復仮固定）
  ③M1/C1（整復仮固定）
  ④C1/M2（整復仮固定）
  ⑤M3/C2（整復仮固定）
  上記を順番にスクリューに代えていく
  ⑥Lateral column

- Xプレート固定（DePuy Synthes 社）手順
    - ①C1/C2（整復仮固定）
    - ②M2/C2（整復仮固定）
    - ③M1/C1（整復仮固定）
    - ④C1/M2（整復仮固定）
    - ⑤M3/C2（整復仮固定）
    - ⑥C1/C2 スクリュー固定
    - ⑦M1/C1/C2/M2 を X プレート固定
    - ⑧M3/C2 スクリュー固定
    - ⑨Lateral column
- スクリューは理想的には solid cortical スクリューだが，筆者らは基本的に CCS を使用
- 不安定性の程度による配慮
    - M2/C2 の不安定性が強い場合は独自プレート固定を使用
    - M1/C1 の不安定性が強い場合はスクリューを 2 本使用

解説 6　スクリュー固定後療法

- 〜6 週：固定（シーネ，キャスト，boot）＋NWB（免荷）
- 6〜8 週：足底板，PWB（部分荷重）
- 8 週：外側 column ピン抜去
- 12 週：FWB（全荷重）
- 4 か月：内側 column スクリュー抜去

◆文献◆

1) Nunley JA, et al. Classification, investigation, and management of midfoot sprains: Lisfranc injuries in the athlete. Am J Sports Med 2002; 30（6）: 871-878
2) Mulier T, et al. The treatment of Lisfranc injuries: review of current literature. Eur J Trauma Emerg Surg 2010; 36（3）: 206-216
3) van den Boom NAC, et al. Lisfranc injuries: fix or fuse?: a systematic review and meta-analysis of current literature presenting outcome after surgical treatment for Lisfranc injuries. Bone Jt Open 2021; 2（10）: 842-849
4) Moracia-Ochagavía I, et al. Lisfranc fracture-dislocations: current management. EFORT Open Rev 2019; 4(7): 430-444
5) Mascio A, et al. Lisfranc complex injuries management and treatment: current knowledge. Int J Physiol Pathophysiol Pharmacol 2022; 14（3）: 161-170

ちょっと深掘り

Lisfranc 脱臼骨折と Lisfranc 靱帯損傷の相違，そしてその固定法は？

　治療法を考える場合に，その対象を Myerson 分類による「脱臼骨折（重症）」と，Nunley 分類による「靱帯損傷（軽症）」に分けなければなりません．「脱臼骨折」では関節部は完全

破綻しています．そうなると，確実な手法は「もともと stable な関節部」を解剖学的に整復して強固に固定すべきだと考えます．いわば関節癒合してもよいような固定ですが，その目的に叶うのはプレート固定であろうと思います．

一方，Nunley 分類による「靱帯損傷（軽症）」では基本的に第 1・第 2 Lisfranc 間の損傷であり，internal brace や zip tight などの flexible fixation でも対応できます．

すなわち，両者の病態と治療法の考えは全く異なるのです．もっとも，両者には中間型があるのはもちろんですので，その場合は個別に判断します．

Column 失われたままの数十年

日本の外傷整形外科医療は少しずつ進歩していると，多くの人が言います．

しかし，筆者の感じるところでは，この程度の進歩度合いでは「焼け石に水」であり，現在直面している「外傷医療問題」を解決することはできません．

日本経済と同様に，このままでは失われたままの数十年になってしまいます．もっと真剣にならなければなりません．

44 中足骨骨折

> **症例 1**　第 2-4 中足骨骨折（50 代男性）

受傷時　AO 分類 87.2.3A　　　　　手術治療　髄内スクリュー固定

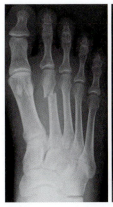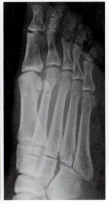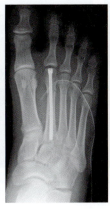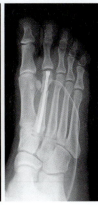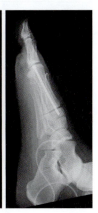

術後 3 か月，骨癒合　歩行障害なし

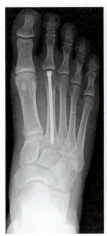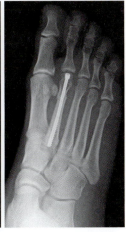

| 症例 2 | 第 5 中足骨骨幹部骨折（60 代男性）

受傷時　　　　　　　　　　　　　手術治療　髄内スクリュー固定

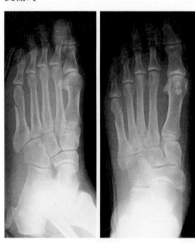
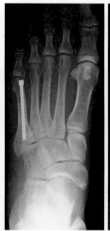
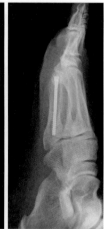

術後 3 か月，骨癒合　歩行障害なし

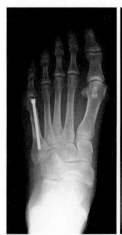
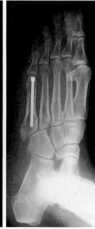

症例3　第5中足骨基部骨折（60代女性）

受傷時　第5中足骨骨折　　　　　　　手術治療　経皮的スクリュー固定

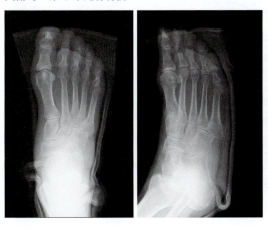
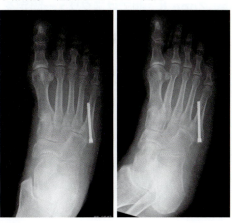

術後6か月，骨癒合　歩行障害なし

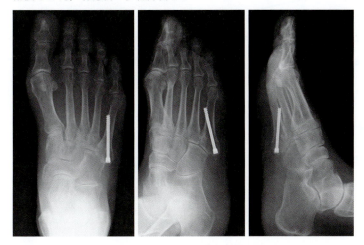

Q24　第2-4中足骨骨折の固定法は？

A　髄内鋼線固定を主体とする[1]

　第1，5中足骨が損傷を免れている，あるいはすでに整復固定されている状態を前提としますが，骨折部に転位があれば整復し髄内鋼線固定を施行します．ほとんど転位がない事例以外は放置はしません．

Q25 第5中足骨骨折の固定法は？

A Zone II, IIIではスクリュー固定を主体とする[2,3]]

骨折部位別に固定法を考えます．

Zone I は骨癒合しやすいので非転位例や軽度転位例では保存治療でよいのですが，転位例では HCS（ϕ 3.0 mm）での2 cortex スクリュー固定をします．

Zone II は非転位例であっても保存治療は偽関節率が2割程度あることを患者に説明します．非転位例に対する手術は骨癒合率を高めるためであり，HCS（ϕ 3.0 mm）での2 cortex スクリュー固定がよいと思われます．

Zone II の転位例や zone III は骨幹端部骨折と考え，髄内スクリュー固定を原則にします．つまり軸に沿って，4.5 HCS を髄内に挿入し固定します．

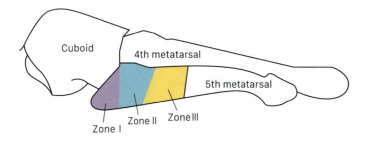

筆者が推奨する治療方法

分類	治療方法
第1中足骨　関節外骨折	プレート固定あるいは髄内スクリュー固定
第2-4中足骨　関節外骨折	髄内スクリュー固定あるいはプレート
第5中足骨　基部骨折 　zone I 　zone II 　zone III	 転位例はスクリュー固定 髄内あるいは2 cortex スクリュー固定 髄内スクリュー固定
第5中足骨　骨幹部〜遠位部骨折	髄内スクリュー固定あるいはプレート固定

解説1　第1中足骨の固定

第1中足骨の骨幹部骨折について，横骨折は逆行性に髄内スクリュー固定を施行します．第1中足骨の髄腔は広いので，6.5 HCS の挿入が可能です．斜骨折や粉砕骨折ではプレートによる固定を適応とします．

解説2　第2–4中足骨の固定

　単純骨折では逆行性髄内スクリュー固定を考慮しますが，髄腔が狭く3.0 HCS挿入が限度です．そこで，長いインプラントが必要な場合はK-wireを使用するか，プレート固定になります．

解説3　第5中足骨基部の分類と治療

　非転位例での保存治療は偽関節率が2割程度あることを説明します．
- Zone Ⅰ転位例：HCS（φ 3.0 mm）での2 cortex固定
- Zone Ⅱ（非転位例）：HCS（φ 3.0 mm）での2 cortex
- Zone Ⅱ（転位例）＆Ⅲ：髄内（4.5 HCS）スクリュー固定

解説4　第5中足骨（骨幹部以遠の骨折）への髄内スクリュー固定

　以下の手技で施行します．
- 第5中足骨骨軸上で踵骨外側部を切開し（----），腓腹神経を鈍的に剝離，短腓骨筋腱下層からスリーブを挿入しガイドピンを刺入
- 必要に応じて骨折部を展開（----）し鉗子で整復
- 髄内（4.5 HCS）スクリューで順行性に固定

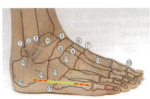 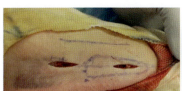 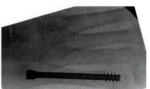

解説5　第5中足骨へのプレート固定

　筆者は以下の方針で施行しています．
- 基本的に単純な横骨折あるいは短い斜骨折は近位より髄内スクリュー固定を選択
- 長斜骨折で整復位保持が可能なものは髄内スクリュー固定（open reductionが必要），アライメント不良は不可
- 粉砕骨折でも髄内スクリューでコントロール可能なものはそれを選択
- 粉砕骨折でアライメント保持・固定性不良なものはプレート固定を選択する（基本的にVA Hand 2.0を使用）

| 解説6 | 術後ケア |

術後は靴型装具装着（土踏まずサポート）を装着し，6週は荷重調整歩行とします．

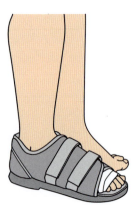

◆文献◆
1) Kim HN, et al. Closed antegrade intramedullary pinning for reduction and fixation of metatarsal fractures. J Foot Ankle Surg 2012; 51（4）: 445-449
2) Baumbach SF, et al. Functional treatment for fractures to the base of the 5th metatarsal-influence of fracture location and fracture characteristics. BMC Musculoskelet Disord 2017; 18（1）: 534
3) Demel J, et al. 5th Metatarsal Jones fracture-to treat conservatively, or surgically using headless double-threaded Herbert screw? Acta Chir Orthop Traumatol Cech 2023; 90（1）: 53-58

9章 病的な外傷

45 病的骨折

症例1 大腿骨転子下病的骨折（80代女性，腎癌，骨転移，肺転移）

荷重時に疼痛出現あり，新片桐スコア7，予後1〜3か月以内

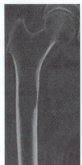
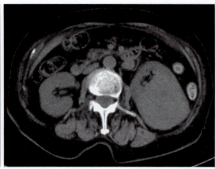
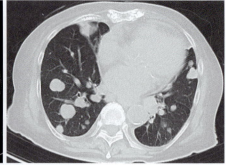

精査後2日　転倒し受傷　　　　　　　　　　　　　　手術治療　髄内釘固定

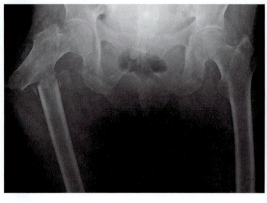
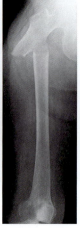
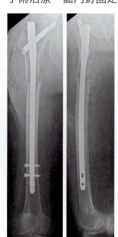

症例2　大腿骨転子下病的骨折（80代男性，前立腺癌）

受傷時　新片桐スコア 5，予後 6 か月程度

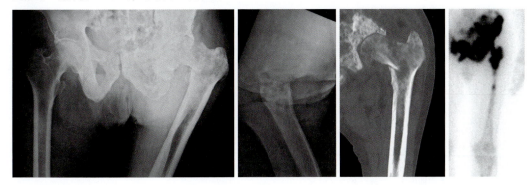

手術治療　セメント人工骨頭置換術

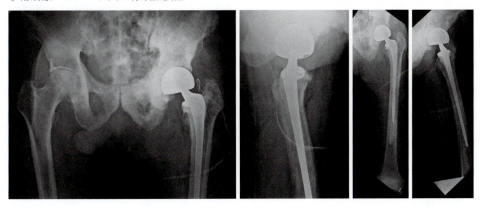

Q1　治療方針のために参考にする所見・データ・スコアは？

A　新片桐スコア，PS，Mirels score など

　年齢，原発がん悪性度，治療歴（抗がん薬，放射線），転移部位，大きさ，破壊度（溶骨性，増骨性），腫瘍血管増生，多発性，ADL，栄養状態，新片桐スコア[1]，Performance Status（PS），Mirels score[2]，などたくさんあります．

　新片桐スコアによる予後と方針では，3か月以上の予後（新片桐スコア4～6）には人工物置換を，1～3か月の予後（新片桐スコア7）では骨接合（±病巣搔爬，骨セメント）を考慮します．1か月未満の予後（新片桐スコア7以上）では簡易的固定にとどめるでしょう．

　おおよそ上記の方針ですが，余命判断はかなり曖昧なのが現実ですので，個別に治療を考える必要があります．

新片桐スコア

項目		スコア
原発巣	増殖が遅いもの 　ホルモン依存性乳癌 　ホルモン依存性前立腺癌 　甲状腺癌，多発性骨髄腫，悪性リンパ腫	0
	中間のもの 　分子標的薬で治療可能な肺癌 　ホルモン不応性乳癌 　ホルモン不応性前立腺癌 　腎細胞癌，子宮内膜癌，卵巣癌，肉腫，その他	2
	増殖が早いもの 　分子標的薬で治療不能な肺癌 　大腸癌，胃癌，膵癌，頭頸部癌，食道癌 　その他の泌尿器癌，メラノーマ 　肝細胞癌，胆嚢癌，子宮頸癌 　原発不明癌	3
内臓転移	結節性の内臓転移や，脳転移	1
	播種性転移（胸膜，腹膜，脳軟膜）	2
検査値	異常： CRP≧0.4 mg/dL，LDH≧250 IU/L，Alb＜3.7 g/dL	1
	重大な異常： Plt＜10万/μL，Ca≧10.3 mg/dL，総 Bil≧1.4 mg/dL	2
ECOG PS	3 または 4	1
化学療法歴	あり	1
多発骨転移	あり	1

合計点により，生存率を評価
0～3点：1年生存率＞80%
4～6点：1年生存率 30～80%
7～10点：1年生存率≦10%
ECOG：Eastern Cooperative Oncology Group
〔Katagiri H, et al. New prognostic factors and scoring system for patients with skeletal metastasis. Cancer Med 2014; 3 (5): 1359-1367 より〕

Q2 切迫骨折における手術の要否は？　そしてそのタイミングと内容は？

A Mirels score 9 点以上は骨接合術，8 点はグレーゾーン

　がんの骨転移は stage 4（末期癌）を意味しますので，今後の ADL をいかに保つかが治療法を決めるポイントになります．疼痛程度や骨折危険度により内固定の適応を決めますが，その指標が Mirels score です．9 点以上は骨接合術，8 点はグレーゾーンですが，患者と話し合って決めるとよいです．

Mirels score

スコア	1	2	3
部位	上肢	下肢（大腿骨転子部以外）	大腿骨転子部周囲
痛み	Mild	Moderate	Functional/Pain at rest
骨転移型	造骨型	混合型	溶骨型
病変の大きさ（横径に対する割合）	<1/3	1/3〜2/3	>2/3

スコア合計	≦7	8	9≦
病的骨折危険度	≦5%	15%	33%≦
推奨する治療法	保存的	予防的手術（内固定を考慮）	予防的手術（内固定）

〔Mirels H. Metastatic disease in long bones: A proposed scoring system for diagnosing impending pathologic fractures. Clin Orthop Relat Res 1989;（249）: 256-64 より〕

 骨折例における骨接合，人工骨頭，腫瘍人工関節の適応は？

 一生涯維持できる固定方法を選択する

　たとえば症例2（→379頁）のような80代男性の大腿骨転子下病的骨折の患者で，前立腺癌があり新片桐スコア5，予後6か月程度の場合はどのように考えるとよいでしょうか？

　大腿骨stage 4には根治術という意味合いはなく，生きている間のADLを保つための治療と考えるべきです．「一生涯維持できる固定」として，骨接合，人工骨頭，腫瘍人工関節のどれかを選択するのかが問題です．

　骨接合では維持が難しそうですが，腫瘍用人工関節ではなく，long stem cement人工骨頭で十分に対応できると判断しました．

 腫瘍整形外科へのコンサルトの要否やタイミングは？

リエゾンシステムが必要

　病的骨折は「手術技術」が問題になるのではなく，どのような治療を行うのか，術後はどのように管理するのかの「判断」が問題となります．それゆえに，外傷整形外科医が独自治療するべきではない領域だと考えます．常に「腫瘍治療を専門とする整形外科医」へのコンサルトが必要ですし，アドバイスを受けることが必要でしょう．

　原発科は転移癌に対してあまり積極的ではない印象ですので，相談すべきは「転移性骨腫瘍」の専門家です．

筆者が推奨する治療方法

分類（新片桐スコア）	治療方法
片桐スコア≦3点 予後1年以上	病巣ブロック切除＋骨再建（megaprosthesis含む）
片桐スコア 4～6点 予後1年未満，3か月以上	年齢，意欲，放射線治療感受性，転移巣の状態ごとに考慮 ・放射線照射，化学療法感受性低い場合 　→病巣ブロック切除＋骨再建（megaprosthesis含む） ・放射線照射，化学療法感受性高い場合 　→病巣搔爬＋セメント充填＋骨接合術
片桐スコア≧7点 予後3か月未満	病巣搔爬＋セメント充填＋骨接合術
片桐スコア≧7点 予後1か月未満	経皮鋼線固定術（不安定性の解消が目的） 局麻・伝麻±鎮静

解説1　数か月以上の長期予後が見込まれる患者

治療の目的は生命を全うする期間において，再建した転移部が破綻しないことです．そこで，単に内固定するだけでは破綻する可能性がある場合には人工関節手術が望まれます．

解説2　病巣範囲の判断

術前MRIによる病巣範囲の検索は必須であり，骨シンチグラフィは可能ならば施行します．

解説3　術前処置

原発巣によっては易出血性であるため，病巣搔爬を予定する症例では術中出血軽減を目的に術前塞栓術も考慮します．それには腎癌，甲状腺癌，肝癌などが相当します．

解説4　病巣搔爬

術中出血は可能な限り止血します．ネイル挿入部もボーンワックスなどで栓をします．出血に伴い腫瘍細胞が播種することで病巣が拡大する危険性があるので注意したいところです．

解説5　骨接合

余命内において，固定性破綻が生じないように固定します．たとえば，大腿骨近位部転移性骨折においては，近位部と遠位部の横止めスクリューをできるだけ多く挿入して安定化を確保します．転移性腫瘍部はできるだけ切除あるいは搔爬して，腫瘍部拡大による固定性破綻が生じないように配慮します．

解説6　術後処置

術後放射線治療は必須です（予後1か月未満では不要）．骨吸収抑制薬〔ゾレドロン酸水和物（ゾメタ®），デノスマブ（遺伝子組換え）（ランマーク®）〕の使用を推奨します．

◆文献◆

1) Katagiri H, et al. New prognostic factors and scoring system for patients with skeletal metastasis. Cancer Med 2014; 3（5）: 1359-1367
2) Mirels H. Metastatic disease in long bones. A proposed scoring system for diagnosing impending pathologic fractures. Clin Orthop Relat Res 1989;（249）: 256-264

Column　「まだわかっていない」というのは世の中ではなく，あなたです

医療討論などで，「まだわかっていません」「エビデンスが確立されていません」とよく耳にします．しかし，これは誤りであると考えます．

臨床医療の中でも，外傷手術治療などは多くの要因が関係する複雑なものであり，もともとエビデンスがあまり馴染まない領域なのです．ですから，「わかるとか，明らかになる」というようなことではありません．

実のところ，「まだわかっていない」のは，そう発言している「あなた」なのです．

10章 小児の外傷

46 小児鎖骨骨幹部骨折

症例1　小児鎖骨骨幹部骨折（14歳男児）

受傷時

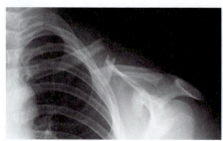
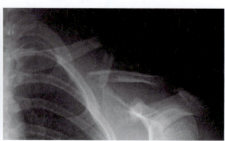

手術治療　経皮的鋼線固定

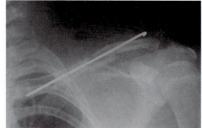
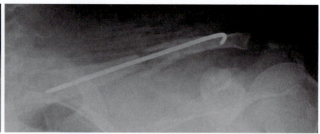

術後3か月，骨癒合　抜ピン施行

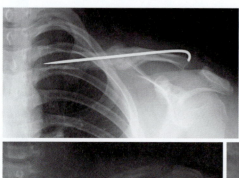
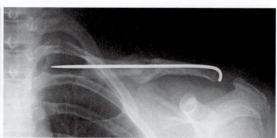
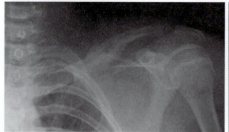
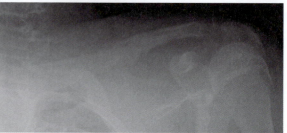

小児鎖骨骨幹部骨折の治療選択は？

非完全転位例は保存治療，完全転位例は手術治療を考慮する

そもそも鎖骨骨幹部骨折は保存治療の適応とされてきましたし，小児事例ではなおさら保存治療を選択すると思います．筆者もその方針で治療してきました．

ところが，学童期の完全転位例で，なかなか骨癒合が得られず，スポーツ復帰に数か月を要した事例を経験しました．一方で，経皮的鋼線固定でADLの復帰が著しく早い事例も経験しています．

筆者は活動性の高い学童期事例の完全転位例には経皮的鋼線固定を考慮することにしています．

 手術法の選択は？

K-wire鋼線固定が標準

学童期の鎖骨骨折に対して手術治療を選択するとしても，観血的手法でプレート固定などを施行する必要は全くないと考えます．非観血的手法で整復し，経皮的に鋼線固定ができれば良好なアライメントと早期骨癒合が期待できます．

しかし，受傷後1週間も経過してしまうと非観血的整復が不可能になるので，手術を施行するなら早期に施行することが必要です．

筆者が推奨する治療方法

学童期以上の小児において100％の転位が認められれば，K-wireによる髄内鋼線固定を適応とする．

解説1　小児鎖骨骨幹部骨折に対する考え方

小児事例においては「身長・体重」の記載は必須です．幼児は基本的に保存治療ですが，小児（学童期，特に10歳以上）で，「成人体型に近い（BW 40 kg以上）」「完全転位例」「屈曲角度が大きい（25°以上？）」などは非観血的整復鋼線固定を選択します．

解説2　髄内鋼線固定の手技

①100％転位例では経皮的挿入でswitch back方式を採用します（→30頁）．
②クランプ整復できないものはミニオープンとしますが，その場合は遠位部に先に挿入します．
③徒手的に整復可能な山状変形は順行性髄内挿入とします．

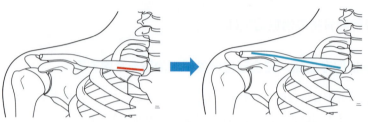

骨折部を手指で押すだけで整復できるような事例は，近位から順行性髄内鋼線固定を挿入する．

◆参考文献◆

1) Markes AR, et al. Management of displaced midshaft clavicle fractures in pediatrics and adolescents: operative vs nonoperative treatment. Orthop Res Rev 2022; 14: 373-381
2) Pandya NK, et al. Displaced clavicle fractures in adolescents: facts, controversies, and current trends. J Am Acad Orthop Surg 2012; 20(8): 498-505

47 小児上腕骨近位部骨折

症例1 　小児上腕骨近位部骨折（7歳女児）

受傷時　Neer-Horowitz分類 Grade 3　　手術治療　徒手整復，経皮的鋼線固定

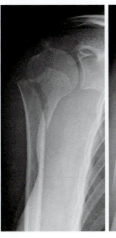
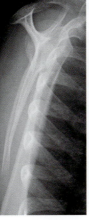
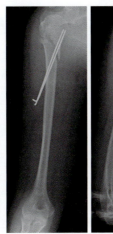
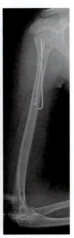

術後3か月，骨癒合　　　　　　　　　　　術後1年，後遺障害なし

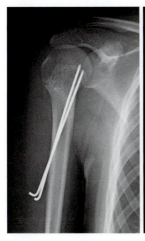
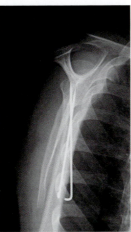
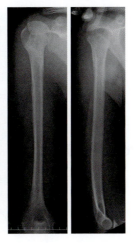

小児上腕骨近位端骨折の保存治療の許容範囲は？

A　学童期で30°以下

　保存治療は転位程度によりますが，多くの人はNeer分類に従って治療法を選択しています．変形が矯正されるのを待機しているのは，あまり好ましくないと考えており，学童期以上で30°以上変形があれば矯正して30°以下にしています[1,2]．

いまの麻酔法は安全ですし，経皮的なピン固定は保存治療の一環ととらえています．外固定管理が簡素化できればADL上の恩恵は大きいと考えますので，低侵襲な外科手技は積極的に施行するようにしています．

 整復の方法は？

A　Zero position牽引法に加えて小切開で嵌合解除

Zero position牽引による整復を主体とし，さらに外旋や圧迫力を加えます．整復が不十分の場合は，骨膜や二頭筋長頭腱などが嵌入していることが想定されますので，小切開でそれを解除します[3]．

 手術的固定の方法は？

A　遠位からの鋼線固定

上腕骨の三角筋遠位付着部から鋼線を刺入し固定するのが標準的です．

筆者が推奨する治療方法

Neer-Horowitz分類	治療方法
Grade 1	保存治療
Grade 2	非観血的整復＋鋼線固定
Grade 3，4	観血的整復＋鋼線固定

解説1　Neer-Horowitz分類

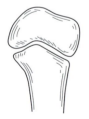 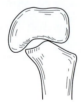 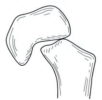 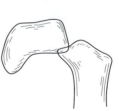

Grade1　　Grade2　　Grade3　　Grade4

Neer-Horowitz分類
- Grade 1：転位が5 mm以下
- Grade 2：転位が5 mmから上腕骨横径の1/3
- Grade 3：上腕骨横径の1/3から2/3
- Grade 4：上腕骨横径の2/3以上

（Neer CS, et al. Fractures of the proximal humeral epiphysial plate. Clin Orthop Relat Res 1965; 41: 24-31 より）

解説2 許容アライメント

　許容しうるアライメントは，一般的に以下の表に記載されているとおりです．しかし，学童期で活動性が高くなると，許容変形以内だとしてもできるだけ整復操作をするようにしています．

	変形角度	転位
5歳未満	70°	100%
5～11歳	40～70°	50～100%
12歳以上	40°以下	50%以下

◆文献◆

1) Kim AE, et al. Proximal humerus fractures in the pediatric population. Curr Rev Musculoskelet Med 2021; 14(6): 413-420
2) Popkin CA, et al. Evaluation and management of pediatric proximal humerus fractures. J Am Acad Orthop Surg 2015; 23(2): 77-86
3) Al-Omari AA, et al. Entrapped long head of biceps tendon in pediatric proximal humerus fracture dislocation: A case report and review of the literature. Ann Med Surg (Lond) 2021; 67: 102510

Column　独り立ちする気概

　整形外科外傷医療の発展には，医師の能力向上に加えて，医療体制の構築が必要です．

　しかし，これはどちらも難しいことです．現行の医局体制の下ではかなり困難であると言わざるを得ません．その理由は，体制に迎合するあまり，何が問題なのかを認識し行動することが難しくなるからです．

　多くの医師が医局に属している限り，改革はほぼ永久に起こりません．医局から逸脱し，自分で外傷整形外科施設を立ち上げる気概をもたなければならないのですが，それはとてつもなく困難に感じられます．

48 小児上腕骨骨幹部骨折

筆者が推奨する治療方法

	治療方法
乳幼児期（0～3歳）	キャスト固定
小児期（4～8歳） 　転位大，横骨折 　転位小，らせん骨折	髄内鋼線，キャスト固定 キャスト固定あるいは functional brace
思春期（9歳以上） 　転位大，横骨折 　転位小，らせん骨折	TEN（近位骨幹部は逆行性，遠位骨幹部は順行性） Functional brace

TEN：titanium elastic nail

解説1　乳幼児期の治療

　乳幼児は転位や変形が高度であっても，成長に伴いリモデリングが期待されるため，麻酔下で徒手整復し，キャスト固定で治療することがほとんどです．

解説2　小児期の治療

　転位が小さいあるいはらせん骨折に対してはギプス固定で治療しますが，転位が大きいで横骨折の事例については乳幼児期よりリモデリング能力が低下するため，通常は髄内鋼線を遠位から1本挿入し，キャスト固定あるいは functional brace で治療します．

解説3　思春期の治療

　骨のリモデリング能力は低下し，また高いADLが求められるため，観血的治療を検討します．基本的にはTENによる固定を施行し，近位骨幹部は逆行性，遠位骨幹部は順行性に刺入します[1,2]．なお，転位が小さいあるいはらせん骨折では functional brace で治療可能です．

● 動画 22
小児上腕骨骨折に対する TEN

◆ 文献 ◆

1) Schmittenbecher PP, et al.［Treatment of humeral shaft and subcapital fractures in children. Consensus report of the child trauma section of the DGU］. Unfallchirurg 2004; 107（1）: 8-14
2) Canavese F, et al. Outcome of Conservative Versus Surgical Treatment of Humeral Shaft Fracture in Children and Adolescents: Comparison Between Nonoperative Treatment（Desault's Bandage）, External Fixation and Elastic Stable Intramedullary Nailing. J Pediatr Orthop 2017; 37（3）: e156-e163

49 小児上腕骨顆上骨折

症例1　小児上腕骨顆上骨折（4歳男児）

受傷時　修正 Gartland 分類
Type 2B

手術治療　徒手整復，鋼線固定

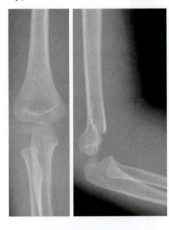
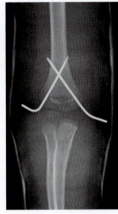
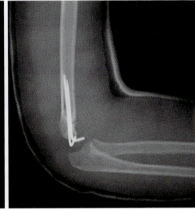

術後3か月，肘関節可動障害なし

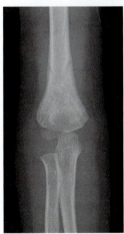
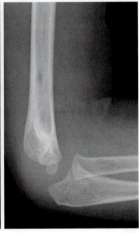

症例2 小児上腕骨顆上骨折（pulseless pink）（4歳男児）

受傷時　修正Gartland分類Type 3　Pucker sign陽性，正中神経障害，pulseless pink

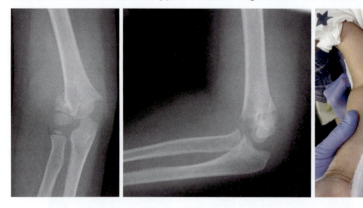

手術治療　観血的整復，鋼線固定

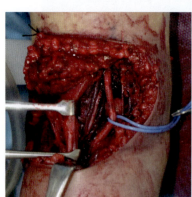
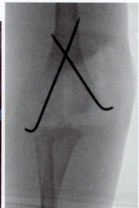
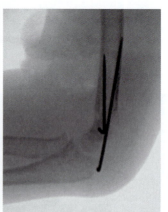

術後3か月，骨癒合　正中神経障害回復

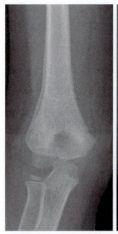
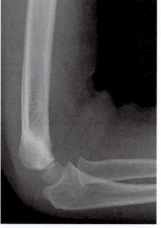

Q6 小児上腕骨顆上骨折に汎用される分類は？

A 修正 Gartland 分類[1]

修正 Gartland 分類が本症の治療法を選択するために有用だと考えます．

修正 Gartland 分類

Type I	転位なし
Type II A	回旋転位なし 後方皮質ヒンジの残存あり
Type II B	回旋転位あり 後方皮質ヒンジの残存あり
Type III	完全転位
Type IV	完全転位 多方向の不安定性あり（後方皮質ヒンジは破綻）

Q7 修正 Gartland 分類 Type II の治療は？

A Type II A は保存治療が可能，Type II B は整復し鋼線固定

修正 Gartland 分類 Type II A は回旋変形がありませんので，整復しキャスト固定で治療可能です．ピンニングをするとしても背側ピンあるいは lateral ピンなどでよいです．スムースピンの刺入は骨端核を貫通しても問題はありません．

一方，修正 Gartland 分類 Type II B の場合は回旋変形がありますので，背屈転位のみならず内旋変形も整復しクロスピンあるいは lateral 2 ピンで固定します[2]．

Q8 修正 Gartland 分類 Type III, IV における ER での救急処置は？

A 愛護的 milking 法で整復

小児上腕骨顆上骨折における緊急手術の適応は厳密には pulseless white だけです．ただし，ER で鎮静下に簡易整復をしておくことは有用です．修正 Gartland 分類 Type III 以上では pucker sign に注意して愛護的 milking 法で整復しておきます[3]．

Q9 神経血管損傷への対処方法は？

A 神経所見を伴うものは噛み込みなどを危惧し観血的整復

Pulseless pink 自体には観血的整復をする必要性はありません[4]が，神経所見を伴うものは噛み込みなどを危惧して観血的整復とします．

初期治療が適切であれば，神経回復が不良となることはほとんどありません．しかし，もしも3か月して回復徴候がなければ神経展開が必要でしょう．

Q10 手術の体位と整復方法は？

A 仰臥位で一期整復する「土田メソッド」を推奨する

整形外科医の多くは側臥位あるいは伏臥位で整復操作を施行し，そのまま鋼線固定をしています．筆者も過去には同様の体位で行い，背屈転位を徒手的に整復し，他の内転転位や内旋転位はイメージ下に「一定の方法」なく整復していました[5]．

内転転位や内旋転位をどのような方法で整復するのか？　文献でもはっきりとは述べられていませんし，実際に学会のフロアで質問しても返答は曖昧です．そこで，筆者は仰臥位で一期整復する「土田メソッド（all at one time reduction）」を開発しました．

Q11 鋼線の刺入方法は？

A クロスピン固定を原則とする[6]

力学的には外側3本とクロスピン固定がほぼ同程度とされています．筆者は仰臥位で土田メソッドを施行します．これは内側ピン刺入が容易な方法ですので，原則的にクロスピン固定となります．内側鋼線刺入における尺骨神経障害はミニオープンとすることで回避が可能です．

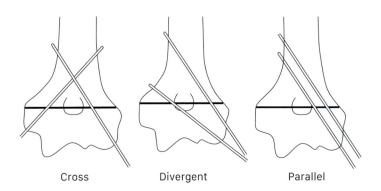

Cross　　　Divergent　　　Parallel

筆者が推奨する治療方法

修正 Gartland 分類	治療方法
Type I	キャスト固定
Type IIA	キャスト固定あるいは後方 buttress ピン固定
Type IIB	外側ピン固定（2本）あるいはクロスピン固定
Type III	All at one time reduction＋クロスピン固定
Type IV	観血的整復＋クロスピン固定

解説1　小児上腕骨顆上骨折 初期治療の基本方針

筆者らの基本方針は次の通りです．
①日勤帯に手術可能なもの以外は緊急手術とはせずに，翌朝施行を基本とする．
②修正 Gartland 分類 Type III の高度転位例においては，基本的に簡易整復のうえで待機する．
③Pulseless white 例は緊急手術の対象とする．
④Pulseless pink 例への対処は，神経症状があるものは観血的整復とし，なければ閉鎖的整復し再評価とする．

解説2　All at one time reduction（土田メソッド）

筆者が推奨している「土田メソッド」は次のような手順で行います．
①仰臥位手術
②肘関節屈曲位＋肩関節外旋位（これで伸展変形と内旋変形を矯正する）
③肘関節屈曲のまま前腕回内（これで内反変形を矯正する）
④Posterior buttress ピンで屈曲位を保持し，小切開下に medial ピンを刺入する．
⑤これで矯正は終了
⑥肘関節を中間位に戻して lateral ピンを刺入する．
⑦ピン留置は，未就学児の場合は皮膚外，就学児は皮膚内に留置する．

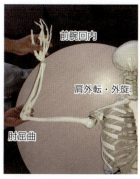

All at one time reduction

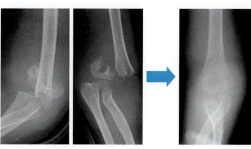

肩外転・外旋，肘屈曲，前腕回内

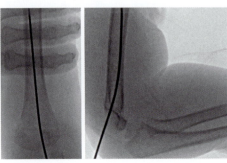
経皮的後方 buttress ピン
すでにほぼ整復されている

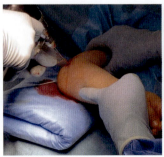
肩外旋のまま内上顆より鋼線刺入

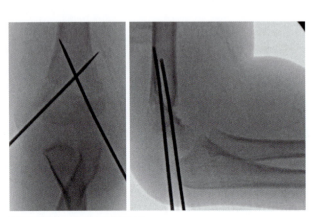
肩関節中間位で外顆より鋼線挿入

◆ 文献 ◆

1) Teo TL, et al. Is the modified Gartland classification system important in deciding the need for operative management of supracondylar humerus fractures? J Child Orthop 2020; 14（6）: 502-507
2) Shah M, et al. Supracondylar Humerus Fractures: Classification Based Treatment Algorithms. Indian J Orthop 2020; 55（1）: 68-80
3) Archibeck MJ, et al. Brachialis muscle entrapment in displaced supracondylar humerus fractures: a technique of closed reduction and report of initial results. J Pediatr Orthop 1997; 17（3）: 298-302
4) Xie LW, et al. Treatment of pediatric supracondylar humerus fractures accompanied with pink pulseless hands. BMC Musculoskelet Disord 2021; 22（1）: 26
5) Sapienza M, et al. The Role of Patient Position in the Surgical Treatment of Supracondylar Fractures of the Humerus: Comparison of Prone and Supine Position. Medicina（Kaunas）2023; 59（2）: 374
6) Kwok SM, et al. Lateral versus cross pinning in paediatric supracondylar humerus fractures: a meta-analysis of randomized control trials. ANZ J Surg 2021; 91（5）: 980-985

50 小児上腕骨外顆骨折

> 症例1 　小児上腕骨外顆骨折（4歳男児）

受傷時　Milch分類 Type Ⅱ，Jacob分類 Type Ⅱ

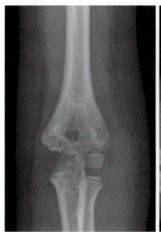
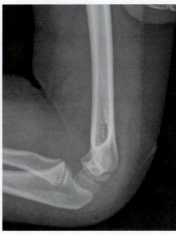

手術治療　Kaplanアプローチで整復し鋼線固定

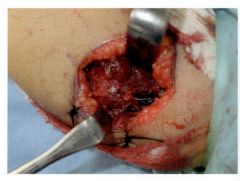
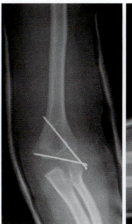
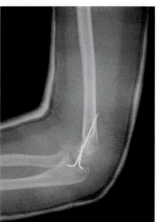

術後 3 か月，骨癒合，抜ピン

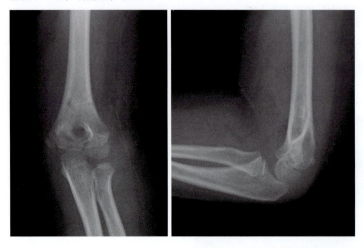

Q12 小児上腕骨外顆骨折で汎用される分類は？

A 部位に関しては Milch 分類，転位度は Jacob 分類を用いる

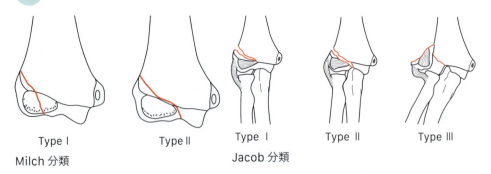

Q13 手術適応は？

A Jacob 分類 Type I は保存治療，Jacob 分類 Type II および III は手術治療を行う

　Jacob 分類 Type I 以外は手術適応となりますが，Jacob 分類 Type I と II の鑑別診断が微妙です[1,2]．本来は MRI が有効ですが，小児では鎮静が必要なので施行は困難です．そこで，骨折線が認められれば Jacob 分類 Type II とみなして観血的整復固定術を施行しているのが現状です．

Q14 手術アプローチは？

A Kaplanアプローチを用いる

関節面整復のためにはKaplanアプローチが原則です[3]．

Q15 TBW固定の必要性は？

A 推奨する

糸を使用した tension band wiring（TBW）は日本独自の方法であり，海外での一般的な方法は鋼線固定だけのようです．しかし，金属TBではなく糸TBであればマイナス要因はないので施行したいところです[4]．

筆者が推奨する治療方法

Jacob分類	治療方法
Type Ⅰ	保存治療
Type ⅡおよびⅢ	観血的整復，鋼線固定

解説1 Jacob分類 Type Ⅰの診断

軟骨面連続性のあるJacob分類 Type Ⅰは基本的には保存治療なのですが，X線診断は困難です．そこでMRI診断が求められますが，小児では撮影しにくいです．いまの方針は，診断が不確かな事例は観血的整復固定としています．

解説2 Jacob分類 TypeⅡおよびⅢの手術治療

Kaplanアプローチで関節面が直視できるように展開します．Joy stick整復が有効であり，整復が得られれば鋼線固定を図のように行います．さらにfiber wireなどを用いた糸 tension band固定を追加します．

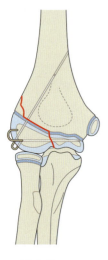

　術直後はキャスト固定とし，1〜2週間でシーネ固定に変更します．その後仮骨が認められた時期に外固定を除去し，単純X線画像で骨癒合が確認される4〜5週で鋼線を抜去します．

●動画23
　小児上腕骨外顆骨折に対するTB suture法

◆文献◆
1) Knapik DM, et al. Conservative management of minimally displaced (2 mm) fractures of the lateral humeral condyle in pediatric patients: A Systematic Review. J Pediatr Orthop 2017; 37 (2): e83-e87
2) Marcheix PS, et al. Distal humerus lateral condyle fracture in children: when is the conservative treatment a valid option? Orthop Traumatol Surg Res 2011; 97 (3): 304-307
3) Abzug JM, et al. Current concepts in the treatment of lateral condyle fractures in children. J Am Acad Orthop Surg 2020; 28 (1): e9-e19
4) Kassai T, et al. Comparison of biodegradable and metallic tension-band fixation for paediatric lateral condyle fracture of the elbow. Injury 2024; 55 (Suppl 3): 111403

Column　系統的に学ぶ意義

　「日々の診療に忙しい外傷整形外科医」の多くは，症例に巡りあうたびにテキストや雑誌，論文などを紐解き，その都度計画を立てて治療をしていることでしょう．実のところ筆者もそうでした．しかしそれは，いわば「点」の学習です．
　そして10年が経過したあるとき，「AOコース」なるものを受講し，初めて系統的学習をしたわけです．そうするとどうでしょう！「点」と「点」が線でつながり視界が開け，とても理解が深まったように感じました．ジョブズが言うところの「Connecting The Dots」だと思いました．

51 小児上腕骨内上顆骨折

症例1 小児上腕骨内上顆骨折（13歳男児）

受傷時　Watson-Jones分類 Type II

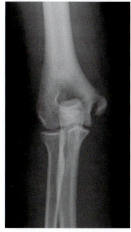
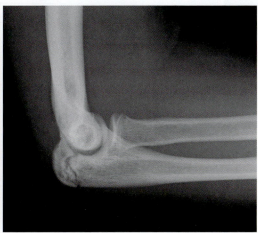

手術治療　観血的整復，スクリュー固定

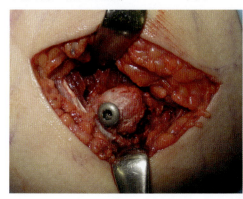
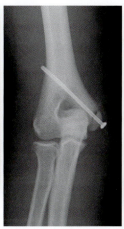
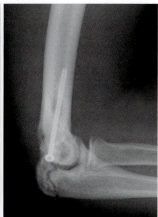

術後6か月，骨癒合，スクリュー抜去

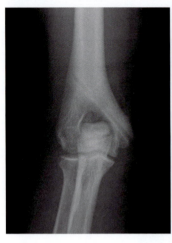
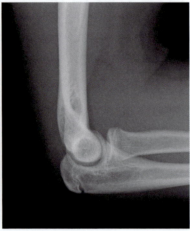

Q16 小児上腕骨内上顆骨折の手術適応は？

A 5 mm以上の転位があり，かつ不安定性が強いもの

内側上顆骨折は保存治療と手術治療の適応の幅が大きいのが特徴です[1]．多くの医師は5 mm以上の転位には手術を選択しています．

Q17 手術方法の選択は？ スクリュー固定か，TBW固定か？

A 小学生以下はピン固定，中学生以上はスクリュー固定

大まかにいうと，小学生以下はピン固定，中学生以上はスクリュー固定としていますが，その適応は曖昧です[2]．

筆者が推奨する治療方法

Watson-Jones分類	治療方法
Type I（〜3，4 mm）	偽関節の説明のうえで基本的に保存治療．中学生では内固定
Type II（5 mm〜，翻転）	内固定（スクリューあるいはTBW）
Type III あるいは IV	Roberts法整復，内固定（スクリューあるいはTBW）

| 解説 1 | **Watson–Jones 分類**

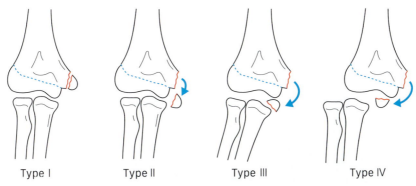

Type Ⅰ：5 mm 以内の軽度転位
Type Ⅱ：5 mm 以上〜関節レベルに及ぶ転位
Type Ⅲ：骨片が関節部に陥入
Type Ⅳ：肘関節脱臼を伴う

| 解説 2 | **転位の程度**

　5〜10 mm 程度の転位に対して手術するかどうかは意見が分かれるところです．そこで，肘関節不安定性を評価し決定するようにします．すなわち，明らかな不安定性を認めるものは手術的に整復固定する方針です．

| 解説 3 | **内固定（スクリュー）のアプローチ**

　腹臥位内側アプローチが有効です．この肢位は肘関節に外反ストレスが加わらず，骨片の整復が非常に容易です．

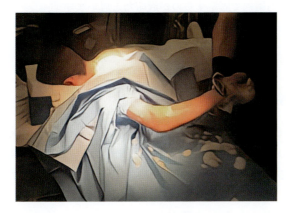

◆文献◆

1) Pezzutti D, et al. Pediatric medial epicondyle fracture management: a systematic review. J Pediatr Orthop 2020; 40(8): e697-e702
2) Lee HH, et al. Operative treatment of displaced medial epicondyle fractures in children and adolescents. J Shoulder Elbow Surg 2005; 14(2): 178-185

52 小児前腕骨骨幹部骨折

症例1 小児前腕骨骨幹部骨折（11歳女児）

受傷時　　　　　　手術治療　TEN　　　　術後9か月，骨癒合，可動障害なし

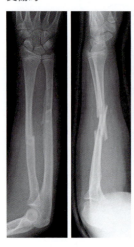
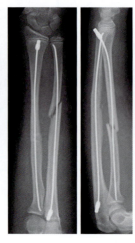
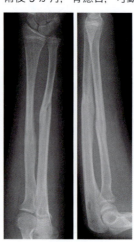

Q18 小児前腕骨骨幹部骨折の手術適応は？

A　アライメント保持が難しい場合は髄内鋼線固定を施行する

　前腕骨骨折は小児といえども解剖学的整復が望ましいです．保存治療でアライメントが獲得できない場合は，整復後に髄内鋼線で固定するのが適切だと思います[1,2]．

Q19 手術方法の選択は？

A　10歳以下ではK-wireによる髄内鋼線固定で十分である

　髄内鋼線固定が適切であり，10歳以下であればradial bow（X線上の橈骨の弯曲）の再現にそれほど気を遣う必要はないので，通常のK-wire使用で十分であり，TENの必要性はないと考えます[1,2]．11〜14歳のlow teenではradial bow再現と固定性向上のためにTENを使用するようにします．
　また，15歳以上あるいは成人体型ではプレート固定を選択します．

Q20 TENにおけるEPL断裂を避ける注意点は？

A Lister結節近位部から刺入する

Lister結節部からの鋼線刺入において，EPL（長母指伸筋腱）の断裂を経験したことはないでしょうか？

TENに限らず，Lister領域からの刺入は結節の近位部から刺入するようにします．

筆者が推奨する治療方法

分類	治療方法
骨幹部骨折	髄内鋼線固定，K-wireあるいはTEN 成人体型ではプレート固定
Monteggia骨折	整復，髄内鋼線固定（ときにプレート固定）

解説1 保存治療

ERで徒手により許容範囲の整復位となった場合にキャスト固定による保存治療を施行しますが，数日および1週間後に再度X線撮影し，「転位あり」の場合には再整復＋ピン固定の方針に変更します．

解説2 前腕骨骨幹部完全骨折に対する固定

思春期の骨端線閉鎖前（男児15歳以下，女児12歳以下）の症例に対しては基本的にTENによる髄内固定を行いますが，成人体型（相当）の場合にはプレート固定を推奨します．

TEN施行後は以下の方針です．
①原則的に骨内異物除去は受傷後6か月以降
②何らかの理由（皮下異物感，疼痛）により抜釘する場合は，6か月までプロテクトスプリントを装着
③スポーツ復帰は6か月以降

解説3 K-wire固定の適応

おおよそ10歳以下はradial bowの復元は不要であり，K-wire固定（bending不要）で十分です．その場合，中央1/3より近位の骨折ではLister結節から挿入し，遠位1/3の場合は茎状突起から挿入します．

| 解説 4 | **TEN** |

　おおよそ11～12歳以上で骨端線閉鎖前の事例ではTENを使用し固定します．その場合，尺骨は近位外側から，橈骨はLister結節部近位寄りから挿入します．ポイントはradial bowを作成し，骨間部で「O」が形成されるように，C型nailがお互いに向かうようにすることです．

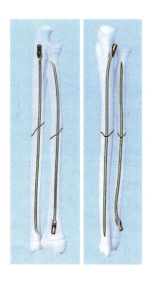

| 解説 5 | **Bado分類 Type Ⅰ のMonteggia骨折の治療** |

　尺骨を可及的に完全整復し髄内鋼線固定を施行します．
　そのうえでPRUJの整復を確認し，前腕回内外すべてにおいて整復されていれば中間位キャスト固定とし，回内位亜脱臼，回外位整復ならば回外位キャスト固定を施行します．そして，回内外のいずれにおいても亜脱臼していれば観血的に介在物解除し整復します[3]．

| 解説 6 | **Bado分類 Type Ⅲ のMonteggia骨折の治療** |

　橈側凸変形している尺骨に対して単鈍鉤を使用して整復しますが，その整復が不十分な場合はノミで骨切りし尺骨を整復するようにします．

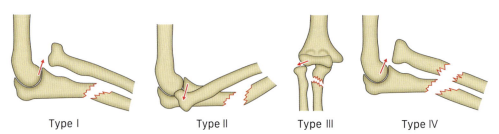

Monteggia骨折のBado分類
〔Rehim SA, et al. Monteggia fracture dislocations: a historical review. J Hand Surg Am 2014; 39（7）: 1384-1394 より〕

◆文献◆

1) Upasani VV, et al. Elastic intramedullary nailing of pediatric both-bone forearm fractures. JBJS Essent Surg Tech 2020; 10（4）: e19.00055
2) Şahin N, et al. ESIN and K-wire fixation have similar results in pediatric both-bone diaphyseal forearm fractures. Ulus Travma Acil Cerrahi Derg 2017; 23（5）: 415-420
3) Eglseder WA, et al. Monteggia fractures and variants: review of distribution and nine irreducible radial head dislocations. South Med J 2006; 99（7）: 723-727

ちょっと深掘り

思春期の前腕骨骨幹部骨折に対する TEN

　10歳以下の小児ではK-wireによる髄内固定でよいですが，15歳以上の成人体型事例ではプレート固定も選択肢になるでしょう．そして，11～14歳くらいの思春期前腕骨骨折に対しては，K-wire固定では軸性・回旋性の安定性に乏しく不十分でしょうし，プレートはやりすぎでしょう．最もよい選択はTENを用いてanchoringとend screwをきちんと施行することです．

　ちなみに前腕に対するTENのbendingはどうすればよいと考えていますか？　大腿骨や脛骨のように2本のTENをX状に挿入する場合には反張力による安定性を高めるために骨幹幅の3倍はbendingすることになっていますね．それに比較して前腕骨は1本挿入なのでbendingの考え方は当然異なります．

　橈骨と尺骨の間には骨間膜がありますので，回外位でO形状を作るようにbendingを行うことにはなりますが，その程度は小さくなります．結論として前腕骨の3倍ではなく，1.5～2倍程度のbendingというところであり，straight形状の尺骨のbend角は橈骨よりさらに小さくてよい（1.5倍？）ことになります．

53 小児橈骨遠位部骨折

> 症例1　小児橈骨遠位部骨折（13歳男児）

受傷時

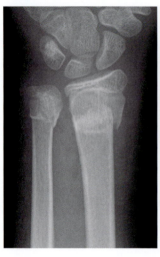 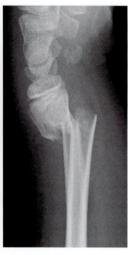

手術治療　経皮的鋼線固定

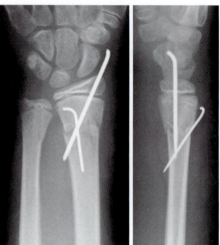

術後5か月，可動障害なし

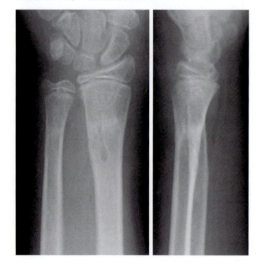

| 症例 2 | 小児橈骨遠位部骨折，髄内ピン挿入例（9 歳男児） |

受傷時　Zone III

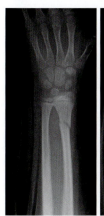
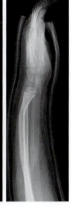

手術治療　髄内鋼線固定

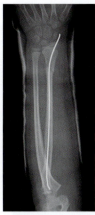
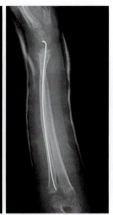

術後 6 か月，骨癒合

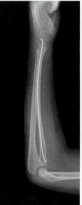

鋼線抜去

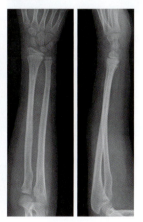

Q21 小児の橈骨遠位部骨折のレベルは，成人（高齢者）のレベルと異なるのか？

A 小児では遠位骨端部骨折より骨幹端部骨折のほうが多い

小児では遠位骨端部骨折より骨幹端部骨折のほうが多いですが，これは成長に伴って骨幹端部領域の骨強度が相対的に低下することによって生じるようです[1]．

Q22 鋼線固定のあり方は？

A 骨折部位が近位の場合は「髄内ピン」刺入を推奨

転位が大きい場合は，整復後に鋼線固定を施行するのは妥当だと考えます．しかし，経

骨折的に鋼線を刺入する場合，近位に対する固定範囲が短いことが懸念されます．本数を増やしても問題はあまり解決されず，近位骨片の固定性を上げる工夫をしたいところです．

筆者は骨幹端部骨折の中でも，やや近位よりの骨折においては「髄内ピン」刺入を推奨しています．

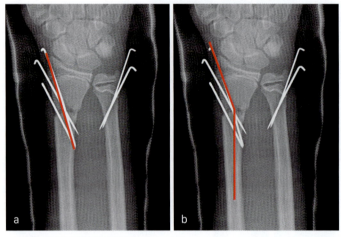

a：赤線では近位部に対する固定性が不十分
b：赤線のように髄内鋼線固定を施行し固定性を向上させる

術後外固定のあり方は？

鋼線固定を施行した場合でも適切な外固定が必要

「鋼線固定のみで安定性を獲得」というわけにはいかず，適切な外固定が必要になります．そして，遠位部骨折ですので，よくモールディングされた前腕キャスト固定で十分です．

筆者が推奨する治療方法

分類		治療方法
Epiphysis（Salter-Harris分類）	Type IIの背側転位	Kapandji法
	Type IIの掌側転位	Intrafocal reductionし背側スクリュー固定
Metaphysis zone（土田分類）	Zone I	Trans-fractureピン
	Zone II	Trans-fracture or Intramedullaryピン
	Zone III/IV	Intramedullaryピン
不全骨折（若木骨折）		Intrafocalピンで整復してキャスト固定

解説1　Salter-Harris 分類

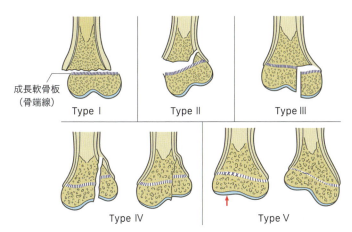

Type Ⅰ：成長軟骨（骨端線）を通る分離骨折
Type Ⅱ：骨端線を通り骨幹端側に及ぶ
Type Ⅲ：骨端線を通り関節側に及ぶ
Type Ⅳ：関節部から骨幹端部まで骨端線を横切る
Type Ⅴ：骨端線に対する圧迫損傷

解説2　Metaphysis Zone 分類（土田分類）

筆者は正方形のルールで領域を決めた metaphysis（骨幹端）領域をさらに4つの zone に分けて鋼線固定の方法を決めています．

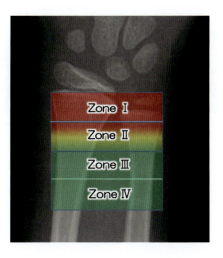

解説3　背側転位 Salter-Harris 分類 Type Ⅱ に対する Intrafocal ピン（Kapandji 法）＋キャスト固定の手技

背側転位 Salter-Harris 分類 Type Ⅱ の骨端線損傷では整復後にキャスト固定で治療可能

ですが，キャスト内で再転位した場合には intrafocal ピン（Kapandji法）で固定することにしています．

　その方法は以下のとおりです．
①関節面レベルの橈背側（第1，2コンパートメント）と背側（第4コンパートメント）に小切開する．
②骨折部までモスキート鉗子を挿入し鋼線の通り道を作成する．
③Cotton–Loder肢位で整復し，原則的に橈側→背側の順番で刺入する．
④鋼線を骨折部まで挿入し，垂直に立ててパワーで入れる．
⑤鋼線を少し引いて，整復しながら角度をつけて刺入し対側皮質を貫通し固定する．
⑥骨折部から1cm程度鋼線が出たところで曲げるが，結果的に骨端線レベルになる．
⑦背屈位キャストで固定する．

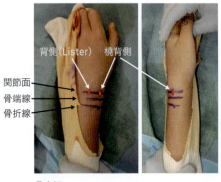
①皮切

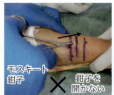
②骨折部まで鋼線の通り道をつくる

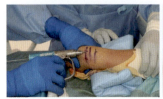
③骨折部まで鋼線を差し込む

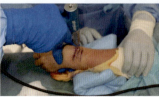
④垂直に立ててパワーで挿入

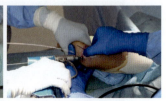
⑤少し引いて角度をつけて対側皮質貫通

Kapandji法

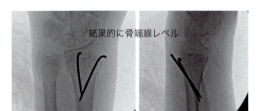
⑥骨折線から1cmほど出しておく

| 解説 4 | **掌側転位 Salter–Harris 分類 Type II に対する intrafocal reduction ＋ 背側スクリュー固定の手技** |

　掌側転位 Salter–Harris 分類 Type II の骨端線損傷に対しては，intrafocal ピンで整復した後に，背側スクリューで固定する手法を施行しています．

　その方法は以下のとおりです．
①徒手整復で整復可能か否か判断する．
②整復可能な場合，掌側小皮切で骨折部まで到達し intrafocal 法で掌側から整復（完全整復を目指すように，場合によっては橈側，尺側の 2 本 K-wire 挿入）
③整復不可能な場合，掌側をやや広く展開し介在物を愛護的に除去．その後 intrafocal 法で掌側から整復を行う．
④背側遠位骨幹端中央に小皮切で 3.0 mm CCS（short thread）を挿入し骨片間圧迫をかける（骨把持で圧着→full thread の positioning でも可）．
⑤Intrafocal 法で用いた K-wire は抜去し，スクリューによる固定が不十分な場合は茎状突起から 1.8 mm K-wire で骨折部を追加固定する．
⑥背屈位キャストで固定する．

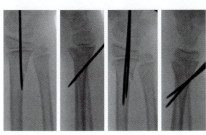

掌側アプローチから intrafocal 法による整復
掌橈側，掌尺側から刺入し整復位獲得

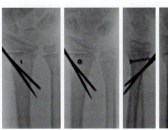

背側アプローチから 3.0 mm CCS 挿入
3.0 mm short thread あるいは圧着＋full thread も可

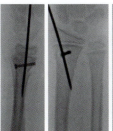

茎状突起から 1.8 mm K-wire 固定
先端は皮下に埋入

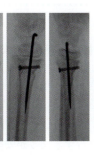

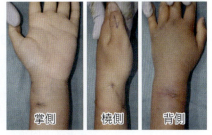

閉創後の創部外観
整復位が獲得できない場合は掌側の皮切を大きくとる．介在物を愛護的に除去する

> **解説 5** 骨幹端部骨折における Trans-fracture と Intramedullary ピン

　成人橈骨遠位端骨折と同様の背屈転位であれば Kapandji 法を施行していますが，小児ではやや近位部で骨折することが多く認められます．

　そこで，筆者は解説 2 で示した zone 分類に従って鋼線固定の方法を変えています．Zone Ⅰ・Ⅱでは trans-fracture ピンを，zone Ⅲ・Ⅳでは intramedullary ピンを選択していますが，境界領域では個別に判断します．Trans-fracture ピンを選択施行する場合は，遠位骨片長と同等以上の長さで近位骨片を把持できることが必要です．

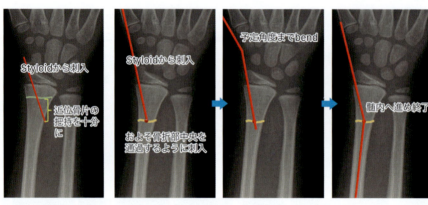

Zone Ⅰ骨折に対する transfracture ピン　　Zone Ⅲ骨折に対する Intramedullary ピン

◆文献◆

1) Hagino H, et al. Fracture incidence and bone mineral density of the distal radius in Japanese children. Arch Orthop Trauma Surg 1990; 109 (5): 262-264

> **ちょっと深掘り**

小児橈骨遠位骨幹部骨折における外固定の適応症例と限界

　徒手整復とキャスト固定で治療するためには，骨折が一方向には安定している（つまり背側転位の場合は掌側方向には安定している）ことが必要であり，その場合は整復後に 3 点固定キャストで治療可能です．しかし，多方向に不安定な場合は何らかの鋼線固定を施行したうえでキャスト固定を施行するほうが安全です．

鋼線固定の適応症例と限界，プレートで固定すべき症例とは？

　まず，14〜15歳以上で成人体型であればプレート固定を考慮しますが，それ以下の年齢であれば基本的に鋼線固定とキャスト固定で治療するのがよいと考えます．

　鋼線固定の方法ですが，経骨折的なのか髄内なのかは骨折レベルによります．筆者は解

説2で挙げた図のように4つのzoneに分けて考えており（→413頁），zone Ⅰですと経骨折的でよいのですが，zone Ⅲ以上は髄内のほうが無難です．Zone Ⅲに trans-fracture ピンや intrafocal ピンを施行すると，骨折部保持はかなり難しいです．髄内鋼線挿入は「骨端線近位からワイヤーを入れる」のは難しく，茎状突起部から鋭角に挿入するとよいです．

　茎状突起部からの挿入で骨端線を貫通してよいのかという質問を受けますが，「不適切な手術操作で何度も骨端線を鋼線で損傷しない限り，鋼線貫通の影響は臨床上無視できる程度だ」と考えます．たとえばウサギの実験で骨端線を7%以上貫かなければ何も生じなかったとか，小児大腿骨遠位部骨折に骨端線を貫いてクロスピン固定を施行しても何も合併症は生じていなかったなどの報告もあります．

54 小児大腿骨近位部骨折

症例1　小児大腿骨近位部骨折（6歳男児）

受傷時　Delbet-Colonna Type Ⅲ

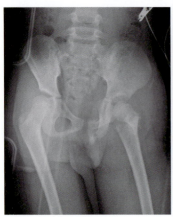
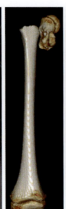
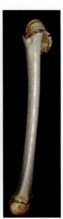

手術治療　観血的整復，スクリュー固定

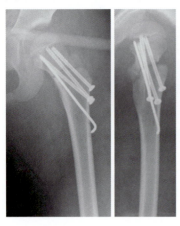

術後1年，骨癒合，全荷重歩行

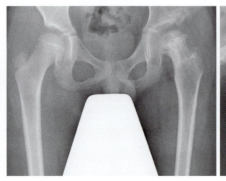

Q24 小児大腿骨近位部骨折の汎用される分類は？

A Delbet-Colonna分類が汎用

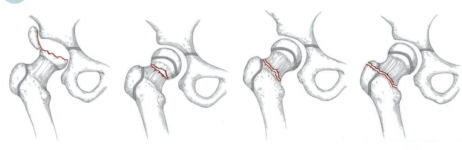

Delbet-Colonna(D-C)分類

 Q25 観血的整復は必要？

 転位が認められれば，多くは観血的整復が必要

解剖学的整復が必要になりますので，多くは観血的整復になると思います．稀な中でもType Ⅱ，Ⅲが比較的多く，転位があり不安定な事例では観血的整復とピン固定（あるいはスクリュー固定）が必要でしょう．

 Q26 血腫除去の効果は？

 個人的には血腫除去を推奨

これは関節内骨折であるType Ⅰ・Ⅱにおける話題ですが，観血的整復になれば必然的に股関節内血腫は除去されます．牽引などによる整復・保存治療の場合が問題になるでしょうが，個人的には血腫は除去したほうがよいと思います．

Q27 固定材料の決定方法は？

A 近位骨片の大きさで判断

　Delbet-Colonna 分類 Type ⅠまたはⅡであれば，K-wire とスクリューを骨の大きさで選択します．Delbet-Colonna 分類 Type ⅢまたはⅣであれば基本的に CHS Type になるでしょう．

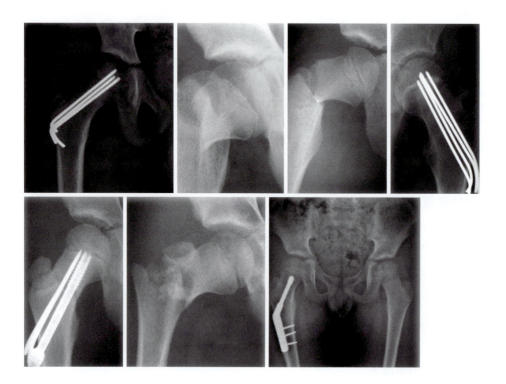

 Q28 術後の免荷期間は？

A 骨癒合まで免荷

　基本的には仮骨形成（骨癒合）まで免荷です．

◆参考文献◆
1) Boardman MJ, et al. Hip fractures in children. J Am Acad Orthop Surg 2009; 17 (3): 162-173
2) Beaty JH. Fractures of the hip in children. Orthop Clin North Am 2006; 37 (2): 223-232

55 小児大腿骨骨幹部骨折

| 症例 1 | 小児大腿骨骨幹部骨折（13歳男児，スノーボードで受傷）

受傷時

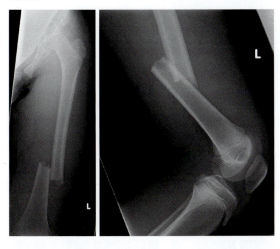

手術治療　Ender釘　　　術後6か月，骨癒合，ランニング可

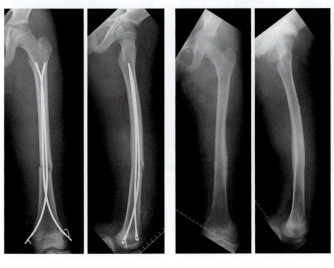

症例 2　小児大腿骨骨幹部骨折（15 歳男児，サッカーで受傷）

受傷時　開放骨折，砂粒汚染

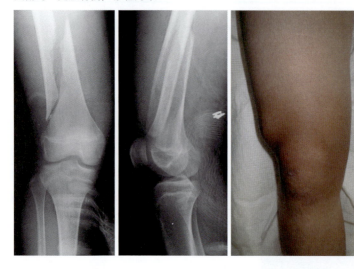

急性期治療　創外固定，洗浄　　　手術治療　プレート固定（MIPO）　　術後 1 年，ランニング可

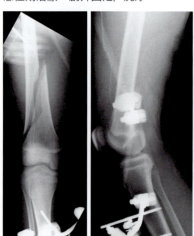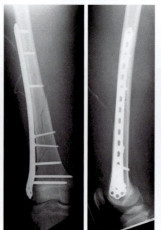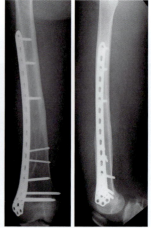

Q29　小児大腿骨骨幹部骨折の治療法はどう選択する？

A　治療アルゴリズムに則る[1]

　小児といってもかなり幅があり，それぞれの年齢で治療が異なります．大まかには図に示したアルゴリズムどおりです．

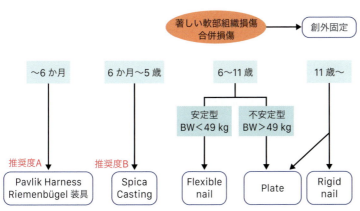

小児大腿骨骨幹部骨折の治療アルゴリズム
（AAOS Clinical Practice Guidelines 2015 より）

　幼小児の大腿骨骨折においては spica cast や functional brace による保存治療が適応になりますが，アライメントがコントロールできることが条件です．技量を要しますので誰もができることではありません．そういった場合に，近位部から髄内鋼線を 1 本挿入すると spica cast が容易になります．

　学童期になると elastic nail が標準的な治療になります[2]．管理が圧倒的に楽であり合併症も少ないといえます．Elastic nail としては TEN と Ender 釘のどちらかが選択されます[3]．

　年長時にも elastic nail（特に Ender 釘）が第一選択で使用されますが，プレート固定あるいは rigid nail の適応も考慮されます．

Q30 Elastic nail の種類について，TEN と Ender 釘の選択はどうする？

A 剛性の高い Ender 釘を推奨

　TEN（titanium）の剛性は低く，体重がやや重い（30～40 kg 以上？）小児には強度に不安があります．一方，stainless steel である Ender 釘の剛性強度は高く汎用性は高いといえます．Ender 釘の剛性は成人男性にも適応できるほどです．

Q31 Rigid nail の使用は？[4]

A 小児にはやや過剰適応

　11 歳以上で髄内釘固定というのは過剰適応だと考えます．もしも成人体型で，髄内釘固定をしようと思った場合，1.5 mm over リーミングではまだ足りない場合もありますので注意しなければなりません（その場合は 2 mm over）．

プレート固定の適応と方法[5]は？

A 骨幹端部に近い骨幹部骨折に適応

プレート固定の適応は骨幹端部に近い骨幹部骨折に限られると思います．

プレートは完全骨癒合後に抜去しますが，6か月程度が適切だと思います．また，抜去困難を考えるとロッキングスクリューは使用すべきではないでしょうし，その必要性がありません．テキスト的にも「Locking screws or lag screws are typically not necessary in this construct.」が標準見解です．筆者は conventional スクリュー固定を第一選択，ロッキングスクリュー固定は第二選択にしています．

 後療法と follow-up は？

A 仮骨形成後に荷重開始，成長終了まで follow-up する

術中に elastic nail 固定後の骨折部の安定性を評価することが必要です．ある程度安定していれば外固定を施行せず，仮骨形成まで両松葉杖使用下の非荷重とし，仮骨形成後は徐々に荷重を増加させていきます．

そして，下肢は過成長による脚長差の問題がありますので，基本的に成長終了まではフォローしたいところです．過成長は骨折侵襲による骨端線への血流増加（生理学的活性）が原因といわれています．もちろん上肢にも生じますが，脚長差の問題は上肢にはあまり生じません．

ちなみに，過成長の危険因子はいろいろといわれていますが，損傷が複雑，治療侵襲が大きい，年齢が若い，などがあげられます．

筆者が推奨する治療方法

分類	治療方法
幼児相当（4歳以下）	髄内鋼線固定＋hip spica cast
小児相当（5～12，13歳）	Elastic nail
骨端線閉鎖間近 （女児13歳以上，男児15歳以上）	Elastic nail あるいは rigid nail

解説1　Hip spica cast 施行のポイント

Hip spica cast 施行には髄内鋼線を挿入しておくと管理が容易です．K-wire は 2～3 mm とし，できるだけ大転子部から髄内に刺入します（1回で入るように刺入前の位置決めを入念に行う）．また，近位骨片は通常は外旋していますので，Hip spica cast 装着時は内旋変形に注意（両側を見比べる）します．アライメントの許容範囲を表に示します．

アライメントの許容範囲

年齢	内反・外反 (°)	屈曲・伸展 (°)	回旋 (°)
2歳以下	20	30	20
2～5歳	15	20	15
6～10歳	10	15	15
11歳以上	5	10	10

解説2　Ender釘かTENかの選択

体重が40kg以上ではEnder釘，40kg以下ではEnder釘あるいはTENを選択します．

また，Ender釘とTENの径はどちらも髄腔径の40％としています．刺入部は骨幹端部で曲率が変わる部位が適切です．

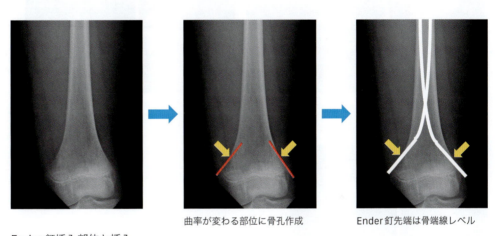

Ender釘挿入部位と挿入　　曲率が変わる部位に骨孔作成　　Ender釘先端は骨端線レベル

◆文献◆

1) Oetgen ME, et al. Impact of clinical practice guideline on the treatment of pediatric femoral fractures in a pediatric hospital. J Bone Joint Surg Am 2015; 97 (20): 1641-1646
2) Atassi O, et al."Unstable" pediatric femoral shaft fractures treated with flexible elastic nails have few complications. J Orthop Trauma 2021; 35 (2): e56-e60
3) Kumar S, et al. An evaluation of flexible intramedullary nail fixation in femoral shaft fractures in paediatric age group. J Indian Med Assoc 2011; 109 (6): 416-417, 425
4) Del Balso C, et al. Rigid intramedullary nail fixation of traumatic femoral fractures in the skeletally immature. OTA Int 2021; 4 (2): e128
5) Singh A, et al. Plate fixation versus flexible intramedullary nails for management of closed femoral shaft fractures in the pediatric population: A systematic review and meta-analysis of the adverse outcomes. J Child Orthop 2023; 17 (5): 442-452

56 小児大腿骨遠位部骨折

症例1　小児大腿骨遠位部骨折（5歳男児）

受傷時　交通事故
Salter-Harris分類TypeIIの骨端部骨折

鎮静下　整復

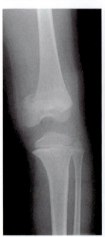
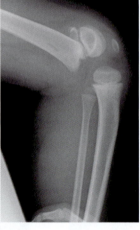
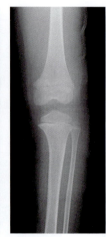
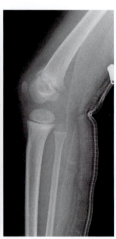

手術治療　経皮的鋼線固定

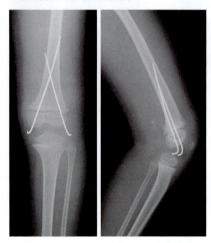

Q34 成長軟骨板を損傷しない整復方法は？

A 牽引を主体とすること

大腿骨成長の 70% は遠位部の骨端線で行われますので，損傷しないように心がけることが必要です[1]．成長軟骨板損傷を予防するため，加える力の配分は 90% 牽引，10% 変形矯正とします．

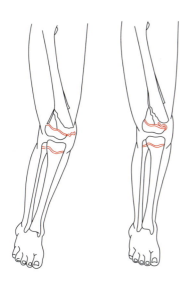

Q35 Salter-Harris 分類 Type II 骨折に対する手術方法は？

A 骨端線を貫かないスクリュー固定，あるいは架橋プレート固定

Salter-Harris 分類 Type II に対しては，多くがスクリュー固定で対処するでしょうが，固定性を向上させるためにプレート固定を用いることはもちろんあると思います．

そして骨幹端骨片がかなり小さく，固定の足場とならない場合は，乳幼児から小学校低学年ではクロスピン固定，小学校高学年以上では骨端線を「またぐ」プレート固定も選択肢になってきます[2]．

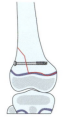 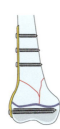 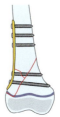

スクリュー固定　　　架橋プレート固定　　　プレート固定

Salter-Harris分類 Type II骨折における成長障害の合併は？

 30%に発生し，その中には整復時の医原性損傷もある

　成長障害の合併は「成長板の損傷」を意味します．Salter-Harris分類 Type II は成長板が温存されているタイプですが，本骨折での骨端線早期閉鎖は 30〜50％程度もあるのです[3]．
　それが受傷時に損傷されていたのか，あるいは整復時に損傷したのか不明ですが，整復時に医原性に損傷したと考えるほうがよいかもしれません．

筆者が推奨する治療方法

分類	治療方法
骨幹端部骨折 　骨端線残存 　骨端線閉鎖間近	アライメント整復 鋼線固定，Ender釘固定，プレート固定 プレート固定
骨端部骨折（Salter-Harris分類）	解剖学的整復，鋼線固定あるいはスクリュー固定（ときにプレート固定）

解説1　骨端部および骨幹端部骨折に対する鋼線固定

　主として6歳以下に適応します．クロスピン固定を施行し，通常はキャスト固定を追加します．

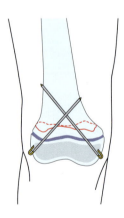

解説2　骨幹端部骨折に対する elastic nail 固定

　主として6〜12歳に適応します．順行性と逆行性があります．

　以下に施行のポイントを示します．
・「遠位骨幹部骨折」に分類される事例では，順行性挿入あるいは骨端線近位から逆行性に挿入する．

- AO分類33-Mの骨幹端部骨折では遠位部が短いので，遠位のepiphysisより逆行性に挿入する（K-wireをelastic nailとして使用）．
- 体重40 kg以上はEnder釘を，40 kg以下はEnder釘かTENを考慮する．

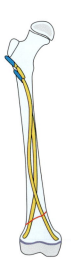
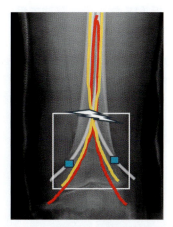

AO分類 32D/33M～33Mに対するelastic nail
1. 骨幹端部からの逆行性挿入（白，挿入点は青）→遠位保持長が短いので骨幹部骨折に近いものに適応
2. 順行性（黄）→骨幹端部骨折に近いものに適応するが技術的に難しい
3. 骨端部からの逆行性（赤）→骨幹端部骨折に適応するが，骨端線貫通の問題がある

解説3 骨幹端部骨折に対するプレート固定

主として12歳以上，50 kg以上の事例に適応します．10代後半で骨端線が閉鎖，あるいは閉鎖しかかっている場合には，成人用のlateralプレートを適応してもよいです．

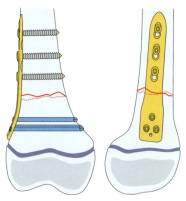

◆文献◆

1) Sepúlveda M, et al. Distal femoral fractures in children. EFORT Open Rev 2022; 7（4）: 264-273
2) Kanlic E, et al. Current concepts in pediatric femur fracture treatment. Orthopedics 2007; 30（12）: 1015-1019
3) Ilharreborde B, et al. Long-term prognosis of Salter-Harris type 2 injuries of the distal femoral physis. J Pediatr Orthop B 2006; 15（6）: 433-438

57 小児脛骨骨幹部骨折

症例1 小児脛骨骨幹部骨折（15歳男児，野球で受傷）

受傷時　　　　　　　　　手術治療　Ender釘　　　　　術後4か月，骨癒合　抜釘

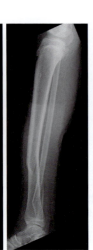
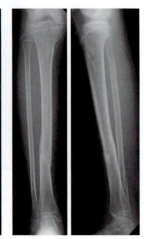

小児脛骨骨幹部骨折の保存治療の適応は？

A ほとんどの事例で保存治療が可能

　小児脛骨骨幹部骨折のほとんどが，徒手整復とキャスト固定で治療できるでしょう．ただしキャストの技量と管理能力が必要でしょうから，やや難しい骨折（横骨折や粉砕骨折）に対しては，elastic nailが興隆している現在では保存治療をする医師は少なくなっていると思います[1,2]．

Elastic nailの選択について，Ender釘かTENか？

A 力学的にはEnder釘に利点あり

　基本的にはTENでも十分に治療が可能です[3,4]．しかし，力学的にはステンレス製であるEnder釘に利点があります．一方，TENの利点は長さ調整が不要なところです．体重が40〜50 kgなど成人体型であれば，剛性の高いEnder釘に軍配が上がるでしょう．

Q39 獲得アライメントの許容範囲は？

 A 屈曲変形は5°以内，回旋変形は10°以内[5]

　小児では5°程度のangulationは問題ありません．ただ，elastic nailは前方から刺入される傾向があり，それによりposterior bendがつきやすいので注意したいところです．

Q40 Elastic nail施行後の荷重時期およびfollow-up期間は？

A PTB装具装着下の疼痛自制内荷重とする

　PTB装具装着下に疼痛自制内荷重を許可します．Follow-upは「成長が終了するまで」と言いたいところですが，現実的には「数年診ればよい」というのが落とし所でしょう．通院の必要性を受傷時から患者と家族に伝えておくことが必要です．

筆者が推奨する治療方法

分類	治療方法
幼児相当（学童期以下）	キャスト固定あるいは髄内鋼線固定＋キャスト固定
小児相当（学童期以上）	Ender釘あるいはTEN

解説1　Elastic nailの選択

　すべての年齢において，TENよりも力学的に有利なEnder釘（ステンレス）を推奨します．特に小学校高学年および体重40 kg以上の場合は3.0以上のEnder釘を選択します．ただし，小学校低学年あるいは40 kg以下の場合はTENを考慮してもよいです．その場合は最低3.0 mm以上のサイズが必要です．

解説2　Elastic nailの具体的手法

　下腿骨幹部中央から遠位においては順行性にネイルをX型に挿入しますし，下腿近位骨幹部においては逆行性にX型に挿入します．すなわち常にX型の挿入を基本とします．

◆文献◆
1) Kinney MC, et al. Operative versus conservative management of displaced tibial shaft fracture in adolescents. J Pediatr Orthop 2016; 36（7）: 661-666
2) Stenroos A, et al. Treatment of unstable pediatric tibia shaft fractures in Finland. Eur J Pediatr Surg 2019; 29（3）: 247-252
3) Landau AJ, et al. Outcomes of elastic stable intramedullary nailing for surgical treatment of pediatric tibial shaft fractures. J Am Acad Orthop Surg Glob Res Rev 2023; 7（12）: e23.00031

4) Egger A, et al. Elastic stable intramedullary nailing of pediatric tibial fractures. JBJS Essent Surg Tech 2020; 10 (4): e19.00063
5) Hogue GD, et al. Management of pediatric tibial shaft fractures. J Am Acad Orthop Surg 2019; 27 (20): 769-778

Column

之を知る者は之を好む者に如かず
之を好む者は之を楽しむ者に如かず

「医者は一生学び続けなければならない」とはよく聞く言葉です．

表向きは「患者を相手にしているのだから，最新の医療知識を身に続けなければならない」ということなのですが，そのような義務的動機では長い医者人生は継続できません．

学びというもの，それ自体が目的にならなければならず，学ぶこと自体が楽しくて仕方がないというようでなくてはなりません．

「之を好む者は之を楽しむ者に如かず」ですね．

58 小児足関節周囲骨折

> **症例 1**　小児足関節 Tillaux-Chaput 骨折（15歳男児）

受傷時　保存療法（キャスト固定）

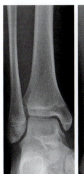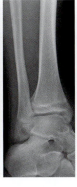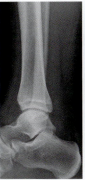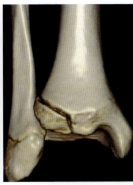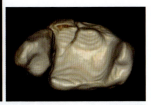

術後 2 か月，骨癒合　独歩可

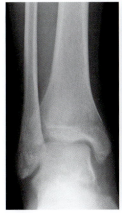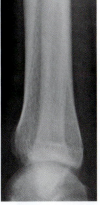

小児足関節 Tillaux-Chaput 骨折の手術適応は？

A 骨片転位が 2 mm 以上は整復・固定を行う

　　関節面転位の許容範囲が 2 mm 以内であれば保存治療でもよいことになります．しかし，転位が少なくとも小切開でスクリュー固定をすれば治癒は早いですし，キャスト固定も不要でスプリント固定で両松葉杖歩行となるでしょう[1]．

内固定の際の注意点は？ 骨端線を貫いてよいか？

 骨端線貫通の影響はない

　　Tillaux-Chaput骨折の多くの事例で年齢は高く，スクリュー固定において骨端線を貫通しても影響はないように思います[2])．

症例2　小児足関節 triplane 骨折（14歳女児）

受傷時

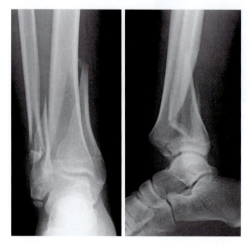

徒手整復

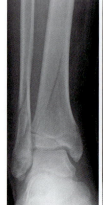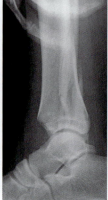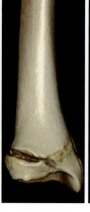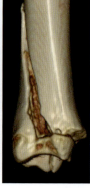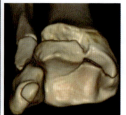

手術

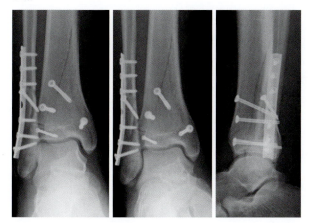

術後 1 年　後遺傷害なし

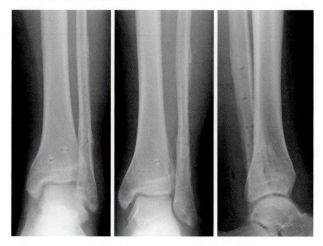

Q43 Triplane 骨折の分類は？

A 治療法選択には Shin 分類が有用である

　多くは 2 parts の lateral triplane 骨折です．治療法選択には関節面への波及度を考慮した Shin 分類が有用です．

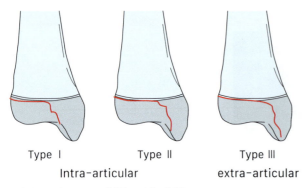

Triplane fracture 分類：Shin 分類
〔Shin AY, et al. Intramalleolar triplane fractures of the distal tibial epiphysis. J Pediatr Orthop 1997；17（3）：352-5 より〕

Q44 Triplane骨折の治療方針は？

A 関節面転位が2mm以上で観血的整復スクリュー固定とする

整復後の転位次第ということもあるでしょうが，関節面が2mm以上転位しているものは観血的あるいは閉鎖的整復スクリュー固定になるでしょう[3,4]．

Q45 Triplane骨折の固定方法は？

A 骨端部に内側から外側へ，骨幹端部に前方から後方へスクリュー固定とする

Triplane骨折のような小さな骨折にはスクリュー固定で対処します．スクリューは基本的に骨端部には内側から外側へ，骨幹端部には前方から後方へそれぞれ刺入し固定します．
骨端線を貫くtransepiphysealスクリューについては，成長終了間際であることから，あまり気にしない小児整形外科医もいるようです[2]．

Q46 術後管理について，キャスト固定の必要性，荷重開始は？

A キャスト固定，免荷歩行，骨癒合後に荷重

関節内骨折なので，キャスト固定したうえで免荷歩行が基本でしょう．4週での荷重開始でよいかどうかは症例ごとの決定になるでしょうが，PTB装着下歩行としたほうが安心です．

Q47 抜釘時期および follow-up 期間は？

A 骨癒合が獲得されれば抜去可能，「成長終了時まで」は基本的にフォローする

筆者が推奨する治療方法

解説 1　Triplane 骨折の治療方針

　CT における関節面転位 2 mm 以上で手術適応とします．Shin 分類 Type C はそもそも治療対象から外れます．そして，徒手整復が可能なら経皮的整復固定術（CRIF）を施行し，不可なら観血的整復固定術（ORIF）を施行します．

解説 2　Triplane 骨折の整復法

　筆者は以下の方法で整復しています．
①前方アプローチ
②陥入骨膜の解除
③関節部の整復→クランプ整復
④骨幹端部の整復→クランプ整復

解説 3　Triplane 骨折の固定法

　基本的に骨端線を避けてスクリュー固定します．

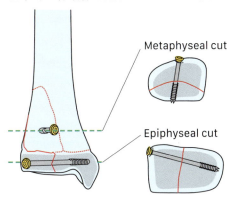

Epiphysis（骨端）部分の固定は小から大骨片へ LM あるいは ML スクリュー固定 1 本
Metaphysis（骨幹端）部分の固定は AP スクリュー 1 本

◆文献◆
1) Tak S, et al. Adolescent Tillaux fractures: a systematic review of the literature. Cureus 2021; 13（1）: e12860
2) Heldt B, et al. All-epiphyseal versus trans-epiphyseal screw fixation for Tillaux fractures: Does it matter? World J Orthop 2022; 13（2）: 131-138
3) Schnetzler KA, et al. The pediatric triplane ankle fracture. J Am Acad Orthop Surg 2007; 15（12）: 738-747
4) Patel S, et al. Triplane fractures of the ankle. Br J Hosp Med（Lond）2009; 70（1）: 34-40

索引

数字・ギリシャ

5 strings strategy　74
α角　116
β角　116

欧文

A

Additional スクリュー　352
Alexander view　48
all at one time reduction　396, 397
Allis 法　221
AMF 骨片　132
angiosome　312
Angulation　51
Anterior MIPO　317
Anterior olecranion fracture dislocation　122
Anterior olecranon fracture dislocation（AOFD）　130
anterolateral アプローチ　296
Antiglide プレート　331, 334
AO 分類
　──，膝蓋骨骨折　289
　──，足関節骨折　330
　──，橈骨遠位端骨折　154
APC 型骨折　195
articular compression スクリュー　353

B

B1（外側）/B2（内側）顆部骨折　280
Baba 分類　264
Bado 分類　408
basicervical fracture　246
beaking　253
Beak 骨折　351
Beavis 分類　354
Beingessner のプロトコル　130
bivalved シーネ　8
Biyani 分類　166
Blocker スクリュー　259
Body fracture，距骨骨折　361
Bosworth 骨折　337

Boyd アプローチ　140
Bridging plate による腓骨再建　338
Brodsky アプローチ　50, 52
buttress プレート，青壮年 QLS　212

C

Cadenat 変法　48
canal view　359
Carpal tunnel　140
cement augmentation　245
Central band fracture（volar dislocation）　186
Chevron 肘頭骨切り　96
Chiron 分類　224
Cole 基準，肩甲骨体部骨折　51
Cole の 3 基準　53
complex elbow instability　125
Cotton-Loder 肢位　6
Craig-田久保分類　33
cuff の 2 重縫合　71

D

Delbet-Colonna 分類　419
deltoid ligament　342
Desmanet 法　156
Direct lateral アプローチ　324
Displaced neck fracture，距骨骨折　361
distal oblique bundle（DOB）　164
DRUJ ストレステスト（シフトテスト）　143
Dual window アプローチ　162
Dubberley 分類　98

E

East Baltimore lift 法　221
Elastic nail，小児大腿骨骨幹部骨折　423
Elastic nail の選択，小児脛骨骨幹部骨折　430
Ender 釘施行のポイント，上腕骨骨幹部骨折　89
Ender 釘挿入部位，小児大腿骨骨幹部骨折　425
Essential スクリュー　352

Essex-Lopresti 骨折の治療　147
Essex-Lopresti 分類　347

F

far cortical locking　13
FCU split アプローチ　132
flaring　253
floating shoulder　61
forward stroke　307
Foucher 法　177
Frosch アプローチ　301, 302
functional brace　7

G

GAI 測定方法　238
Galeazzi 骨折　142
　──の方針　146
Garden Alignment Index（GAI）　238
Garden 分類　231, 237
Gartland 分類　395
Gissane 部　346
Glenopolar angle（GPA）　51
Gupta キャスト　6, 155
　──，橈骨遠位端骨折　151
Gustilo 開放骨折分類　16
Guyon's canal　140

H

Haraguchi 分類　336
Hawkins 分類　358
Henry アプローチ　141
Herbert 分類　173
Hertel のクライテリア　66
Hindenach 法　80
Hip spica cast　424
Hoffa 骨折　281
horizontal belt プレート　282
Hotballoon technique　75
hotchkiss over the top アプローチ　132

I

Ideberg 分類　55
INFIX　201
Infraisthmal fracture　261

Intramedullary ピン，骨幹端部骨折　416

J
Jacob 分類　400
Judet–Letournel 分類　208, 218

K
K-wire 髄内ピン固定，鎖骨骨幹部骨折　30
K-wire の強度　3
Kapandji 法　151
　――の作法　156
　――の適応　155
Kaplan アプローチ　135, 401
Kesagake アプローチ　324
Kocher アプローチ　135
Konrads のアルゴリズム　79

L
Large distractor　302
lateral border offset　51
lateral circumflex femoral artery　232
lateral column スクリュー　353
Lateral compression 型骨折　194
Lateral para-olecranon アプローチ　99
lateral parapatellar アプローチ　278, 306
Lateral traction 法　221
lateral wall スクリュー　353
Lauge–Hansen 分類　330
LC 型骨折　195
Lewis and Rorabeck 分類　272
Lisfranc 関節損傷　363
Lisfranc 関節脱臼骨折　364
Lisfranc 靱帯損傷　365
　――の骨接合術　368
Lozano–Calderon 分類　164

M
Maisonneuve 骨折　331
Mason 分類　128
Mayo 分類　106
medial malleolar osteotomy　361
medial wall スクリュー　353
Metaphysis Zone 分類　413

Micromotion　13
Milch 分類　400
MIPO　15
　――の作法　86
Mirels score　380
MIUR (minimum invasive ulnar nerve release) 法　94, 99
MIUT (minimum invasive ulnar nerve transposition) 法　94
mobile wad　140
modified Gipson アプローチ　217
Modified iliofemoral アプローチ　209
Modified ilioinguinal アプローチ　210
Modified Letenneur 分類　281
Monteggia 骨折　143
　――の方針　146
Mortise　342
Myerson 分類　365

N
Neer–Horowitz 分類　390
negative buttress　232
Noda 法　231, 236
Non-bridging plate 固定　38
Non displacement neck fracture, 距骨骨折　361
Nunley 分類　365
Nunley and Vetullo 分類　366

O
O'Driscoll 分類　127
Ogawa 分類　60
olecranon fracture dislocation　126
On-table technique　128
Open book 型骨折　193
open parapatellar アプローチ　306
original Gipson アプローチ　217
over-reduction　256

P
Pauwels スクリュー　239
Pauwels 分類　239
PCL 付着部 avulsion 骨折　297
Pelvic Binder　190
Pfannenstiel アプローチ　210
Piggyback 法　221

Pilon 骨折　311
　――，後外側骨片　325
　――，腓骨外果整復　325
　――，末梢血管障害　321
　――に対する段階的手術　317
　――の拡大前内側アプローチ　319
　――の直外側アプローチ　319
Pin and Rubber 法（PRTS）　183, 185
Pipkin 分類　223
PIP 関節内脱臼骨折　182
positive buttress　232
Posterior olecranon fracture dislocation (POFD)　123, 130
Posterior Pilon 骨折　320
Posteromedial アプローチ　296
Pugh プロトコル　129
Pure central depression　295

R
radial bow　406
reconstruction mode　259
rectus femoris（大腿直筋）　232
RFNA　279
Rigid nail　423
Rim プレート　159
Robinson 分類　24
Robinson cortical alignment fracture　24
Robinson displaced fractures　24
Rockwood 分類　46
Rommens 分類　200
Rüedi　311
Rüedi の標準的治療戦略　311

S
Salter–Harris 分類　413, 427
Sanders 分類　348
Schatzker 分類　295
Scorpion プレート固定　35
Screw backout の予防　201
shield fragment　76
Shin 分類　435
skin perfusion pressure（SPP）　332
Smith–Petersen アプローチ　230, 233
Sneppen 分類　358

spanningプレート固定　162, 165
Split-depression　295
spring plate，高齢者 QLS　211
SSSCの破綻　61
static mode　259
Stimson法　221
Stoppaアプローチ　210
Su分類　272
superior shoulder suspensory complex (SSSC)　55
supra-patellarアプローチ　306
Suture-button法，肩鎖関節脱臼　47
syndesmosis安定化　340

T

T2alpha　279
TAEの適応　191
TBWの作法　110
telescoping　235
TEN，小児前腕骨骨幹部骨折　408
tension band wiring (TBW) 固定，尺骨茎状突起基部骨折　169
Terrible triad injury　120, 128
Thompsonアプローチ　141
Throckmorton分類　41
Tillaux-Chaput骨折　341, 433
TITS (trans iliac trans sacral screw)　202
Trans-fractureピン，骨幹端部骨折　416
Triceps sparingアプローチ　84
Triplane骨折　435
trochanteric flip osteotomy　216
Type A戦略，Pilon骨折　314
Type B戦略，Pilon骨折　314

U

Under-reduction　256

V

valgus posterolateral rotatory instability (PLRI)　128
Vancouver分類　264
varus impaction without posterior support (VIPS)　242, 244
Varus posteromedial rotatory instability (PMRI) の治療　130

Vertical fracture　76
Volar Barton骨折　152
Volar lunate facet (VLF) 骨片　153
Volar tiltの過整復　166

W

Watson-Jonesアプローチ　233
Watson-Jones分類　405
Westhuesスクリュー　351, 353
Westhues整復　345
Whistler法　221

Y, Z

Young-Burgess分類　189
Zaidemberg法　175
Zanca view　45
Zero position牽引　390
Zip tight固定　35

和文

あ

愛護的milking法　395
アキレス腱付着部剥離骨折　354
アライメントの許容範囲，hip spica cast　425

い

生田分類，大腿骨転子部骨折　241
石黒法　66
──，マレット骨折　181, 184
一次性骨癒合　8
岩部法　108
インプラント周囲骨折 (THA)　263
インプラント周囲骨折 (TKA)　270
インプラント
── の剛性強度　2
── のバイオメカニクス　2
── の力学的強度　2

う

烏口鎖骨靱帯の再建方法　38
烏口突起基部骨折
── に対する観血的整復術　62
── に対する経皮的スクリュー固定　62
── の手術適応　63

え

遠位橈尺関節脱臼　168
遠位横止めスクリュー　259
エントリーポイント　249

お

横骨折　4
── におけるギャップ解消　309
王分類，非定型大腿骨骨折　253
大本法　344

か

ガーゼパッキングの適応　191
外傷性肘関節脱臼骨折　125
外傷性肘関節不安定症　125
外側関節面の整復，踵骨骨折　353
外側靱帯修復，肘関節脱臼後不安定症　118
外側大腿回旋動脈　232
外側プラトー骨折　295, 300
外側プラトー骨接合　301
外側壁の整復，踵骨骨折　353
介達ひねり外力　4
改訂Baba分類　265
外反型Pilon骨折　313
開放骨折　16
開放性前腕骨折　139
拡大Kaplanアプローチ　129
下腿筋膜切開アプローチ　19
寛骨臼骨折　206
関節外骨折に対する外側MIPO法　298
関節軟骨外骨折　288

き

ギオン管　140
偽関節　9
── に対する血管柄付き骨移植　175
基節骨骨折　181
キャスト　8
逆行性腓腹動脈皮弁 (RSAF)　313
急性期における創外固定，脛骨遠位の関節外骨折　314
距骨頚部骨折　356
距骨骨折　356
距骨体部骨折　357

筋膜切開　18

く
靴型装具　376
クロスピン固定　396

け
頚基部骨折　246
脛骨・腓骨遠位骨折　308
脛骨遠位骨幹部骨折　305
脛骨遠位部骨切 spanning 髄内釘　322
脛骨遠位部骨折　310
　――における髄内釘固定　325
脛骨近位に対する髄内釘固定　298
脛骨近位部骨折　293
脛骨骨幹部骨折　304
　――における腓骨内固定　307
　――に伴う後果骨折　306
脛骨髄内釘遠位部への補助プレート　316
脛骨プラトー骨折　295
　――の治療目標　303
経肘頭脱臼骨折　105
脛腓間 Zip tight 固定　338
脛腓間スクリュー　339
脛腓間スクリュー固定　338
経皮的スクリュー固定，舟状骨骨折　174
牽引創外固定法（PRTS）　184
肩下垂　51
肩関節懸垂機構　61
肩関節後方脱臼骨折の治療アルゴリズム　79
限局性骨膜肥厚　253
肩甲骨烏口突起骨折　59
肩甲骨関節窩骨折　54
　――の手術適応　55
　――の手術方法　55
肩甲骨体部骨折　50
　――の手術適応　51
肩甲上腕関節リズム　51, 53
肩鎖関節脱臼　44
肩鎖関節の不安定性　45

こ
後外側骨片（Volkmann）　313
後果骨折　332, 336

剛性　2
後柱骨折＋後壁骨折の固定方針　218
降伏度　2
後壁骨折　214
　――の固定方法　217
後方脱臼整復方法　221
高齢者 4 parts 骨折　78
高齢者安定型頚部骨折　237
高齢者寛骨臼脆弱性骨折　212
　――における acute THA　213
高齢者上腕骨遠位通顆骨折　92
高齢者上腕骨通顆骨折に対するダブルプレート固定　101
高齢者脆弱性骨盤骨折（FFP）　197
高齢者足関節骨折　339
高齢者大腿骨頚部骨折　234
高齢者短断端骨折の down grade 処置　280
高齢者通顆骨折　97
高齢者
　――の転位型肘頭骨折　113
　――の足関節骨折　332
　――の橈骨遠位端骨折　150
股関節インプラント周囲骨折　264
股関節脱臼の整復　221
骨幹端部骨折に対する elastic nail 固定　428
骨幹端部骨折に対する鋼線固定　428
骨幹端部骨折に対するプレート固定　429
骨接合術，鎖骨内側部骨折　41
骨接合術の種類　12
骨折整復　5
骨折内固定　12
骨折のバイオメカニクス　4
骨折の保存治療　6
骨折部のギャップ　307
骨折分類　10
骨端部骨折に対する鋼線固定　428
骨盤 C-clamp　190
骨盤輪骨折　189
骨盤輪損傷　188
骨癒合　8
コネクティビズム　227
コンパートメント症候群　18, 140

さ
サーベルカット様切開　57
最小侵襲尺骨神経処置法（MIUT法）　94
最小侵襲プレート固定（MIPO）　15
　――，鎖骨骨幹部骨折　28
鎖骨遠位部骨折　32
鎖骨骨幹部骨折　22
鎖骨骨折偽関節　26
鎖骨内側部骨折　40
　――に対するダブルプレート固定　43
三角線維軟骨複合体（TFCC）修復　170

し
シーネ　8
思春期前腕骨骨幹部骨折　409
膝蓋骨横骨折　284
　――に対するTBW固定　287
膝蓋骨下極骨折　286, 288, 289
膝蓋骨骨折　284
膝蓋骨粉砕骨折　285, 288
膝外側プラトー骨折　293
若年者大腿骨頚部骨折　233
尺骨遠位部骨折の固定方法　166
尺骨鉤状突起骨折　132
尺骨肘頭骨折　104, 126
尺骨内固定　152
舟状骨骨折　172
修正 Beavis 分類　354
修正 Gartland 分類　395
手関節背側脱臼骨折　164
手指骨骨折　181
順行性髄内釘　259
消極的髄内釘固定　280
上下2関節固定の原則　7
踵骨 joint depression type 骨折　343
踵骨 tongue type 骨折　343
踵骨骨折　343
踵骨スクリュー固定　354
踵骨創外固定　349
掌側転位型橈骨遠位端骨折の固定　166
掌側ロッキングプレート固定　152
小児脛骨骨幹部骨折　430

小児鎖骨骨幹部骨折 386
小児上腕骨外顆骨折 399
小児上腕骨顆上骨折 393
小児上腕骨近位端骨折の保存治療 389
小児上腕骨近位部骨折 389
小児上腕骨骨幹部骨折 392
小児上腕骨骨折に対する TEN 392
小児上腕骨内上顆骨折 403
小児前腕骨骨幹部骨折 406
小児足関節 Tillaux-Chaput 骨折 433
小児足関節 triplane 骨折 434
小児足関節周囲骨折 433
小児大腿骨遠位部骨折 426
小児大腿骨近位部骨折 418
小児大腿骨骨幹部骨折 421
　―― の治療アルゴリズム 423
小児橈骨遠位部骨折 410
上腕骨遠位 1/4 骨折に対する髄内釘固定 87
上腕骨遠位 1/4 骨折に対する前方プレート固定 88
上腕骨遠位骨幹部骨折 83
上腕骨遠位骨幹部らせん骨折 83
上腕骨遠位端骨折 95
上腕骨遠位部関節内骨折 95
上腕骨遠位部骨折 92
上腕骨近位部骨折 64
上腕骨頸部骨折における保存治療 71
上腕骨骨幹部骨折 81
　―― における髄内釘固定 85
　―― における保存治療 81
　―― に対する MIPO 86
上腕骨骨幹部斜骨折 81
上腕骨大結節骨折 68
　―― における保存治療 70
　―― の手術適応 69
　―― の手術方法 69
　―― のプレート固定手技 73
初回抗菌薬投与，Gustilo 分類 Type III 17
除痛方法 5
新片桐スコア 379
伸筋腱中央索付着部骨折 186
神経麻痺への対応 5
人工股関節周囲骨折 263

人工膝関節周囲骨折 270
人工肘関節置換術 (TEA) の適応 94

す

髄内鋼線固定 177
髄内スクリュー固定方法，鎖骨骨幹部骨折 27
髄内釘固定，脛骨骨幹部骨折 308
髄内釘固定，上腕骨大結節骨折 72
髄内釘の強度 2, 3
髄内釘の選択基準 278
ステンレス 2
ストレステスト 222

せ

成人 Monteggia 骨折 147
青壮年骨盤骨折 193
青壮年大腿骨頸部骨折 228, 231
青壮年転位型頸部骨折 229
青壮年転位型骨折 231
青壮年非転位型骨折 229
整復の基本 5
前額面剪断型 246
前額面剪断型頸基部骨折 243
前方脱臼整復方法 221
前腕骨骨幹部骨折 139
前腕骨折治療のポイント 144

そ

創外固定 17
　―― の固定力 18
早期運動療法，石黒法 66
足関節後果骨折 340
足関節骨折 328
　―― の分類 330

た

第 1 Lisfranc 関節に対する順行性髄内固定 368
第 2-4 中足骨骨折 371
第 3 骨片を有する場合の手術手技，前腕骨折 145
第 5 中手骨基部関節内粉砕骨折 178
第 5 中手骨基部骨折 178
第 5 中手骨頸部骨折 176
　―― に対する Foucher 法 177

第 5 中足骨基部骨折 373
第 5 中足骨骨幹部骨折 372
大腿骨遠位骨幹部骨折 257
大腿骨遠位端骨折に対するダブルプレート固定 277
大腿骨遠位部骨折 275
大腿骨近位 1/4 骨幹部骨折 260
大腿骨頸基部骨折 243
大腿骨骨幹部骨折 257
大腿骨骨幹部粉砕骨折 258
大腿骨骨幹部への内側アプローチ 267
大腿骨骨頭骨折 220
大腿骨転子下骨折 247
大腿骨転子下病的骨折 378, 379
大腿骨転子下らせん骨折 247
大腿骨転子部骨折 240
体部骨片の整復，踵骨骨折 353
高畑キャスト 155
ダブルプレート固定，鎖骨内側部骨折 41
ダブルプレートの作法 301
単純横骨折の手術 144
単純肘頭骨折 104
弾性率 2
短断端骨折症例に対する逆行性髄内釘 283
短断端粉砕骨折 283

ち

恥骨結合の前方プレート固定 195
チタン 2
肘関節脱臼骨折 120
肘関節脱臼後不安定症 114
中手骨遠位骨幹部骨折に対するプレート固定 178
中手骨骨折 176
中足骨骨折 371
肘頭骨折 106
　―― に対する salvage 手術 113
　―― の治療 109
肘内内側側副靱帯の修復 118
超高齢者の踵骨骨折 346
長軸牽引 5
直達外力 4

つ

通常 TBW の方法 290

土田分類　413
土田メソッド　160, 396, 397
土踏まずサポート　376

て

低侵襲固定法，膝蓋骨骨折　291
テリパラチド（PTH）　254
転子下 AFF　253
転子下非定型大腿骨骨折（骨代謝抑制）の手術治療　255

と

橈骨遠位端骨折　150
橈骨神経麻痺　82
橈骨頭骨折　128, 133

な

内側サポートプレート　282
内側プラトー骨接合　301
内側プレート固定，内側プラトー骨折　299
内反型 Pilon 骨折　310
中野分類　241
──，大腿骨転子部骨折　241
ナックルキャスト　177

に

二期的ダブルプレート固定　278
二次性骨癒合　8

の，は

野々宮法　86
ハーフピン挿入　190

抜釘　146

ひ

腓骨 antiglide プレート固定　335
腓骨遠位部骨折　307
腓骨中央部骨折　307
腓骨内固定　307
ビスホスホネート（BP）　254
非定型大腿骨骨折　251
──の診断基準　253
非定型大腿骨転子下骨折　252, 256
ひまわり法　288, 291
病的骨折　378
ピンの強度　3

ふ

不安定型骨盤骨折　188
腹臥位 Kocher–Langenbeck アプローチ　216
プレート固定の作法　111
プレートの強度　2, 3

へ，ほ

閉鎖性脛骨骨幹部骨折　305
母指中手骨基部関節外骨折　179
保存治療の判断　155

ま，み

末梢神経ブロック　5
マレット骨折　181
ミニプレート固定，上腕骨大結節骨折　70

も

森谷–今谷（M–I）分類　131

ゆ

有効骨片長　315

ら

ラグスクリュー＋保護プレート固定，鎖骨骨幹部骨折　28
らせん骨折　4
ラフトプレート固定　295

り

リーミング施行の注意点　260
リエゾンシステム　381
両顆 extension 損傷　294
両骨開放骨折　139
両側プラトー骨折　296
両柱骨折　206

れ，ろ

レバーアーム　4
ロッキングプレート　12
ロッキングプレート固定のポイント　14

わ

弯曲型 AFF　253
弯曲型非定型大腿骨骨折（骨幹部）の手術治療　255